新编中医临床学科丛书

总主编　秦国政

中医血液病学

主编　李　仝　宋凤丽　康　宁

科学出版社

北　京

内 容 简 介

　　本书是"新编中医临床学科丛书"之一，旨在突出中医血液病学特色，提高中医血液病学的临床、科研和教学水平。全书分上、下两篇，上篇为中医血液病学基础，介绍中医血液病学发展史及现代研究的发展历程、中医血液病生理、病因病机，阐述血液病学的临床特点，就血液病学的辨证要点、原则、治疗原则及方法、治疗常用的方剂及药物进行了概述，并对于血液病患者的预防及保健进行了叙述。下篇为常见血液科疾病，对于目前临床常见的血液病病证，介绍了概念、病因病机、辨证思路、类证鉴别、中医论治方药及相关加减、特色诊疗包括针灸、推拿、外治等，同时书中总结了当代名医相关的诊疗经验，根据他们多年的临床实践，将常见的血液病病证的治疗归纳总结，为学习中医血液病学的临床医师提供了重要的临床参考。

　　本书理论全面，治疗实用，适用于从事中医、中西医结合血液病的临床医生、中医院校学生参考阅读。

图书在版编目（CIP）数据

中医血液病学 / 李仝，宋凤丽，康宁主编 . —北京：科学出版社，2018.1
（新编中医临床学科丛书 / 秦国政主编）
　ISBN 978-7-03-055375-1

　Ⅰ . ①中… 　Ⅱ . ①李…②宋…③康… 　Ⅲ . ①血液病—中医治疗法
Ⅳ . ① R259.52

　中国版本图书馆CIP数据核字(2017)第282317号

　　责任编辑：刘思渺　鲍　燕　曹丽英 / 责任校对：张凤琴
　　责任印制：张欣秀 / 封面设计：北京图阅盛世文化传媒有限公司

科 学 出 版 社 出版
北京东黄城根北街 16 号
邮政编码：100717
http://www.sciencep.com

北京凌奇印刷有限责任公司 印刷
科学出版社发行　各地新华书店经销
*
2018年1月第　一　版　开本：720×1000 B5
2018年1月第一次印刷　印张：21
字数：424 000
POD定价：69.80元
（如有印装质量问题，我社负责调换）

新编中医临床学科丛书

总编委会

中医血液病学

编 委 会

总前言

随着疾病谱的不断变化和医学知识及实践经验的不断积累与增加，医学分科越来越细，专科研究越来越精深。当人类对各类疾病发病学的认知和诊断治疗掌握了一定的规律时，便逐步地将其分门别类来加以研究。人类对疾病的知识掌握得越多，分科也就越细。这不仅是医疗实践和临床医学专科建设的需要，也是医学分科发展之必然。就中医学的发展而言，早期对疾病的治疗是不分科的。从我国周代将中医学分为食医、疾医、疡医等科后，中医学的分科代有发展，目前已经形成科别较全的中医临床体系，如内、外、妇、儿、眼、耳、口、鼻、正骨、皮肤等科，为不同疾病的患者提供了专科诊治方案，诸多学者也对各科疾病进行专门研究，传世之著甚丰。

为顺应中医学分科发展形势的需要和民众对中医诊疗的不同需求，国家中医药管理局于2009年组织专家委员会认真研究后公布了中医药学科建设规划指导目录，该目录将中医药学分为中医基础医学、中医临床医学、针灸推拿学、中药学、民族医学、中西医结合共6个一级学科，其中的中医临床医学共设有中医内科学、中医外科学、中医骨伤科学、中医妇科学、中医男科学、中医儿科学、中医眼科学、中医耳鼻咽喉科学、中医急诊学、中医养生学、中医康复学、中医老年医学、中医护理学、中医全科医学共14个二级学科，同时在以上学科外还设有中医络病学、中医药信息学、中医药工程学、中医心理学、中医传染病学、中医预防医学、中医文化学等7个二级培育学科。在以上二级学科中，又将中医内科学分为中医心病学、中医肝胆病学、中医脾胃病学、中医肺病学、中医肾病学、中医脑病学、中医痹病学、中医内分泌病学、中医肿瘤病学、中医血液病学10个三级学科，在中医外科学下又设有中医皮肤病学、中医肛肠病学、中医疮疡病学3个三级学科。一级学科针灸推拿学分为针灸学、推拿学2个二级学科。自该学科目录公布后，国家组织在全国范围内开展了重点学科建设工作并取得了良好成效，但至今尚未见有以该目录为基础编著的系列丛书。

　　为系统总结各类疾病的研究成果和诊疗经验，加强中医专科建设，提高中医专科学术水平和临床诊疗能力，以云南省中医医院暨云南中医学院第一附属医院专家为主，并邀请北京中医药大学东直门医院和北京中医药大学第三附属医院、北京市中医医院、江苏省中医医院等医院的专家参与，共同编写了这套《新编中医临床学科丛书》。丛书以国家中医药管理局公布的"中医药学科建设规划指导目录"为基础，以中医临床医学二级、三级学科名称为体系，稍做调整后确定编写分册的目录。虽然针灸学、推拿学和中医传染病学在学科目录中分别分属于针灸推拿学一级学科和二级培育学科，但这三个专科均是目前中医医疗机构常设的临床专科，因此也列入本丛书编写目录一并编写。本丛书计有中医心病学、中医肝胆病学、中医脾胃病学、中医肺病学、中医肾病学、中医脑病学、中医风湿病学、中医内分泌代谢病学、中医肿瘤病学、中医血液病学、中医皮肤病学、中医肛肠病学、中医疮疡病学、中医骨伤科学、中医妇科学、中医男科学、中医儿科学、中医眼科学、中医耳鼻咽喉科学、中医急诊学、中医养生学、中医康复学、中医老年病学、中医临床护理学、中医全科医学、中医传染病学、针灸学、推拿学共 28 个分册。

　　丛书各分册分总论和各论进行编写。原则上总论部分包括学科概念与研究范畴、学科学术发展源流、现代研究进展、对脏腑生理的认识、病因病机、诊法与检查、辨病与辨证、治则与治法、药物与方剂、保健与护理等内容；各论部分包括各科常见证候和疾病论治的内容，常见疾病论治从概念、病因病机、辨病、类病辨别、中医论治、西医治疗、预防调护、疗效判定标准等方面加以介绍。中医养生学、中医康复学、中医全科医学、中医传染病学、针灸学、推拿学等分册，则按专科特点与规律进行编写。丛书的编写，强调学术性和临床适用性并举、突出中医特色的同时兼顾西医内容，以期更好地适用于初、中级中医临床、教学工作者和在校中医类各专业本科生、研究生。

　　由于本丛书的编写与出版是首次尝试，为保证质量，编委会成员作了很大努力，有的书稿从编写初稿到分册主编、学术秘书、总主编审稿等环节，反复修改达 15 次。尽管如此，不足之处在所难免，诚望读者提出宝贵修改建议，以便再版时予以修正和提高。

　　本丛书从策划选题到编写、出版，得到了科学出版社中医药分社社长曹丽英博士和分社各位责任编辑的指导，得到各位编委的大力支持，在此一并表示衷心的感谢！

秦国政

2017 年 3 月于昆明

前言

　　本书系新编中医临床学科丛书之《中医血液病学》分册，是一部中医血液病学专著。全书分上、下两篇，上篇总论，介绍中医血液病学发展史及现代研究的发展历程，中医血液病生理、病因病机，阐述血液病学的临床特点，就血液病学的辨证要点、原则、治疗原则及方法、治疗常用的药物及方剂进行了概述，并对于血液病患者的预防及保健进行了叙述。下篇各论，对于目前临床常见的血液病病证，介绍了疾病的概念、病因病机、辨证思路、类证鉴别、中医论治、针灸、推拿、外治等内容，同时总结了当代名医相关的诊疗经验，根据他们多年的临床实践，将常见的血液病病证的治疗归纳总结，为学习中医血液病学的临床医师提供了重要的临床参考。

　　本书注重辨证论治、理法方药的传统医学特点，结合传统的针灸、中医中药、外治等治法，内容丰富、翔实，是一部具有实用性、系统性、先进性、科学性的中医血液病学专著。本书作者均为工作在临床一线的血液病专科医生，具有较丰富的临床经验和扎实的血液学理论基础。本书可以作为从事中医、中西医结合内科临床、血液病专业的各级医师、中医院校师生、研究生及科研人员的专业参考书。

　　由于编写时间仓促，作者虽以严谨的态度认真撰写，若出现不当之处，恳请广大读者不吝指正。

《中医血液病学》编委会

2016 年 7 月

目录

上篇·总论

第一章

中医血液病学的概念与研究范畴

一、概念

中医古代文献"血"和"液"是两种东西。如《灵枢·决气》云："谷入气满，淖泽注于骨，骨属屈伸，泄泽，补益脑髓，皮肤润泽，是谓液""中焦受气取汁，变化为赤，是谓血。"用血表示"血液"，将血液的病变称为"血病"。

中医血液病学是一门独立的中医临床分支学科，是中医学不可缺少的重要组成部分，是运用中医药理论认识和研究血液病的生理、病因病机，并从中医角度研究常见血液病的辨病、辨证、治疗及预防保健的一门学科。

二、研究范畴

由于各种因素的影响，包括环境污染、经济发展、个人生活习惯的改变，近年来，血液病的发病率较前升高，而治疗难度很大，因此目前中医方面的相关研究较前增加。中医血液病学的研究范畴包括"血虚"及"血实"两个方面。血虚（贫血）包括再生障碍性贫血（髓劳）、缺铁性贫血、巨幼细胞贫血、溶血性贫血及珠蛋白生成障碍性贫血（萎黄病）、白血病、白细胞减少和粒细胞缺乏症（虚损）、出凝血疾病如过敏性紫癜和血小板减少性紫癜（紫癜）等；血实包括骨髓增殖性疾病（真性红细胞增多症、血小板增多、嗜酸粒细胞增多、骨髓纤维化）及恶性病变包括恶性淋巴瘤（恶核）、多发性骨髓瘤（骨髓瘤）及骨髓增生异常综合征（髓毒劳，MDS）等。

第二章

中医血液病理论溯源

一、血液病中医病名的发展

古代中医典籍中虽无现代血液病的各种病名，但《内经》中早有贫血、出血及血液肿瘤等类似病证的记载，如血脱、脱血、血枯，与失血后贫血症状吻合，《灵枢·决气》篇有"血脱者，色白，夭然不泽，其脉空虚"的贫血证候记载。《素问·腹中论》说："四肢清，目眩，时时前后血……病名血枯，此得之年少时，有所大脱血。"客观描述了失血后贫血的病因及证候。《素问·脉要精微论》谓："脾脉搏坚而长，其色黄。当病少气，其软而散，色不泽者，当病足胻肿，若水状也。"其证候特征的描述类似于铁吸收障碍伴营养不良所致的严重贫血。有关疟疾所致的溶血性贫血，《素问·至真要大论》载："民病头痛，发热恶寒而疟，热上皮肤痛，色变黄赤，传而为水，身面胕肿……"《内经》所载的"衄血""咳唾血""呕血""溲血"等，从络脉损伤描述不同部位的出血，《灵枢·百病始生》分述"阳络伤则血外溢，血外溢则衄血。"衄血泛指皮肤及黏膜血管损伤所致的浅表部位出血，"咳唾血""呕血"也包括在阳络伤则血外溢的出血范围内，"阴络伤则血内溢，血内溢则后血。"所谓后血即便血，溲血也归属阴络伤。同时还指出：络脉伤则有"卒然多饮食则肠满，起居不节，用力过度"的内伤病因，从络脉伤及其阳络伤、阴络伤出血分类法的记载表明，当时对有些出血性疾病所见皮肤、浅表黏膜出血及深部内脏出血的认识已有相当水平。对造血系统肿瘤的认识，《灵枢·痈疽》载："其痈坚而不溃者，为马刀挟缨，急治之。"马刀挟缨则为颈腋部淋巴结肿大，所描述的症状，似与恶性淋巴瘤早期浅表淋巴结肿大的临床特点颇为一致，而"热气淳盛，下陷肌肉，筋髓枯，内连五脏，血气竭，当其痈下，筋骨良肉皆无余，故命曰疽，疽者，上之皮夭以坚，上如牛领之皮"的描述，更似原发于皮肤的恶性淋巴瘤。多发性骨髓瘤，《内经》称之为"骨痹"。《素问·痹论》对类似于本病的骨痹预后转归及证候特点作出确切而较为详细的描述，谓："五脏皆有合，病久而不去者，内舍于其合也，故骨痹不已，复感于邪，内舍于肾。"又谓："痹，其时有死者，或疼久者……。"因预后极差，故提出"其入藏者死,其留连筋骨间者疼久"。急性白血病晚期常见高热持续不退,《素问·评热论》类似"有病温者"的病证记载,其病命名为"阴阳交",所描述"汗出辄复热,而脉躁疾,不为汗衰,狂言不能食"等症状,与急性白血病疾病恶化及细菌、病毒、真菌感染所致高热或败血症的临床表现十分相似。《素问·调经论》所载的"血泣""留血",《素问·五脏生成》中说的"衄血",《素问·痹论》"脉痹",相当于真性红细胞增多增多症、原发性骨髓纤维化、原发性血小板增多症等骨髓增生性疾病,《素问·痹论》所述的"痹之为病……在于脉则血凝而不流"与真红血容量及血液黏滞性增加及微循环障碍相似,真红后期并发心血管疾病似与脉痹相吻合。《灵枢·邪气藏腑病形》谓脉证"微涩为血溢",则可解释原发性血小板增多症血小板增多,血管被栓塞所致的出血症状及脾肿大。《素问·举痛论》载:"血泣不得注于大经,血气稽留不得行,故宿昔而成积矣。"其积块形成类似骨纤维化脾脏缓慢增大的临床特点。

对于血液系统疾病,中医病名缺乏规范化,尽管 1997 年颁布的《中华人民共和国国家标准中医临床诊疗术语疾病部分》(简称"国标")中有部分血液病名词术语,但不够系统及全面,如血证常被简单认为就是血液病的总称,虚劳可以概括所有伴有贫血的血液疾病。基于血液病领域的中医临床学术理论发展需求以及从事中医的血液病临床工作者的迫切愿望,经过多年的临床实践,在中国中西医结合学会血液学专业委员会主持召开的两次全国性会议酝酿讨论的基础上,中国中西医结合学会血液病专业委员会与中华中医药学会内科分会血液病专业组于 2008 年 10 月 17~19 日联合召开了由全国部分高校、研究院所从事血液病临床与科研的专家、教授参加的常见血液病中医病名专题讨论会,基于常见血液病的中医命名原则,提出了常见血液病 12 个大类中医学病名,供全国中医、中西医结合血液学工作者参考与应用。常见西医病名、中医病名与注解说明见表 2-1。

表 2-1　常见血液病中医与西医病名对照与说明

西医病名	中医病名	说明
血液系统疾病	血液病	诊疗范围相似,医患易懂,便于交流,为血液病中医的总病名
再生障碍性贫血	髓劳	疾病发生部位在骨髓,临床表现基本相似,诊疗方法大致相同,故暂以大类疾病命名
普通型再生障碍性贫血		
重型再生障碍性贫血		
纯红细胞性再生障碍性贫血		
营养不良性贫血	萎黄病	均属造血原料缺乏导致,临床表现基本相同,以面色萎黄为主要临床表现,故暂以大类疾病命名
缺铁性贫血		
巨幼细胞性贫血		

续表

西医病名	中医病名	说明
血小板减少性紫癜 　　特发性血小板减少性紫癜 　　继发性血小板减少性紫癜	紫癜病	临床表现基本相同，以出血症状为主，诊疗方法基本 相似。故暂以大类疾病命名
过敏性紫癜	紫癜风	虽然其出血的临床表现与紫癜病基本相同，但紫癜时 起时消，反复发作，有中医风善行而数变的特征， 故命名为紫癜风
恶性淋巴瘤 霍奇金病 非霍奇金淋巴瘤	恶核	疾病发生部位在淋巴系统，临床表现基本相似，诊疗 方法相同，故暂以大类疾病命名
多发性骨髓瘤	骨髓瘤	西医病名能够较好地反映中医病名特征，故继续采用 西医病名
溶血性贫血 阵发性睡眠性血红蛋白尿 自身免疫性溶血性贫血 红细胞异常性溶血性贫血	血疸	黄疸是该类疾病的主要临床表现，因其主要病因是 红细胞过度破坏引起，为与肝性黄疸区分，命名 为"血疸"。其诊疗方法基本相同，故暂以大类疾 病命名
骨髓增生异常综合征	髓毒劳	中医无恰当的病名可以沿用，西医病名不能反映疾病 状态，属创新性中医病名
慢性骨髓增殖性疾病 原发性血小板增多症 真性红细胞增多症 骨髓纤维化	血积（髓癥）	均以骨髓增殖为主要临床表现，诊疗方法基本相同， 故暂以大类疾病命名
白血病 急性白血病 慢性白血病	白血病	疾病性质相同，医患均能明了，有中医行业标准，该 中医病名有益于学术交流。暂以大类疾病命名
白细胞减少症 白细胞减少症 粒细胞缺乏症	虚损	无相应的病名可用，基于中医症状命名，属创新性中 医病名

二、中医血液病学病源学发展

　　《素问·腹中论》中最早记载了"血枯"的病因、症状及治疗方法："病胸胁支满者，妨于食，病至则先闻腥臊臭，出清液，先唾血，四肢清，目眩，时时前后血。"为"年少时，有所大脱血。若醉入房，中气竭，肝伤"治以"四乌鲗骨一蘆茹丸"。

古代医家认为，气、血、骨、髓的生成有赖于五脏机能的正常。脾胃为气血生化之源，心主血脉，心气充沛，水谷精微才能化赤为血，营血方能周流不息、滋养人体。在《灵枢·营卫生会》里详述了肺在化生气血的作用"中焦亦并胃中……上注于肺脉，乃化而为血，以奉生身，莫贵于此，故独得行于经隧"。在《素问·五脏生成》里提到"人卧则血归于肝"，肝藏血、主疏泄，是固摄血液的重要因素。肾藏精，主骨、生髓。《素问·平人气象论》曰："肾藏骨髓之气也。"《素问·生气通天论》又述"骨髓坚固，气血皆从"。《灵枢·海论》写到"髓海有余，则轻劲多力，自过其度。"

古人讲究避虚邪贼风，恬淡虚无，形劳不倦，则"精神内守，病安从来"。《灵枢·岁露论》指出："人气血虚，其卫气去，形独居，肌肉减，皮肤纵，腠理开，毛发残，焦理薄，烟垢落。"《素问·宣明五气》提出，五劳所伤：久视伤血、久卧伤气、久坐伤肉、久立伤骨、久行伤筋。《素问·生气通天论》描述了因阳虚、精血亏虚导致晕厥、眼花、耳鸣、耳聋等症状。《灵枢·海论》还提到"髓海不足，则脑转耳鸣，胫酸眩冒，目无所见，懈怠安卧"。《素问·长刺节论》曰："病在骨，骨重不可举，骨髓酸痛。"《灵枢·经脉》指出："足少阴气绝，则骨枯。少阴者，冬脉也，伏行而濡骨髓者也，故骨不濡，则肉不能著也；骨肉不相亲，则肉软却；肉软却，故齿长而垢，发无泽；发无泽者，骨先死。"

隋代巢元方所著《诸病源候论》（以下简称《病源》）载内科病证一千余种，详述病候七百八十四条，对病因病机做了细致分析及论述。所述五劳、六极、七伤的虚劳诸候及其病机分类法，为血液病辨证论治提供临床实践依据。《病源·虚劳病诸候》对发热、出血、积聚及骨痛诸候病源与血液病的关系则有更为详细的记载。《病源·虚劳热候》载："虚劳而热者，是阴气不足，阳气有余，故内外生于热，非邪气从外来乘之。"更明确指出阴虚阳盛，故内外皆热，对虚劳发热的病因病机进行了探讨。《病源·虚劳病诸候》还有类似原发性骨髓纤维化（髓纤）的病源候认识，《病源·积聚候》说："积者，脏病也，阴气所生也""诊得肝积，脉弦而细，两胁下痛……胁下引小腹男子积疝。"这些记载较《内经》对肝积病候有更为详细而确切的描述，肝积无疑指的是巨脾症，与髓纤的临床表现有相似之处，巢元方在《病源》中提出"毒邪致病"理念及毒邪致病的临床表现："阴阳二气偏虚，则受于毒""伤于四时之气，皆能为病……不即病者，为寒毒藏于肌骨中。"认为虚劳为"五劳、六极、七伤是也""其候身重背强，喉咽痛，糜粥不下，毒瓦斯攻心，心腹烦痛，短气，四肢厥逆，呕吐；体如被打，发斑"；并指出"虚劳之人，阴阳伤损，血气凝涩，不能宣通经络，故积聚于内也"。"虚劳积聚"从发病机制所论的"虚劳之人，阴阳伤损"可解释本病早期见贫血及全身衰弱的症状，而脾脏逐渐增大乃由"血气凝涩不能宣通经络，故积聚于内也"。《病源·虚劳癥瘕候》载"结聚牵强，按之不能转动为瘤"，癥之与髓纤晚期巨脾质地坚硬的临床特点更为接近。在癥积发病原因方面，《病源》提出"阴阳互损"及"脾胃气弱"为内在因素，外由"复为寒凉所乘"致使血气凝涩的病源认识，对髓纤等骨髓增生性疾病确有临床研究价值。《病源》继《内经》有关骨痹的论说，似已认识多发性骨髓瘤的病候病源特征，《病源》所阐述骨痹的病因病机特点较之《内经》对多发性骨髓瘤的认识有进一步发展。血液肿瘤的病候与病源论述比较集中在《病源·注病诸候》，说"凡注之言注也，谓邪气居住人身内，故名为注"，确定注的涵义，泛指病邪病注体内的病理名词，对其病源与病候特点上则认为"此由阴阳失守，经络空虚，风寒暑湿劳倦之所致也，其伤寒不时发汗，或发汗不得真汗亡阳传于诸阴，入于五脏……或宿食冷热不调，邪气流注；或感生死之气，卒犯鬼物之精，皆能成此病，其变状多端……而方不皆显其名也"。本篇虽无具体注病形证，但根据所述注病病因复杂，发病急骤，且病情之多变，病种之广，则有些血液肿瘤性疾患病候与病源似在注病之中已有详细描述《病源·血病诸候》详细地记载了吐血、呕血、唾血、舌上出血、大小便血、九窍四肢出血及汗血等证候，对出血性疾病已有较为确切的描述。"舌上出血候"载"若心脏有热，则舌上出血如涌泉"的内伤病源，可确定《病源》所说的舌上出血候为自发性或轻微损伤诱发的出血倾向，这是出血性疾病的证候特征之一，因并未言明肌肤出血而专论舌上出血病候，似属血液凝固异常所致的出血性疾病。《病源·九窍四肢出血候》谓："凡荣卫大虚，脏腑伤损，血脉空竭，因而患怒失节，惊恐过度，暴气逆溢，致令腠理开张，血脉流散，故九窍出血。喘咳上气逆，其脉数有热，不得卧者死。"对凝血因子缺乏及弥漫性血管内凝血等疾患的临床特点及病因病机做了细致描述，涉及到出血范围之广，程度之严重，"不得卧者死"预示本病后果十分严重。《病源·汗血候》关于"肝藏血，心之液为汗，言肝心俱伤于邪，故血从肌腠而出也"指明皮肤出血表现为汗血，这表明了汗血病候与病邪损伤肝心二脏有关，而且观察到皮肤表浅部位的出血犹如汗孔渗出的小出血点，显示汗血病候与血管性或血小板减少性紫癜有关。上述《病源》对血液病证病源候的资料记载，是在《内经》的学术理论基础上，集汉至晋各医家医论及大量观察各种疾病的病源证候的结果，其内容较前更为丰富，记述更为详尽，这为中医血液病证候病源学的形成及其临床治疗学提供有价值的资料。

三、唐宋时期奠定了血液病证候治疗学基础

汉代张仲景在《金匮要略》中首次提出瘀血这一概念，并对瘀血的病因、病机、临床表现及治则提出了一系列论述。其中《惊悸吐衄下血胸满瘀血病脉证并治篇》中提到"病人胸满，唇萎，舌青……腹不满，其人言我满"，《百合狐惑阴阳毒病脉证治篇》中"目赤如鸠眼""目四眦黑"及《血痹虚劳病脉证并治篇》中"内有干血，肌肤甲错，两目黯黑"的描述与患者存在高凝状态、高黏滞状态所表现出的面色红赤、口唇紫暗、胸中满闷等症状相似。

唐宋时期，在汇集了前人对疾病的治疗经验及有效方药的基础上，对内科疾病

在内的证候描述及病因病机进行了阐述，同时整理了大量的病证方论。唐代孙思邈《备急千金要方》首次提出"髓病"的概念，提出髓病分为虚实，并指出"若其脏腑有病，从髓生"，强调髓之虚实异常与脏腑功能、气血运行异常之间密切关系，其中"髓实，主肝热"的描述与原发性血小板增多症患者出现胁肋胀痛、头晕头痛等表现相符。《备急千金要方》中指出"恶核病者，肉中忽有核累累，如梅李核，小者如豆粒，皮肉瘆痛，壮热森索畏寒是也，与诸疮根瘰疬结筋相似"；严重时可"卒然而起，有毒。若不治入腹，烦闷杀人"；又述"凡恶核初似被射工毒……不痛便不忧，不忧则救迟，救迟则杀人，是宜早防之""初如粟米或似麻子，在肉里则坚似疱，长甚速，初得多恶寒，须臾即短气"。通过上述对恶核病的临床表现的描述，可以看出当时对原发于淋巴结的恶性淋巴瘤已有一定的认识。另外，也描述了恶核病出现内脏浸润时的临床表现，对本病的预后及防治提出了"救迟则杀人，是宜早防之"的论述，指出本病应及早治疗，应采取内外兼治的综合治疗方法："取吴茱萸五合作末，水一升和之，绞取汁顿服之，以滓敷上，须臾更服此汁，令毒气散止，即不入腹也。入腹则致祸矣，切慎之。"表明唐代医家已重视淋巴结恶性病变的局部外治法。

唐代孙思邈《千金翼方·黄疸》载："宛转丸，凡患黄疸、足肿、小便赤、食少羸瘦，方用干地黄、石斛、白术、牡蛎、芍药、川芎、大黄、小草、炙甘草。"所述症状似为溶血性贫血伴低蛋白血症水肿，其填髓生血、化瘀退黄的方剂为慢性溶血性贫血的论治原则提出了实践依据。从失血证治方论认识此类疾病及治疗。《千金翼方·吐血》谓："竹茹汤主吐血、汗血、大小便出血，方用淡竹茹、当归、黄芩、川芎、炙甘草、人参、芍药、桂心、白术。"从所述吐血、汗血、大小便出血的症状推测，上述方剂对于过敏性紫癜有一定的临床应用价值。如发生于遗传性或获得性的凝血因子缺乏或弥漫性血管内凝血等疾患或伴有血小板减少、血小板功能障碍及血管功能紊乱等，出现严重而广泛的出血，"治身体暴血，鼻、口、耳、目、九孔、皮肤中皆漏血，方取新生犊子未食草者，有屎暴干烧末，水服方寸匕，日四五服，立瘥"。

至宋代，各医家论述证候治疗不仅受《内经》《病源》《备急千金要方》诸书的影响，集诸家之说，博采众家之长，学术上有很大发展，总结了新的治疗经验。在证候病源上，重视脏腑、阴阳辨证分析疾病的病源证候，识辨虚实寒热证型及疾病标本缓急为立法处方的依据，并选用多种辨治方法。如《圣济总录·叙例治法》载："汗下补泻，针灸汤醴，各有所宜。"有按摩、灸燃、针刺、砭石、导引、醪醴、熨药等，在方剂学方面的贡献颇为突出，其中许多方证论治的记载至今仍对血液病证候病源的认识及其疾病治疗产生巨大影响。

方书所涉虚劳证治内容较为广泛，如《太平圣惠方》全书100卷，论述虚劳共6卷，其中所涉及血液病及各种贫血相关虚劳、虚劳寒热、虚劳出血、虚劳腰脚冷痛、虚劳积聚等病源候与治疗的记载，对脾虚血亏证治谓"今有虚劳则血气虚弱，脾胃虚冷"，选取用白豆蔻散方、人参散方、白术散调理脾胃，温化生血，或"治虚劳脾胃气虚弱，不思饮食，四脚无力，唾常不足，面色萎黄，宜服诃黎勒散方"补益脾胃、气血双补。《济生方》根据脾胃升降、冲和、生血、化气的理论，选取用归脾汤调补心脾气血。《太平惠民和剂局方·治诸虚》用十四味建中汤治"失血虚极，心悸面黑，脾肾久虚，饮食失当……"，十全大补汤治"面色萎黄……忧愁思虑伤动血气"的气血亏虚证。另外还提出了补脾温肾、化生气血的治疗方法。宋代严用和《济生方》更重视温肾的治疗作用，称古人云补肾不如补脾，"余谓补脾不若补肾，肾气若壮，丹田火经上蒸脾土，脾土温和，中焦自治，脾开能食矣"，故处方用药治脾补肾偏重温补。《小儿药证直诀》以疾病脏腑辨证为纲，对五脏辨证学说的形成作出了贡献，在治疗上无论先天不足或后天失调，不独顾及脾胃寒热阴阳立法选方，对肾虚证的治疗继《金匮要略》之后，创用六味地黄丸方，《四库全书总录提要》曰："明薛己承用其方，遂为直补真阴之圣药。其斟酌通变，动契精微，亦可以概见矣。"六味地黄丸及其后世衍化的方剂至今仍不失为填精益髓、补肾生血治疗血液病虚劳血虚证的重要方剂。《圣济总录·虚劳统论》继《内经》补虚治则，"凡五劳六极七伤之外，变证不一，治法皆以补养为宜，形不足者温之以气，精不足者补之以味，气味相得，合而服之，补精益气，此其安也"提出非独单一补精或补气，而以精气相得，"合而服之"为补虚总则，并于《圣济总录·治法补益》篇中指出补虚过用燥热之弊端，论曰："凡补虚多以燥热，是不知肾恶燥，女子阴虚血不足也，凡补虚多以阳剂，是不知阳胜而阴愈亏也。"对于虚劳提出调理脾肾、补益精气的论说，不仅为后世医家学术争鸣与学术思想的发展创造良好的条件，而且也为血液病病机理论的发展与证治方论研究提供有价值的资料，如十四味建中汤，在血虚、发热或积证的病机与证候的记载中，《太平圣惠方·治虚劳寒热诸方》谓："夫劳伤之人，血气俱虚，使阴阳不和……治虚劳寒热，不能饮食，四肢羸瘦少气，宜服黄芪散方。"《圣济总录·虚劳积聚》指出虚劳所致血瘀，曰："虚劳之人，阴阳伤损，血气涩滞，不能宣通……""治脾肾虚劳，心腹积气，面色萎黄，不思饮食，胸膈满闷，橘皮煎丸方""治虚劳积聚，腹胁坚满……冷血劳气，发损面黄"方用灵威方。这些记载说明，当时对再障伴发热或有肝脾肿大的某些骨髓增生性疾病已有一定的认识，且有助于近代的医家对这些血液疾患证候病源理论与方剂治疗的临床研究。对失血证的病机与论治还提出新的看法，《济生方》"因血气俱热，血随气上，乃吐衄也"，如鼻衄治用茜根散凉血清热，《仁斋直指方》认为"血之为患，其妄行则吐衄，其衰涸则虚劳"，进一步说明因气上血热，下虚衰涸的失血病机理论，这为金元各医家有关血气病证的学术争鸣也创造良好的条件，也对有些血液病从火热邪毒与虚劳内损的证候病机及治疗方法研究产生很大影响。

四、金元时期血液病学说得到了发展

金元时期的医家以《内经》学术理论为指导，经历汉、隋、唐、宋历代医学家临证实践，积累了许多新的经验，随着对六气、脏腑病机理论认识不断深入，出现了许多医学流派，百家争鸣，医学理论不断创新发展，对内科学疾病认识与病机理论产生重大影响，也为中医血液病学的形成与发展带来了契机。这一学术争鸣时期，以刘完素、张子和、李杲和朱丹溪为代表的"金元四大家"著称于后世。

金代刘完素主火热论说。在他所载的系列医著中，反映其主要学术思想的有《素问玄机原病式》以继承和发展《素问·至真要大论》的病机十九条为立论的依据。他提出五运主病、六气为病与脏腑的配属关系，强调脏腑病变不独为"本气兴衰"，而六气相干为病更是常见，认为六气致病或五运主病中人体多种疾病均由火热所致，除火热二气，风、寒、燥、湿之气也可由热所生或化生火热，故从理论上确立"六气皆从火化""五志所伤皆热"的火热病机学说，其论述范围不仅是外感温热病及内科杂病，而且血液病因感受外邪或内生之邪所致的发热、出血、经脉毒结及腹腔瘀积诸证的发病也与火热病机密切相关。对主于火热的阳盛阴虚之病，治法重视降心火，滋肾水，方药善用寒凉，多从辛苦寒之剂以开通怫热郁结之证，如凉解发表、清泄里热或表里双解祛除内外热毒，刘完素以火热论诸病，故以"寒凉派"著称。同时对中脏腑经络诸病之所在强调寒热虚实、以平为期的论治原则，《素问玄机原病式》载："病气热则除热，寒则退其寒，六气同法，泻实补虚，除邪养正，平则守常，医之道也。"刘氏火热病机及寒凉养阴治疗火热病证，不仅对后世温病学说的形成及内科杂病的发展有很大影响，而且也对血液病热证发热及合并感染的火热病机证候的认识及理法方药应用得到借鉴与发展。

元代张之和的攻邪学说。《儒门事亲》一书全面论述攻法的经验，善用攻邪，总结了广义的汗、吐、下三法，故以"攻下派"著称。张氏认为：病之产生由邪气所致，邪去则正自复。书中提到"夫病之一物，非人身素有之也。或自外而入，或由内而生，皆邪气也，邪气加诸身，速攻之可也，速去之可也""今予论吐、汗、下三法先论攻其邪，邪去而元气自复"。倡导气血流畅之说，认为"积聚陈莝于中，留结寒热于内"应取逐下法，以冀"陈莝去而肠胃洁，癥瘕尽而荣卫昌"。虽未具体言明血液病的治疗方法，但广义的攻下法，如磨积、破经、泄气诸治法已被广泛应用于血液病气实瘀积及血热出血等病证，方选黄连解毒散、承气汤类下之，大黄一味在攻下组方中的作用被推崇，对邪毒实热所致血液肿瘤、出血性疾病及伴有病毒、细菌感染，至今仍被广泛采用而获良效。其擅长应用攻下法，又谓："大积大聚、大病大秘、大涸大坚，下药乃补药也。"在攻邪过程中注意"中病即止"。且并不屏弃补益法，而确切阐述了攻邪与扶正的辨证关系，采用泻法兼补法，这对血液病虚劳血亏与瘀毒内结并存的治疗具有重要的应用价值。

元代李杲创脾胃内伤学说。"内伤脾胃，百病由生"的主要学术思想集中反映在李氏《脾胃论》《内外伤辨惑论》和《兰室秘藏》的医著中，《脾胃论·脾胃虚实传变论》谓："胃者，水谷气血之海""胃之所出气血者，经隧；经隧者，五脏六腑之大络也。"说明五脏六腑经隧之气血化生于脾胃，故认为"元气之充足，皆由脾胃，元气既伤，而元气亦不能充，而诸病之所由生也"。突出脾胃在发病中的重要性，在论及脾胃受伤与血病的关系时说："脾胃不足，皆为血病，是阳气不足，阴气有余，故九窍不通。诸阳气根于阴血中，阴血受火邪则阴盛，阴盛则上乘阳分而阳道不行，无生发升腾之气也。"提出血分病也由脾胃不足以致阴火上冲，因此对内科杂病，尤其脾胃不足及内伤发热的辨治，侧重于调理脾胃，升阳降火，故称补土派。"脾胃劳倦所伤始为热中论"提出"惟当以辛甘温之剂补其中而升其阳，甘寒以泻火"的治则，创制了补中益气汤益气升阳，甘温除热，还在《内外伤辨惑论》提出当归补血汤治血虚发热，这不仅在治疗血液病劳伤脾胃的非感染性发热可获效，也有助于气血亏虚所致的贫血、出血、肝脾肿大的治疗。因此，脾胃论的学术思想在血液病辨证论治中也占有重要地位，而后世如薛己、李中梓等医家重视脾肾论治也受李氏脾胃内伤学说的影响。

元代朱丹溪的相火论说。朱氏师从罗知悌，承河间而非尽其法，因当时所处江南地势，以湿热火邪之病为多，且深知《局方》多用辛香燥烈方剂之弊端，所著述《格致余论》《丹溪心法》《局方发挥》等书，并以《格致余论》为学术思想的代表，着重作了"阳常有余，阴常不足"的精辟论述，提出了相火妄动，阴精亏虚的火热病机，如在《局方发挥》有关失血虚劳中说："凡口鼻出血，皆系阳盛阴虚，有升无降，血随气上，越出清窍""血妄行于上则吐衄，衰涸于下则虚劳。"概括了阳盛火逆于上致失血，阴精衰涸于下为虚劳的发病特点。因此，治疗上倡用滋阴为主，重视补养精血、从肝肾治，泻火保阴，创制以大补阴丸为代表的滋阴降火诸方，这对血液病阴虚发热、血热失血及虚劳贫血的治疗均可以此为借鉴。朱氏的"阳有余阴不足"的学说及"补阴即火自降"的治疗原则给后世温病学派清热存阴的学术思想产生重大影响，也使血液肿瘤疾患伴感染与非感染发热从虚劳与伏气温热论治得以深入认识。《格致余论》《丹溪心法》还善从气、血、痰、郁、火等内科杂病论治，也给白血病、淋巴瘤淋巴结肿大及内脏浸润的治疗以很大启示，如当今慢粒根据肝火实热的辨证施治引论了《丹溪心法·胁痛》"痛甚者，肝火盛，以当归龙荟丸姜汁下是泻火要药"之说，采用当归龙荟丸、青黛及其提取物靛玉红治疗本病，获良效。朱氏的学术创见丰富与发展了中医血液病虚劳火热病机理论与治疗学内容。

金元四大家时期的医家著述涉及到与血液病有关发热、虚劳、出血及血瘀等病证的研究，提出了许多治法与方药，如李东垣《脾胃论》的三棱消积丸，危亦林《世医得效方》的逐瘀汤，为骨髓增生性疾病肝脾肿大血瘀证的治疗提供实践依据。朱丹溪《平治会萃》对各种阴亏血少病采用四物汤随证加味，有效用于血液病阴亏贫血、失血后贫血及其贫血挟杂证候的治疗。元代罗天益《卫生宝鉴》继承李东垣脾胃立论，旁及诸家之说，对虚劳发热选用人参黄芪散、三才封髓丹、秦艽鳖甲散等不同方剂，不仅重视调理脾胃，而且采用补气泻火、顾及益阴制阳的治疗，这使急性白血病相火论说及气阴亏虚证的治法从中得到启迪，还有葛可久治肺痨专著《十药神书》的十灰散也为血液病各种失血提供有效的治疗方法。因此，这一时期医家的学术成就和治疗经验推动了中医血液病理论和治疗学的形成与发展。

五、明清时期

1. 血病与气血的关系

明代李梴《医学入门》列论血病专篇，强调百病归结于气血，"人知百病生于气，而不知血为百病之胎也"。治血病重视气血，同时认识到"脾胃能统血"的重要作用，故治"血病每以胃药收功"，特别强调治气血的关系，根据"血随气行，气行则行，气止则止，气温则滑，气寒则凝"的特点，提出凉血先清气、祛瘀后调气的治疗原则，并以清凉反致停瘀之戒。明代张介宾《景岳全书杂证论》指出"凡治血证，须知其要；而血动之由，惟火惟气耳。故察火者但察其有火无火，察气者但察其气虚气实，知此四者而得其所以，则治血之法无余义矣"。《景岳全书·血证》中对于各种出血、血瘀、腹块、紫癜、皮疹、疼痛、血痹等临床表现，指出"血本阴精，不宜动也，而动则为病，血主营气，不宜损也，而损则为病"，进一步阐明其病机时说。动者多由于火，火盛则逼血妄行，损者多由于气，气伤则血无以存"，失血血证的治疗，根据"血动之由惟火惟气"的论述，对阳盛阴虚，血随气上的病机提出"惟补阴抑阳则火清气降而血自静"的治疗法则；"凡治损伤无火元气而血不止者""但宜纯甘至静之品培之养之以完固损伤则营气自将宁谧，不待治血而向安矣"。明代缪希雍《先醒斋医学广笔记·吐血》提出吐血三要法："宜行血，不宜止血""宜补肝，不宜伐肝""宜降气，不宜降火。"这三项治疗法则不仅关系到血液病慢性反复失血的气血虚实辨治的意义，也深受后世医家普遍重视。清代唐容川《血证论》，是第一部论述血证的专著，该书以《内经》理论为依据，在血症病机研究方面，重视气血理论，该书强调血证与水火气血、脏腑功能的密切关系。称"人之一身，不外阴阳，而阴阳二字，即是水火，水火二字，即是气血，水即化气，火即化血"（《血证论·阴阳水火气血论》），认为水火气血相互维系，相互资生制约，提出气水同病同治、血火同病同治的思想。认为调气是治疗血证的关键，提出"治血者必调气"（《血证论·鼻衄》），尤其需要调理脾胃之气，故"治血者，必治脾为主"（《血证论·阴阳水火气血论》）；血证的病机特点是"气盛即是火盛"（《血证论·瘀血》）、"火即血之魂，火升故血升，火降即血降"（《血证论·卷七》），提出治火是治血，泻火即是止血等治疗思路。并总结出"止血、消瘀、宁血、补血"的治血四法，并认为"四者乃通治血证之大纲"（《血证论·吐血》）。出血之初，止血以急则治标，"存的一分血，便保得一分命"出血既止，溢出之血不能复还经脉，从而成为瘀血，消瘀可以减少各种变证的发生，《血证论》云"此血不去，不能加于好血，而反阻新血之化生，故凡血证，总以祛瘀为要"，宁血可杜绝血证复发，补血有收功之效。

2. 虚劳

明末喻昌所著《医门法律》中云："虚劳之证，金匮叙于血搏之下，可见劳则必伤其精血也。营血伤则内热起，五心常热……"喻氏发展了金匮对虚劳血痹的认识，从病机上紧扣精血所伤这个根本病机，并指出发热为内伤所致。

明代汪绮石所著《理虚元鉴》提出治虚有三本，肺脾肾是也。虚劳之为病，不外阴阳二途，治疗上阴虚为主者统于肺，阳虚为主者统于脾。汪绮石十分重视肺，把肺同脾、肾并重，强调肺在虚劳发病及治疗中的重要作用。汪绮石对虚劳之于脾胃中气特别重视，把阳虚之劳，悉统于脾。故阳虚之治，急救中气为最先。肾为性命之根。认为肾阴肾阳为真水真火，为五脏六腑之根，补肾水强调金水同治，治补元汤、固本益气丸等。药多用山药、芡实、杜仲、黄芪等平调之品。绮石治虚劳多从全局出发综合考虑，注重五脏之间的联系。独重预防，认为"虚劳当治其未成"，轻病早期调养，并提出了"知节，知防，二护，三候，二守"的预防方法。知节即节情志以养精神，知防即固正气以防外邪等。其在虚劳病防治方面独树一积，颇值得临床借鉴。

明代薛己提出了脾肾并重的治疗思想，既补脾健胃，以培后天，又补肾以滋化源，这对血液病虚劳血虚证促进其生血的辨治颇有成效。重视脾肾气化功能，更突出肾的主导作用，对精血的重要在于肾与命门及其水与火的关系，明代张介宾《景岳全书·传忠录》指出"欲驱外邪非从精血不能利而达"，精血乃属有形之物，关连造血功能与血细胞的生成。《景岳全书·传忠录命门余义》重视脾肾的同时，强调命门之水火化生精血的重要作用，在论治原则方面注重补阴，并根据水火相济、阴阳互根的理论进行阐述，"善补阳者，必于阴中求阳，则阳得阴助而生化无穷，善补阴者，必于阳中求阴，则阴得阳升而泉源不竭。"因此提出"气血俱虚宜大补元煎，或八珍汤或十全大补汤"，并制定"命门阴分不足者左归饮、左归丸，命门阳分不足者右归饮、右归丸"。这个理论对于骨髓造血功能衰竭或造血增生减低或骨髓病态造血的血液疾患所见精血亏虚证候的辨治具有十分重要的指导意义。

明代李中梓《医宗必读》"肾为先天本脾为后天本论"之说强调气血归属于脾肾的学术观点，"人之虚不属于气，即属于血，五脏六腑莫能外焉，而独举脾肾者，水为万物之元，土为万物之母，二脏安和一身皆治，百疾不生"，脾安则肾愈安，肾安则脾愈安，二脏有相赞的功能，因此，对虚劳气血虚的治疗提出"补肾理脾法当兼行，然欲以甘寒补肾其人减食，又恐不利于脾，方欲以辛温扶脾，其人阴又恐愈耗其水，两者并衡"，滋肾之中佐以砂仁沉香，壮脾之中参以五味肉桂。

清代医家何炫深得张仲景治疗虚劳病之要旨，他在其著作《何氏虚劳心传》中指出：虚劳病以阴虚为主，治疗要补肾水、培脾土、慎调摄，并告诫世人引火归原、参芪峻补、苦寒泻火、辛散太过等均为误治。慎调摄是断思欲，补肾水是填肾精，培脾土是固五脏之本，治肝肺则有者责之。

清代的叶天士在《叶天士临证指南》中记载虚劳病病案例，以补肾养精为主，益气建中为辅，用药不离六味四君，叶氏运用的方剂以六味地黄汤为多，次有四君子汤、大小建中汤加减，还有大补阴丸、三才封髓丹、二至丸、杞菊地黄丸、归脾汤等，其中补肾的方剂过半。从方药运用上，可以看出叶天士治疗虚劳的基本药物为一龟（龟甲）、二冬（天冬、麦冬）、三物（生地黄、当归、白芍）、四君（党参或人参、茯苓、白术、甘草）、五子（五味子、枸杞子、沙苑子、菟丝子、女贞子）、六味（熟地黄、山药、山茱萸、牡丹皮、茯苓、泽泻）、八味等。叶氏用药平和、稳健、精当。一忌刚燥；二忌腻滞；三重视后天之本，虚劳病损精伤阳，甚则有衰竭之危，脾属土，为升降之枢，生化之源，因而叶氏用药处处顾护脾胃；其四善用食补，对于慢性病、老年病、疑难病的治疗与康复具有积极作用。其五常用五胶、三髓、六炭之品，叶氏遵"精不足者补之以味"的治疗原则，常用五胶三髓等血肉有情之物补养肾精。

清代吴澄著《不居集》对虚劳证治颇有独特见解，所论虚劳病机十分重视胃气化生精血的作用，进一步阐发李东垣脾胃为元气之本的观点，吴氏在虚损中还特别指出病况虚实错杂的外感致损，显然不同于虚损致病或单纯外感，因此，对外感内损提出托邪扶正法，在疾病外感初期气血虚而正气未衰，此时应用解托法，病之后期，邪热留恋，元气消乏，取补托法，这种托邪与扶正兼顾的治法对血液病虚劳血虚证夹感外邪或外感致损所致全血细胞进行性下降的病情具有临床应用价值。

第三章

血液病西医研究进展

血液系统在调节人体正常生理功能中起重要作用。血液中的红细胞、白细胞、血小板和血清、凝血蛋白等分别在机体送氧和代谢物质、机体防御、免疫调节和炎症反应、止血和血栓形成过程中发挥其独特的功能。血液中各种有形成分和血浆蛋白的数量或质量（功能）异常会发生贫血、发热、感染、出血和血栓栓塞等常见的临床症状，严重者可危及机体各脏器的功能，因此血液病学是内科学的一个重要组成部分。

血液病学是研究血液系统疾病发病特点、诊断、治疗、康复、护理等的科学，研究范围包括各种血液病（白血病、再生障碍性贫血、溶血性贫血和出血性疾病等）的病因、流行病学、疾病预防、发病机制、临床表现、实验诊断和防治措施。

血液病亦称为造血系统疾病，包括原发于造血系统的疾病（如白血病原发于骨髓组织等）和主要累及造血系统的疾病（如缺铁性贫血等）。血液病可以是原发的，其中大多数是先天性造血功能缺陷或骨髓成分的恶性改变；也可以是继发的。其他系统的疾病如营养缺乏、代谢异常及物理化学因素等也可以对骨髓系统造成不良影响，血液或骨髓成分有较明显改变者，亦属血液病的范畴。血液系统疾病多半是难治性疾病，发病隐袭，症状隐匿，即使患病，患者常不能自己察知，多因其他疾病就医或健康体检时被发现。因此提高对本病的认识，以便早期发现，早期诊断，早期治疗，以免给患者带来不必要的损失，显得尤为重要。

一、血液病发病特点的研究

血液以液体状态存在，是功能各异的血细胞及血浆等成分构成的综合体，具体不同的生理功能，血液的特点决定了血液病的特点。

1. 血液病的症状无特异性

常见血液病的症状如贫血、出血、淋巴结肿大、肝脾肿大，大多数起病隐匿，上述症状可见于临床其他疾病，需要临床医生熟悉和掌握各种血液系统疾病的细微差别、伴随症状等，根据实验检查可明确诊断。

2. 多种因素错综致病

继发性血液病较多见，许多全身疾病都能引起血液系统的改变，如感染、肿瘤、内分泌科出现出血、贫血等症状，应综合全身表现，明确原发疾病，进行针对性治疗。

3. 实验室检查的重要性

骨髓细胞学穿刺及病理检查对血液系统诊断起重要作用。患者淋巴结肿大不一定是淋巴瘤，很多血液病需要结合实验室检查方可确诊。

4. 易出现药物耐药

血液病在长期诊疗过程中容易出现药物的耐药性，如何减少患者药物耐药的发生也是摆在医学工作者面前的一个难题。近来，通过介入等治疗的改变及多学科的联合，增加了综合治疗手段，降低了药物耐药，取得了一定的成绩。

二、血液病遗传学的研究

核酸是遗传的基础，这已经成为遗传学的经典理论及基础理论。众所周知，一个生物个体是由一个受精卵不停地复制分裂出来的，在复制分裂的过程中，核酸中所含有的信息也就是 DNA 序列是不会改变的，但是在个体发育的过程中，个体中出现不同形态及不同功能的细胞，DNA 序列不发生改变的情况下，基因表达发生可遗传改变的现象，被定义为表观遗传（epigenetic）现象。在表观遗传学的概念提出之初，学者们普遍认为，表观遗传只是一种表型，但是随着生命科学的不断发展，应用基因组学不能解释的问题也越来越多，表观遗传学在这样的情况下不断发展。随着分子生物学的发展，表观遗传学在其基础上也得到更为系统的研究，渐渐成为一门独立的分支学科。随着对表观遗传学的研究的不断深入，人们发现，造血细胞的发育过程也受表观遗传学的影响。表观遗传学改变在血液病的发病中起重要作用，并且，这些表观遗传学的改变在细微改变之处可以通过人为地进行干预，进而阻遏疾病的发展，所以表观遗传学为血液病的分子诊断与靶向治疗奠定了基础。近几年，表观遗传学与血液病的相关性研究主要集中在组蛋白去乙酰化、DNA 甲基化与微小 RNA 表达谱三个方面。

组蛋白乙酰化是组蛋白表观遗传学修饰的方式之一，是在组蛋白乙酰转移酶等的催化下，完成组蛋白氨基残基上的分子基团取出或结合的反应，研究证明，这一反应具有可逆性，组蛋白修饰需要一个或多个不同的共价修饰发生协同或拮抗作用，这些多样性修饰及它们在时间和空间上的组合形成大量的特异信号，这些信号类似于密码并可被相应的调节蛋白识别，影响一系列蛋白质的活动，从而调控真核生物的基因表达，即"组蛋白密码假说"。而组蛋白的去乙酰化抑制剂可以调控染色质的重塑，在抑制染色质乙酰化的同时，开放染色质构型用以激活相关基因的转录，认识到这一作用的机制之后，临床上应用如伏立诺他、苯丁酸钠、丙戊酸等治疗 T 细胞淋巴瘤、镰状红细胞贫血、急性髓细胞性白血病、骨髓增生异常综合征等，取得了较好的临床效果。

目前，在表观遗传学的研究中，DNA 甲基化是被研究得最多，也是被应用得最广的一项研究，也是表观遗传修饰的方式之一。DNA 高度甲基化会影响 DNA 结构，进而阻遏基因转录，引起基因沉默。甲基化会使 DNA 双链的大沟在三维结构上发生变化，阻滞甲基化敏感的转录因子的 DNA 结合活性。与此同时，甲基化不敏感的 methyl-CpG 结合蛋白会结合在 DNA 上，这些蛋白是转录抑制因子，它们都含有保守的甲基化 DNA 结合结构域。正常的甲基化对维持生物体内的细胞的生长及代谢具有重要意义。例如，染色体失活、胚胎发育及细胞分化等都离不开 DNA 正常的甲基化。而异常的 DNA 甲基化会引发肿瘤等疾病，一方面，异常的甲基化无法转录，另一方面异常的甲基化会导致基因组的不稳定。因此，对 DNA 甲基化的研究为血液病的治疗揭开了一个新的篇章。早在 2004 年，美国食品药品监督管理局（FDA）就批准上市胞嘧啶类似药物阿扎胞苷和地西他滨，两者可以使因甲基化失活的抑癌基因恢复功能，从而逆转肿瘤细胞的生物活性，对急性髓细胞性白血病与慢性粒细胞性白血病具有较好的治疗效果。

微小 RNA 是目前为止非编码 RNA 中研究最为清晰的一项，微小 RNA 是指长度大约为 22 个核苷酸的片段，受长片段的非编码 RNA 或基因内含子所编码。微小 RNA 在核内转录，然后经历一系列变化才能最终成为成熟体进而发挥生物学功能。有研究表明，微小 RNA 谱与肿瘤的表观遗传学具有密切的关系，其有可能是通过协同肿瘤细胞内相关经典的致癌基因或者下调肿瘤抑制基因的表达，来影响肿瘤细胞的增殖。肿瘤细胞中微小 RNA 谱表达水平的变化可能会直接影响肿瘤细胞的增殖与凋亡等活动。微小 RNA 谱除了在肿瘤抑制及肿瘤诱发中发挥作用外，其还被认为是肿瘤相关药物抗药性主要基因的调节因子。目前认为，微小 RNA 谱对肿瘤相关药物抗药性基因调节通过以下两种机制进行：遗传学机制与表观遗传学机制。微小 RNA 谱的这种针对肿瘤的调节机制同样适用于血液病。

三、造血干细胞移植在血液病治疗中的应用

造血干细胞移植始于 1955 年，经过多年的实验及临床研究发现，造血干细胞移植目前是公认的治疗血液病的有效方式。目前，临床上应用比较广泛的造血干细胞移植主要是异体造血干细胞移植。经过多年的临床实践证明，与普通的化学治疗方式相比，造血干细胞移植可以明显提高血液病的治愈率及患者的生存率。随着医疗技术的不断进步，造血干细胞的移植方案不断优化，造血干细胞移植的并发症逐渐减少。尽管造血干细胞移植治疗白血病的效果比较明显，但是在对疾病的治疗中仍然具有一定的困难，首先就是造血干细胞供体的选择问题，无论是理论还是临床实践都证明，与白细胞抗原不合的亲属作为供者或与人类白细胞抗原相合的非血缘供

者相比，白细胞抗原相合的同胞作为供者具有更小的移植风险和更好的移植后生存优势，而白细胞抗原相合的同胞的符合概率小成为限制患者进行造血干细胞移植的重要条件。其次，移植前的原发疾病及移植后的并发症对移植的效果产生重要影响，如排异反应的发生。所以很多血液病患者找不到适合自身白细胞抗原的供体，导致移植手术不能进行，而最终失去疾病治愈的机会。另一种造血干细胞移植的方式就是对患者进行自体造血干细胞移植，与异体造血干细胞移植相比，自体造血干细胞移植可以降低患者发生排异反应的概率，进而提高手术的成功率及患者的治愈率，目前，在临床上的应用范围越来越广泛。

总之，在治疗淋巴瘤与白血病时，采用自体造血干细胞移植的方式给患者进行造血干细胞移植时，移植的并发症相对较少，但是患者复发的概率较大；而用异体造血干细胞给患者进行造血干细胞移植时，患者复发的概率虽然小，但是患者的发生并发症的概率较大，致死率也较高，同时供者的年龄和来源会受到一定的限制。近年来，随着造血干细胞移植技术的不断成熟和发展，脐血移植和人类白细胞抗原不相匹配的相关供者造血干细胞移植呈上升趋势。人类白细胞抗原异体造血干细胞移植可解决异基因造血干细胞移植供者来源少的难题，提高患者的存活概率。据欧洲血液及骨髓移植组的最新统计显示，目前髓系白血病是接受造血干细胞移植最多的病种，其中大多采用自体移植的方式。对高危的急性白血病及慢性粒细胞性白血病等传统化疗难以治愈的恶性血液系统肿瘤，造血干细胞移植已经成为主要的治疗手段。与常规的单纯化疗治疗相比，造血干细胞移植可以显著降低疾病的复发率，随着近年来移植方案的不断优化，造血干细胞移植的并发症也在不断减少。

四、分子诊断在血液病治疗中的应用

分子诊断是利用分子生物学和分子遗传学方法检测疾病相关基因和蛋白，并与临床诊断密切结合的一种诊断技术。经过分子杂交、PCR 定量、芯片技术三个阶段，分子诊断已经广泛地被应用于肿瘤及遗传性疾病的诊断与治疗中，特别是为恶性血液病的诊断、治疗、预后评估提供了科学的依据。在分子诊断应用到血液病的诊断之前，血液病的诊断主要是靠细胞形态学及免疫细胞学的诊断方式，不能精准地揭示血液病学的发病机制，也不能提供治疗方案的优化选择及预后信息参考，而分子诊断技术在血液病诊断中的应用则有效地解决了这些问题。随着分子诊断学技术在血液病诊断中的应用，可以查找致病的异性基因，根据对异性基因的筛查可以及早对患者进行造血干细胞移植。同时，应用分子诊断可以对血液病进行精准的分型与分期，进而可以选择适合疾病分型与分期的治疗方案，对疾病进行治疗；同时，可以应用分子诊断在治疗过程中对疾病治疗结果进行评估，进而为血液病的治疗方案的调整提供可靠的依据。2008 年世界卫生组织（WHO）发布的造血及淋巴肿瘤的诊断标准中进一步明确了基因突变及染色体异位是诊断的重要指标，同时，诊断标

准还指出，在患者初诊时不仅要对患者进行遗传学分析，还要采用 PCR 等技术对患者进行细胞的核型分析以发现基因的异常。目前，我国的许多医疗单位都能在分子水平对血液病进行诊断，并能根据这些分子标记检测微小残留病灶以观察疾病的复发状态。

五、靶向治疗在血液病治疗中的应用

随着现代生命科学技术被应用于血液病的诊断与治疗之中，靶向治疗也被应用到血液病的治疗中。靶向治疗是指研究与肿瘤发病密切相关的分子机制或肿瘤细胞表面的特殊分子，进而针对性地开发相关药物，特异性地阻断肿瘤细胞生长与增殖，或者促进肿瘤细胞分化为正常细胞的治疗策略。靶向治疗主要是阻断血液病病变细胞在复制与增殖过程中的信号传导，其主要是通过以下几个途径实现的：Ⅲ型酪氨酸蛋白激酶受体途径、泛素－蛋白酶体途径、RAS 癌基因及其信号转导途径、JAK STAT 信号传导途径。大量证据表明，包括 FLT3、C-FMS3、C-KIT3、PD GFA 和 PD JFB 在内的Ⅲ型酪氨酸蛋白激酶受体的突变与血液病的发生有关。靶向治疗的药物主要包括络氨酸激酶抑制剂、受体激动或抑制剂、单克隆抗体及生物反应调节剂。临床研究显示，络氨酸激酶抑制剂尼洛替尼针对伊马替尼耐药的患者具有较好的治疗效果，可使慢性粒细胞性白血病患者的 8 年存活率达到 86% 以上。目前，在临床应用中，单克隆抗体主要是针对慢性髓细胞性白血病的阿伦单抗、联合多种化疗药物治疗淋巴系统肿瘤的血管内皮因子单抗、利妥昔单抗等。此外，可逆性蛋白酶受体抑制剂、细胞免疫治疗等都在临床实践中取得了较好的疗效。随着靶向治疗药物的不断研发及靶向治疗技术的进步，靶向治疗从基础研究向临床应用的方向转变，靶向治疗技术在临床中的应用使血液病的治疗更加有针对性，进而更加有效地杀灭肿瘤细胞或是遏制肿瘤细胞的生长；同时，减少全身用药给患者带来的不良反应，提高血液病的治愈率，使血液病的治疗从单纯化疗进入靶向治疗的时代。

六、血液病心理与护理的研究

血液病患者日常生活中的护理是非常重要的。血液病患者由于白细胞数量减少或功能异常，容易发生感染，轻者需输注抗生素，增加了医疗费用；重者会危及患者生命。按感染部位来讲，口腔、呼吸道、消化道、肛周、泌尿道及皮肤与外界相通的部位比较容易发生感染。按感染发生的病原体来讲，细菌、真菌、病毒是最常见的，有时也会有寄生虫的感染。平时应做好预防工作，减少接触感染源、保持环境卫生等。如已发生感染，应积极配合医护人员进行相应的病原学检查及治疗，正确反映情况以利于医务人员判断感染的真实情况，做出治疗的选择，使感染尽快控制，节约人力、财力成本，促使疾病痊愈。

血液病患者发生感染是很危险的，所以平时生活中一定要处处注意，除了注意卫生和饮食以外，还要少去人多的地方，尤其是流行性感冒（简称流感）高发时期，出门要戴口罩，回家要勤洗手，可以将感染的危险降低到最小程度。

血液病患者病程较长，易合并抑郁状态，日常护理及生活中重视心理疏导尤为重要。心理护理要做到耐心细致做好思想工作，给予患者及家属心理支持，关心爱护患者，了解与解除患者的不安情绪，特别要注意有慢性疾患或长期治疗效果不佳，以及需要进行移植或手术治疗患者的护理。

七、血液病临床发展构思的相关研究

近几年，血液病的治疗取得了突破性的成绩，特别是分子诊断与靶向治疗技术在血液病的诊断与治疗中的应用，提高了疾病诊断的精准度，可以对患者的治疗效果的评估提供更加科学的依据；同时，提高了疾病的治愈率；降低了患者不良反应的发生率。

血液病学科建设重点：造血干细胞移植，尤其是单倍型相合、非血缘供体和脐血干细胞的应用，是救治辐射损伤的重要手段。我国病例资源丰富，而且骨髓库和脐血库的建设规模不断扩大，今后的工作应着重于总结和推广我国人类白细胞抗原（HLA）单倍型相合移植、脐血移植、非血缘关系移植的宝贵经验，积极开展前瞻、多中心的造血干细胞移植临床试验，并在此基础上探索防治移植相关主要并发症的新疗法，为进一步提高移植患者的长期生存而努力。同时，以减剂量预处理移植为技术平台，而高效低毒的细胞治疗和免疫治疗手段也存在较大的发展空间。

应加强白血病细胞组蛋白去乙酰化、DNA甲基化等表观遗传学研究，寻找更加特异的疾病标志物，在分子水平完善白血病的个体化诊治及疗效监测。此外，应从信号转导途径等多个角度深化对造血干细胞、白血病干细胞及其微环境的生物学特性研究，为深入了解血液系统疾病本质和探索新的治疗策略提供更多依据。在血液病的个体化诊治和疗效监测方面，现在已经取得长足进步；针对血液病发病机制中起关键作用的分子进行靶向治疗及细胞和免疫细胞治疗研究，开发高效低毒的个体化治疗策略，对改善患者预后具有重要的理论与实践意义。加强分子诊断和靶向治疗新策略的研究，将是攻克血液肿瘤的重要途径。

第四章

中医血液病的生理学

血液是五脏生理活动共同的物质基础，五脏协同配合完成血液的生成、运行、贮藏。血液在心气的推动下，循行于脉管之中，由营气和津液组成，具有营养和滋润的作用，是构成人体和维持人体生命活动的基本物质之一。明代徐彦纯《玉机微义》云："营者，水谷之精也，调和于五脏，洒陈于六腑，乃能入于脉也。生化于心，总统于脾，藏受于肝，宣布于肺，施泄于肾，灌溉一身。目得之而能视，耳得之而能听，手得之而能摄，掌得之而能握，足得之而能步，脏得之而能液，腑得之而能气。出入升降，濡润宣通，靡不由此。"

一、血液的生成

《内经》中已经阐述了血液生成的基本过程，在《灵枢·决气》中云："何谓血？岐伯曰：中焦受气，取汁，变化而赤，是谓血。"《内经》中论述血液生成分为三个阶段：第一阶段是精微物质的形成；第二阶段是精血的形成；第三阶段是脏腑物质汇聚成血液。精微物质形成是脾胃运化水谷的过程，营卫之气运行，使脾胃腐熟水谷，取汁化气成精微物质。精血形成于骨髓，有赖于肾精。

1. 脾胃与生血

《景岳全书·传忠录·脏象别论》曰："血者水谷之精也。源源而来，而实生化于脾。"又云："胃中水谷之清气，借脾之运化成血，故曰生化于脾。"中医学认为脾为后天之本，气血生化之源，能纳谷受气，取水谷之精微化生为血液，血液的生成与脾脏的关系最为密切。

脾主运化，胃主腐熟，血液的生成有赖于脾胃所化生的水谷精微。中焦包括脾胃、肝胆，是水谷化生精微物质的场所，水谷是血液化生原料的来源。中焦具有消化、吸收并转输水谷精微和化生气血的功能。中焦的功能为"中焦如沤"。"沤"是浸泡的意思。所谓"如沤"，是形容中焦脾胃腐熟、运化水谷，进而化生气血的作用。《难经·三十一难》说："中焦者，在胃中脘，不上不下，主腐熟水谷。"

2.肾与生血

肾主骨，藏精生髓，与血的生成最为密切。《景岳全书·脏象别论》曰："肾之精液入心化赤而为血。"《黄帝内经素问集注·五藏生成篇》曰："肾主身之骨髓。"《素问·四时刺逆从论》曰："肾生骨髓。"《素问·阴阳应象大论》曰："骨髓坚固，气血皆从。"肾中精气充足，则血液化生有源，同时肾精充足，肾气充沛，也可以促进脾胃的运化功能，有助于血液的化生。《景岳全书·血证》说："人之初生，必须精始。精之于血，若乎非类……而血即精之属也，但精藏于肾，所蕴不多，而血富于冲，所至皆是。"因此，肾为先天之本，精血之脏，主藏精而生髓，精髓同类，精血同源。同时，肾中命门为原气之所系，十二经之根，生化之源，也是温煦、促进血液生化的原动力所在。所以肾之盛衰直接影响着血的虚实，是人体血液生成的决定性因素之一。

3.肺与生血

水谷精微化生成血液，除中焦脾胃的重要作用外，还要经过肺的作用，才能完成血液的更新过程。肺主一身之气，合成宗气，而气能生血，气旺则生血功能强健，气虚则生血功能不足。《灵枢·营卫生会》曰："中焦亦并胃中，出上焦之后，此所受气者，泌糟粕，蒸津液，化其精微，上注于肺脉，乃化而为血。"

4.心与生血

饮食经过脾胃的消化吸收之后，其精微物质，再通过心火的化生作用而变成血。心主血脉，心行血以输送营养物质至全身各脏腑，维持其正常的功能活动，从而也促进血液的生成。《素问·五运行大论》曰："心生血。"《侣山堂类辨·辨血》曰："血乃中焦之汁，流溢于中以为精，奉心化赤而为血。"《血证论·阴阳水火气血论》曰："食气入胃，脾经化汁，上奉心火，心火得之，变化而赤是为血。"

5.肝与生血

肝与生血的关系也较为密切。饮食经过脾胃的腐熟消化吸收之后，其精微物质进入肝脏而化生气血。《素问·经脉别论》曰："食气入胃，散精于肝，淫精于筋。"《素问·六节藏象论》曰："肝者，罢极之本，魂之居也，其华在爪，其充在筋，以生气血。"《张氏医通·诸血门》曰："气不耗，归精于肾而为精，精不泄，归精于肝而化清血。"

二、血液与精、气、津液的关系

1.血与气

吴澄《不居集·血证八法扼要》云："气即无形之血，血即有形之气。"血之与气，异名同类，实则有别。血乃在心气推动下循行于脉道中之赤色液体，是由精气所化生的。血与气的生成都需要肾中精气和水谷精微，经肺、脾、肾等脏器的功能活动而化生。气属阳，血属阴，气为血生成和运行的动力，血为气的物质基础和载体，两者对立统一，不可分离，故有"气为血帅，血为气母""气行则血行，气滞则血瘀"。

2. 血与精

精血之间可以相互化生。肾藏精，肝藏血，肾中精气充盈，则肝有所养，血有所充；若肝藏血充盛，则肾有所养，精有所生，所以"精血同源"。

3. 血与津液

血液和津液的生成，都来源于水谷精气，由水谷精气所化生，故"津血同源"。津液又是血液的重要组成成分。《灵枢·痈疽》曰："中焦出气如雾，上注谿谷，而渗孙脉，津液和调，变化而赤为血"，说明津液注入于脉即为血液成分，若血中的液体成分渗于脉外，即为津液。

三、血液的运行

《素问·脉要精微论》曰："夫脉者，血之府也。"《素问·举痛论》曰："经脉流行不止，环周不休。"说明血液循行于脉管之中，流布全身，环周不休，运行不息，以营养人体周身。血液的正常循行，是脏腑、经络及许多其他器官共同作用的结果，与心、脾、肺、肝、肾的关系密切。

1. 心主血脉

血液具有营养作用，脉是血行的隧道。《素问·五藏生成论》曰："诸血者，皆属于心。"《黄帝内经太素》王冰注云："肝藏血，心行之。"《内经》曰："心主身之血脉。"《医学入门·脏腑》曰："人心动，则血行诸经。"心为血液循行的动力，脉是血液循行的通路，血在心的推动下循行于脉管之中。心主血脉，心气维持心的正常搏动。全身的血液，依赖心气的推动，通过经脉而输送到全身，发挥其濡养作用。

2. 脾主统摄

脾能生血，亦能统血。血液必须在脾气的统摄作用下才能够循环运行于脉道而不至于溢出脉外。血液的运行，除依赖于心脏的推动、肝脏的调节外，还须有脾脏的统摄。《难经》曰："脾裹血，温五脏。"脾的统血功能，全赖脾气的作用。唐容川曰："经云脾统血，血之运行上下，全赖于脾。"沈目南在《金匮要略编注》曰："五脏六腑之血，全赖脾气统摄。"脾之所以能统血，与脾为气血化生之源密切相关。《济阴纲目·调经门》曰："血生于脾，故云脾统血。"脾气健旺则固摄血液，确保血行脉内，自无出血之虞。

3. 肺朝百脉

人体所有的血脉都汇集于肺，肺的吐故纳新作用保持着血液的清新。宗气，正是由肺吸入自然界的清气与脾传输的水谷精气相结合而成。《内经》云：宗气能"行气血"。宗气充足，则能促进心脏推动血液运行。

4. 肝藏血

肝主疏泄，调畅气机，从而促进血行的通畅。肝脏的调畅气机功能在保持脉道的通畅，保证血液的正常运行方面发挥着重要作用；同时，肝藏血，具有贮藏血液和调节血量的功能。《黄帝内经太素》曰："人动则血运于诸经，人静则血行于肝脏。"

5. 肾主温煦

肾阳是一身阴阳之根本，肾阳的温煦作用是促进血液正常运行的重要保证。

四、血液的贮藏

血液主要贮藏在心及血管内，由心主司。《内经》曰："肝藏血，心行之，人动则血运于诸经，人静则血归于肝脏。"肝脏具有贮藏血液和调节血量的功能。肾主藏精，精血互化，肝血亦可转化为肾精予以贮藏。

第五章

中医血液病的病因病机特点

第一节　病因特点

血液病的病因分为两大类：外因和内因，主要包括外感六淫、外感疫毒、药毒内伤、先天因素、内伤七情和饮食起居失调等。

一、外感六淫

六淫为风、寒、暑、湿、燥、火，广义上的六淫邪气不但包括了气候时令因素，也包括细菌、病毒、真菌，甚至一些理化致病因素等。六淫邪气致病有着各自不同的特点，因此其对血液病的发病机制也各不相同。风为百病之长，善行而数变，常挟他邪侵犯人体，如风邪合并火热之邪侵及人体血分，可导致葡萄疫病证（过敏性紫癜）；风热入侵，耗气伤血，又可导致出血，加重贫血。寒邪易伤阳气，损伤脾肾之阳，导致造血功能低下，从而产生再生障碍性贫血等病；寒性凝滞，主收引，血得寒则凝，寒邪入侵则气滞血瘀，出现疼痛与结块，临床可见血液肿瘤中的骨痛，肝、脾、淋巴结肿大等症状。火为阳邪，其性炎热，火邪与血液病的发病关系最为密切，如急性白血病的发热、出血等症状，多属温病范畴，乃火毒入营入血并伤及骨髓所致；火邪耗气伤津，甚则伤精竭髓，引起造血功能低下；火易生风动血，火邪灼伤血络，会导致各种出血；火邪也是血液病感染的一个重要致病因素。湿邪易伤脾胃，中焦运化失司，影响气血的生化，从而导致贫血气虚血亏证。在临床上湿邪与溶血性贫血的发病关系较为密切，这些疾病多因气血阴阳素虚，复感湿热邪气，引起黄疸、湿温病；湿性黏滞也成为一些血液病缠绵不解、久治不愈的一个因素。传染性单核细胞增多症，其流行性以夏秋季或秋冬季多见，临床表现多有发热及严重的咽峡炎，该病多与燥邪有关。急性白血病、再生障碍性贫血并发咽峡炎，也多与燥邪有关。暑邪在血液病的发病机制中不占主要地位，这里就不再赘述。

二、外感疫毒

外感疫毒即人体感受了某些病毒，具有传染性或流行性的特点。《温疫论·原序》中说："温疫之邪，非风非寒，非暑非湿，乃天地之间别有一种异气所感。"在临床上，较多血液病发病前均有病毒感染史，如传染性单核细胞增多症及淋巴细胞增多症，其发病症状类似于瘟疫病，可归纳在疫毒的范畴，一些再生障碍性贫血、白血病的病因也与疫毒有关。某些再生障碍性贫血患者血液中检出肝炎病毒，有人统计肝炎病毒占再生障碍性贫血病因的 0.3%~8%。多种白血病的发生被证明与感染 RNA 逆转录病毒有关。

三、药毒内伤

由于药物误用或使用不当而产生疾病，谓之"药毒"或"药邪"。广义药毒也包括电磁辐射、某些化学物质、染发剂等一些特殊致病物质，有些药毒其性暴烈，机体感之，正气难以抗争，或正气本已虚弱，感而即发。据统计，第二次世界大战后，日本广岛、长崎因受辐射影响，各种血液病的发病率均明显上升。药毒的形成，一是药物自身毒性，如氯霉素、磺胺类等；二是误用药物造成药邪，临床有因用劣质染发剂而致白血病的报道，牛黄解毒片也可引起继发性再生障碍性贫血，水蛭过量服用可致红细胞、血小板减少，凝血时间延长；其他还有药物蓄积中毒、特异体质、药物污染、电磁辐射等。药毒致病主要是损伤脏腑、入侵骨髓。由于不少中药的现代药理研究尚未明了，其不良反应较隐蔽，这更应该引起我们临床工作者的重视。

四、先天因素

先天禀赋薄弱，后天又失调养，以致脏腑失调，精血不足，可导致血液病的发生。正如《何氏虚劳心传·虚证类》说："有童子亦患此者，则由于先天禀受不足，而禀于母气者尤多。"不少血液病有遗传现象，这也从一个方面说明"肾为先天之本""主骨生髓"在造血系统中具有重要的作用。在日常生活中，同处在一种较恶劣的环境或者同时接触某些有毒物质，一些人患血液病，一些人却相安无事，充分说明了体质在血液病发生中的重要地位。《素问·刺法论》中"正气存内，邪不可干"也说明了这个道理。另外，先天之毒（胎毒）乃母体通过胎血循环传给胎儿，潜伏不发，潜伏期的长短与正气（免疫功能）有关，一旦正气虚弱或复受外邪将导致疾病的发生。

五、内伤七情

喜、怒、忧、思、悲、恐、惊这七种心理活动称为七情。七情是人体对外界的一种正常反应，在一般情况下不会致病，只有过激才会致病。七情致病主要在于两个方面，一为七情直接损伤五脏而致病，《素问》有"思伤脾、恐伤肾、怒伤肝"之说，肝脾肾均是人体重要的造血器官，若其功能受到损伤，会导致造血功能紊乱。思虑伤脾，脾失健运，气血生化乏源，包括叶酸、维生素 B_{12}、铁剂的摄入减少或胃肠吸收、排泄障碍而致气血两虚，巨幼细胞贫血、缺铁性贫血等随之产生；恐伤肾，肾伤则肾之阴阳枯竭导致再生障碍性贫血、骨髓增生减低及血细胞减少；怒伤肝，肝不藏血，导致出血，引起失血后缺铁性贫血等。二为七情影响人体气机而致病，正如《丹溪心法·六郁》所说："气血冲和，万病不生，一有怫郁，诸病生焉，故人生诸病多生于郁。"情志内伤可诱发白血病或加重病情。现代心理学研究也表明，约70% 的肿瘤患者发病前均有较长时间的严重的精神抑郁状态。日本学者报道，精神紧张可以削弱机体的免疫功能，面临精神压力的动物会发生细胞结构的改变，忧郁能增加癌症发病的风险。

六、饮食起居失调

正常的生活节奏和良好的生活习惯有利于身心健康。若生活不规律、饮食不节，会导致脏腑功能失常。如饮食偏嗜，可致营养不良，气血生化无源，气血两虚，可致缺铁性贫血、巨幼细胞贫血等；饮食过量、暴饮暴食，也会损伤脾胃，脾失健运，影响气血的生化；若饮食不慎，过食蚕豆，可诱发蚕豆病，饮食不洁可引起胃肠道寄生虫病，如钩虫病等，日久可出现缺铁性贫血。

劳倦过度可耗伤气血，影响脏腑功能，导致血液病的发生。《素问·宣明五气》曰："五劳所伤，久视伤血，久卧伤气，久坐伤肉，久立伤骨，久行伤筋，是谓五劳所伤。"劳伤也包括房劳过度，房室不节而耗伤肾精，产生衰弱劳损之证。肾虚与造血功能关系密切，肾精枯竭则无以化血，而虚劳血虚之证随之而起，如再生障碍性贫血等。

第二节　病机特点

血液系统疾病大多属于疑难病，治疗难度大，随着现代科学的发展、新技术新方法的应用及试验检测水平的提高，血液病发病率有逐渐增高的趋势。由于西医对不少血液病的发病机制尚未完全明了，因而尚缺乏理想的治疗方法。血液病涉及范围较广，病种较多，变化较大，发病机制也有所不同，但临床大多均有贫血、出血、发热等主要证候。三者既有区别，又有联系，如出血可引起贫血，贫血可引起发热，也可继发出血。其发病机制概括为虚损为本，邪毒为标，痰瘀为变。正气虚损为血液病邪毒入侵的根本条件，邪毒入侵是血液病发病的重要因素，痰瘀内停是正虚邪毒引起的病理产物，又是引起众多血液病证候的致病因素。虚损为本，邪毒为标，痰瘀为变的病机理论不仅概括了众多血液病的病理机制，更重要的是说明了本虚标实，互为因果，相互转化的动态变化过程。脾肾亏虚、易感邪毒，变生痰瘀；邪毒久留不去，或者寒凝或热结，可耗伤正气，痰瘀内停，影响气血运行，又进一步加重脾肾亏虚，愈加损伤阴精气血，增加邪毒入侵的机会。

一、贫血的病机

贫血归属于中医的虚劳、血虚、髓枯等范畴，是指人体髓内由于营血不足所发生的一类病证，不同原因所致的贫血，又有其独特的名称，如黄病、虚黄、虚损、虚劳等，血资生于脾，化生赖于肾，藏血主于肝，血虚的发生主要与脏腑亏损、邪毒伤脏和瘀血内停等有关。

1. 脾胃亏虚

脾为后天之本，气血生化之源。饮食不节或劳倦过度或思虑伤脾均可导致脾胃亏损，气虚不足，无以化生营血，或脾虚统血无权，阴血亡失，导致贫血的发生。

2. 肾精亏虚

肾为先天之本，肾主骨生髓，为造血之根本。若先天禀赋不足或早婚多育，房劳过度或久病及肾，耗伤肾精，生化无源，营血不足，发为贫血。

3. 肝血不足

肝藏血，肾藏精，精血同源。情志内伤、肝郁化火，或邪毒入侵，留恋肝经，相火妄动，暗耗精血，肾精亏损，无以藏精血也可出现贫血。

4. 邪毒伤脏

外感六淫疫毒，入侵脏腑，留而不去，伤脾及肾，影响气血化生，或直接侵入骨髓，灼血阻络，伤精耗髓，而致精髓枯竭，血生乏源。

5. 瘀血内停

气为血帅，气行则血行，气滞则血行不畅；痰湿阻于经络，或寒邪入血，血寒而凝，或邪热入血，煎熬血液，或失血之后，离经之血蓄积体内，均可形成瘀血，甚则血液瘀积，久致髓海瘀阻，无以生化气血，即所谓"瘀血不去，新血不生"。

二、出血的病机

出血属于血证的范畴。正常的血液循经脉而行，若血液溢于脉外即是出血，当各种原因导致脉络损伤或血液妄行时，就会引起血溢脉外。血上溢于口鼻诸窍，则咳血、吐血、鼻出血等；下泄于前后二阴则为便血、尿血、崩漏等；渗出于肌肤，则为皮下出血。血液病出血的病机变化如下。

1. 血热妄行

外感风热燥火，湿热内蕴，肝郁化火，均可灼伤脉络，逼血妄行而出血。即血之妄行者，未有不因热之所发。

2. 阴虚火旺

久病邪恋，或房室不节，均可导致肾阴亏损，虚火妄动，损伤血络，如《平治荟萃·血属阴难成易亏论》云："阴气一亏损，所变之证，妄行于上则吐衄，衰涸于外则虚劳，妄返于下则便红。"此外烦劳过度，耗伤心阴，心火亢盛，移热小肠，灼伤脉络，血入膀胱可出现尿血。

3. 气不摄血

饮食劳倦或者思虑过度可损伤脾胃，导致脾气虚衰，气不摄血，血上逆则吐血、鼻衄；血下注则尿血、便血；渗于肌肤则肌衄；衰枯于下则虚劳。《景岳全书·血证》曰："盖脾统血，脾气虚则不能收摄；脾化血，脾气虚则不能运化，是皆血无所主，因而脱陷妄行。"

4. 瘀血阻络

因外伤、手术、或失血之后，离经之血积于体内，蓄积成瘀，或血细胞过多，血黏度过大等引起瘀血内停，血脉阻滞，流行不畅，血不循经而致出血。

三、发热的病机

血液病的发热分为外感发热、内伤发热两类，但两者不能截然分开。外感发热多兼有正气亏虚，精血不足；内伤发热者由于正气亏虚，精血不足易受外邪入侵。

1. 外感发热

新感风寒之邪，卫阳郁闭，或寒邪侵袭，由表而里，邪正相争或寒邪内伏，伏气化热，邪热炽盛，由里外发，从而发热；风热之邪上受，卫气失于宣泄，或邪热疫毒炽盛，气分蕴热或邪入营血，热毒炽盛，伤及骨髓，则发热不已，如急性白血病；外感湿热或湿从热化，留恋三焦，湿热熏蒸而发热，如溶血性贫血、肝炎后再生障碍性贫血、恶性淋巴瘤等。

2. 内伤发热

由于情志不遂、饮食失节及劳倦过度等因素，引起气血阴阳亏虚，脏腑功能失调而致发热。其中由于脏腑功能衰竭，阴阳气血亏虚引起的发热，多属虚证发热。若因气郁化火、瘀血停滞、饮食停滞所导致的发热，则多属实证发热。

第六章

血液病的临床特点

一、中医血液病的临床特点

西医学的血液病主要包括红细胞疾病、白细胞疾病、出血性疾病及其他血液疾病。这些病是中医"血证"的一部分。凡由多种原因引起火热熏灼或气虚不摄，致使血液不循常道，或上溢于口鼻诸窍，或下泄于前后二阴，或渗出于肌肤所形成的疾患，统称为血证。也就是说，非生理性的出血性疾患，称为血证。在古代医籍中，亦称为血病或失血。

血证是涉及多个脏腑组织，而临床又极为常见的一类病证。它既可以单独出现，又常见于其他病证的过程中。中医学对血证具有系统而有特色的理论认识，积累了丰富的临床经验，形成了许多有效的治疗方药，对多种血证尤其是轻中度的出血，大多能获得良好的疗效。

情志过极、饮食所伤、劳倦过度等多种病因均会导致血证。基本病机可以归纳为火热熏灼及气虚不摄两大类。火热中有实火、虚火之分；气虚中有气虚和气损及阳之别。

治疗血证主要应掌握治火、治气、治血三个基本原则。实火当清热泻火，虚火当滋阴降火；实证当清气降气，虚证当补气益气。各种血证均应酌情配伍凉血止血、收敛止血或活血止血的方药。

二、西医血液病的临床特点

1.一般常见的临床表现

血液病的临床表现通常以受累血细胞或血浆成分的功能障碍所引起的症状和体征为主。一般情况下，若见出血倾向、反复感染、经常发热、肝脾淋巴结肿大、组织缺氧、皮肤黏膜苍白等征象同时出现，即可提示血液病或高度怀疑血液病。

2. 血液病常见的非典型性表现

由于多数血液病受累的血细胞或血浆成分较为局限，所导致的功能障碍亦相对有限。故其临床表现往往缺乏特异性，如出血倾向、反复感染、经常发热、肝脾淋巴结肿大等表现也可见于许多血液病之外的疾病。因此，掌握血液病临床表现的细微特征，熟悉临床诊断与鉴别诊断的要点，应是临床专科医生确诊血液病的基本技能。

（1）贫血证候群：是指各种原因引起的红细胞总容量和红细胞递氧能力下降。贫血不一定是原发血液病，血液病也不一定有贫血。主要临床表现：头晕、心慌、气促、胸闷、乏力、苍白等。

（2）出血倾向：血液病异常出血在于自发性、多发性出血，与引发出血的原因不相称性。任何不易控制的出血均须做血液学检查和血液病的鉴别。眼底出血和舌的血疱（紫黑色）常提示颅内出血的危险。

（3）发热与感染：原因不明的、不规则发热常提示血液病，感染常伴存于血液病中，如口腔感染、坏死性咽峡炎常见于粒细胞缺乏。周期性高热是霍奇金病的典型症状之一。

（4）组织和器官的增生与浸润：肝、脾、淋巴结肿大，胸骨压痛、叩痛，骨、关节痛甚或畸形，体表肿块等均可以是血液病尤其是恶性血液病的特征，其中胸骨压痛、叩痛具有重要的指征意义。

（5）溶血及其他：轻、中度黄疸，酱油色尿是溶血的表现。血管内溶血：测定游离的血红蛋白浓度 >40mg/dl，血红蛋白尿，尿常规提示隐血试验阳性，尿蛋白阳性，红细胞阴性。血管外溶血：溶血伴有黄疸称溶血性黄疸，以游离胆红素增高为主，结合胆红素少于总胆红素的 15%，尿常规：尿胆原增多，曾呈强阳性，而胆红素阴性。另外可有脾大，血象网织红细胞增多、红细胞碎片增多、不成熟红细胞增多。血红蛋白动态下降。

（6）其他：血小板下降，伴发热的患者不要急于输血，先判断血容量不足的原因。

3. 特殊实验诊断常为确诊依据

由于血液病的临床表现特异性不强，常呈非典型化的症状与体征，故单凭临床医生的物理诊断方法和经验，多数情况下是无法确立诊断的。因此，血液病的诊断一般都需要特殊的实验检查结果予以支持，即特殊实验诊断结论往往是临床血液病的确诊依据。如多种遗传性红细胞酶缺陷和血红蛋白病只有经特殊实验检查才能被发现。但是也不能完全否定临床医生的作用。长期临床实践所积累的诊疗经验和理论知识，则是医生发现血液病的线索，确定诊查方向的重要基础。正确的诊查方向，选择合理的检查内容和项目，不仅能体现医生自身业务技术水平，避免陷入盲目排查的状态，而且还能缩短确诊的时间，减轻患者的痛苦及经济负担。

4.重视原发性和继发性血液病的鉴别

就发病率而言，临床所见的原发性血液病要少于继发性血液病，如从周围血象来看，几乎所有的疾病都有可能对血液病产生影响，使之发生改变；再如有些疾病可以引起继发性顽固性贫血，有的还可能引起继发性类白血病反应等。这就要求专科临床医生必须积累掌握原发性血液病及其相关继发性血液病的诊断与鉴别诊断的经验，掌握知识和技能，拓宽知识面，善于思考与分析问题，尽量避免误诊和漏诊。

第七章

血液病的辨证要点与原则

中医对血液病的辨证尚无系统论述，其涵盖了西医数十种疾病，中医血液病学包含的内容也已超越了《中医内科学》的"血证"范畴，包括"血证""内伤发热""虚劳""癥瘕""积聚""瘰疬""恶核"等中医病名，内容有很多交叉。基于中医学对病机的认识有所不同，因此在临床上对于血液病出现了多种不同的中医辨证方法，从而提出治则，指导治疗。

第一节　辨证要点

一、辨病位

同一病证，可由不同病变脏腑引起，其病位是不同的。而且，血液病的发生不是单一脏腑功能失调引起的，应明确是哪些脏腑功能异常，并理清脏腑之间的生理关系及表里关系，通过四诊信息，判断脏腑虚实、气血，指导治疗。如白血病，类似于中医"虚劳"，虚劳多以两脏或多脏的气血阴阳虚损为主，虚劳应先明确何脏虚损，再辨清气血亏虚还是阴阳虚损。

血液病中，出血性疾病可以归为中医"血证"范畴，同为一种血证，可由不同病变脏腑引起，其病位是不同的。如咳血有在肺、在肝之不同；鼻衄有在肺、在胃和在肝之不同；齿衄则有在胃、在肾之不同；尿血则有在肾、在脾和在膀胱之不同。应仔细辨识其病位，以正确施治。

淋巴系统恶性肿瘤可伴有"积聚""瘰疬"等，应详察积块部位，积聚所在部位不同，常标志所病脏腑的差异。积块见于胃脘者，多提示病在于胃；积块见于胁下，多提示病位在肝、胆，或在脾、胃；积块见于小腹、少腹者，多提示病位在下焦、大肠、肝、肾，然必结合其他临床症状或体征，综合分析。

二、辨虚实

"正气存内，邪不可干"，中医学认为疾病是在正虚基础上发病，血液病也不例外，其总病机为：①正虚邪实：正气不足，热毒侵袭，伤及营阴，气血不足，气滞血瘀，脉络瘀阻。瘀血是最主要的致病因素，再加之痰、湿、毒、瘀等病理因素共同致病。②正虚伏邪：先天已有胎毒内伏，复感瘟毒，邪毒侵袭，由表入里，直中骨髓，伤精耗血而发病，或"火伏少阴"，伏于少阴心脉，火曰炎上，就形成中医血液病的总病机。故表现局部为实，整体为虚。就病程发展而言，证候有偏实偏虚的侧重。病之初，以标实为主，正虚为次；进一步发展则表现为邪盛正虚，晚期以正虚为主，但邪实仍留而不去。偏实者，须辨气滞、血瘀、痰结、湿聚、热毒之主次；偏虚者，应辨气血阴阳亏虚之不同，久病入络者，又可虚中夹实。可从病程、体质、结合兼次症、舌苔、脉象加以辨别，以知正邪之盛衰，从而选择攻补之法。

三、辨气血阴阳

辨五脏气血阴阳亏虚的不同虚劳的证候虽多，但总不离乎五脏，而五脏之辨，又不外乎气血阴阳。故对血液病的辨证应以气、血、阴、阳为纲，五脏虚候为目。正如《杂病源流犀烛·虚损痨瘵源流》说："五脏虽分，而五脏所藏无非精气，其所以致损者有四：曰气虚、曰血虚、曰阳虚、曰阴虚""气血阴阳各有专主，认得真确，方可施治"。一般来说，病情单纯者，病变比较局限，容易辨清其气、血、阴、阳亏虚的属性和病及脏腑的所在。但由于气血同源、阴阳互根、五脏相关，所以各种原因所致的虚损往往互相影响，由一脏虚渐致两脏或多脏虚，由一脏而累及他脏，使病情趋于复杂和严重，辨证时应加注意。

四、辨标本缓急

有些血液病有较长的病程，辨证施治时还应注意有无兼夹证，抓住主证，辨证求本。因病致虚、久虚不复者，应辨明原发疾病或者原始病因病机是否还继续存在，如因气滞、痰凝、热毒、瘀血等因素致虚者，虚证为标，前者为本，辨证时兼顾兼夹证的同时应该辨清主要证候，指导治疗，"旧血不去，新血不生""瘀血不去，出血不止"即是此理。久病失养，因虚致实者，如因气虚运血无力，导致气滞血瘀；脾气虚不能运化水湿，以致水湿内停等，实证为标，而成本虚标实之证。

在辨证过程中，根据病程所在初期、中期、末期，分析正邪关系，指导扶正、祛邪之主次，以达标本兼治之目的。若伴有兼夹病证，在辨证时应分别轻重缓急，在辨明标本的同时注意"急则治其标，缓则治其本""有形之血不能速生，无形之气所当急固"。

值得注意的是，疾病的标本关系不是绝对的，在一定条件下，可以互相转化。因此，在临床中要认真观察，注意掌握标本转化的规律，以便正确地不失时机地进行有效的治疗。在临证施治时强调扶正固本、不忘祛邪，祛邪当明其所因，审其标本缓急。

第二节　辨证原则

一、中医辨证整体观

对于错综复杂的血液病，辨证关键离不开脏腑和邪正虚实。对于与血液病关系密切的脏腑主要围绕在肝、脾、肾、心。疾病属虚属实，是因虚致病，还是因病致虚，其相互转化、传变，病机复杂。血液病的诊断与治疗有其自身的特点和规律，根据临床表现，运用四诊、八纲辨证理论对血液病进行整体辨证。在血液病中八纲辨证的特点是以虚实为总纲，结合寒热、阴阳辨证，涉及表里辨证，重视脏腑之间的关系，任何疾病的发生发展绝不是一个脏腑引起的。在血液病的发生发展过程中，离不开气血的病理变化，病由浅入深，由表及里，除了从八纲辨证整体把握疾病与机体各脏腑的关系，还应结合卫气营血和三焦辨证。卫气营血辨证理论认为，邪从上受，邪袭肺卫不解，向里传变多进入气分；气分之邪不解，邪热再入营分，使人的整体防御机能失调，正气渐虚；营分之邪再不解，邪热侵入血分。营血受热，热迫血出，离经妄行，各种出血症状产生，损害心、肝、肾、脾等重要内脏。三焦辨证理论认为，温病由口鼻而入，鼻气通于肺，口气通于胃。肺病逆转，则为心包；上焦病不治，则传中焦，胃与脾也；中焦病不治，即传下焦，肝与肾也。始上焦，终下焦。因此，卫气营血、三焦辨证能整体把握血液病的目前状态、传变规律，从而通过四诊合参，将血液病脏腑之间、气血之间、经络之间的关系联系起来，整体认识血液病。

二、辨证与辨病相结合

由于血液病的病因与发病机理不同，其治疗角度与结局大有差异。因此，不能用同一病证名概括，也不能依据临床症状的轻重来概括。因此，现代血液病临床出现了辨病结合辨证共同论治的特点。辨证论治中，证的概念就是机体在疾病发展过程中的某一阶段的病理概括，亦标示着机体对病因作用的整体反应状态，反映疾病发展过程中某一阶段病理变化的本质，应将血液病病程阶段、治疗与辨证结合起来。

中医学素有"同病异治、异病同治"的理论，这种方法既看到一种病可以包括几种不同的证，又看到不同的病在其发展过程中可以出现同一种证。在诸多血液病中，均可出现出血的症状，中医可按"血证"进行辨证论治，证型都可出现气虚不摄血之证，但是在施治过程中，还应根据具体疾病的基本病因病机进行辨病，辨证与辨病是密切相关的，只要在辨证的基础上辨病，在辨病的范围内辨证，就能体现中医独特的理论体系，充分发挥辨证论治在血液病诊疗中的作用。

三、重视中西医结合

针对疾病过程具有阶段性的特征，抓住各阶段病证发展的主要矛盾或矛盾的主要方面，中医结合现代诊断手段进行辨证是在临床收集辨证素材过程中，用现代科学手段，探寻各种证的微观检测指标，归纳总结出大致相应的中医证型，微观检测指标对中医分型有一定的客观反映，但由于机体的复杂性，一些指标只具有一定的相对特异性，目前还局限于几种常见的血液病，有待进一步研究。

对于血液病辨病治疗，研究最多的是恶性血液病，尤其是对于白血病的辨证治疗，现代临床研究最多。邪毒是恶性血液病的基本致病因素，正气虚弱是其发病的内在原因。总的病势是邪毒渐盛，正气渐虚，终至邪毒炽盛而正气虚极而成阴竭阳亡之势。

有学者将血液病的临床表现与临床病期阶段结合起来进行辨证，将白血病整个病程进行分期辨证。①疾病早期或缓解后复发期：邪实而正气未虚；②疾病中期：邪正斗争，正气渐虚而邪气尚实；③化疗期：多为气阴两伤，脾胃气虚；④疾病晚期、化疗后期：正气虚而邪气盛。或对白血病某个特定时期进行辨证，认为对经放化疗治疗机体处于"余邪未尽""衰其大半"之时，由于化放疗的毒性作用，耗伤气阴，因此中医学将残留白血病辨为邪毒内伏，气阴两伤证；白血病缓解期是正气亏损，气阴不足，邪伏营血之虚实相兼阶段；白血病感染发热期，将发热分成邪郁肺卫和邪伏营血两大类。

贫血性疾病归属"虚劳"病类：有学者提出"两分法"辨证。①外周性贫血疾病（血劳）：乃气血（外周血）虚损劳伤所致，病位在血（脉），与后天之本脾密切相关，从脾论治；②骨髓性贫血疾病（髓劳）：乃精血（骨髓血）虚损劳伤所致，病位在（骨）髓，与先天之本肾相关，从肾论治。

淋巴瘤一类疾病，其临床典型表现乃淋巴结肿大，属于中医学"痰核"或"瘰疬"范畴，为体现其病性，冠以"恶核"最为适宜，此谓恶性痰核。究其病因，与痰相关，"脾乃生痰之源"，治宜扶正补虚、化痰散结，辨证以从脾论治为主。

骨髓增殖性疾病归属"积聚"病类，鉴于真性红细胞增多症、特发性血小板增多症等疾病特点乃血细胞增多、脾脏肿大，易于并发血栓，其发生与瘀血内阻相关，多系实证。病位在血脉，广义归属于"积聚"范畴，因此按积聚辨证。

　　凝血疾病归属"血证"病类，进而依不同部位出血分为鼻衄、齿衄、呕血、咳血、尿血、便血、紫斑等。原发性血小板减少性紫癜出血部位多样，可依据不同出血部位辨证；过敏性紫癜其发病多由内外合邪所致，风热之邪损伤肾络，血溢脉外，辨证要点为风热伤肾；弥漫性血管内出血，病位在络，络脉瘀阻为其辨证关键。

第八章

血液病的治疗原则与方法

第一节　治疗原则

中医治病是从整体、系统角度看问题，强调因人、因时、因地制宜，因势利导。中医的治疗体系应以辨证论治为核心，以患者表现出的"证"为靶点，针对动态过程，认知的是在时间过程中患者整体变化的本质和规律。血液系统疾病一般病程较长，因此在治疗过程中顾护脾胃、调理阴阳，同时扶正祛邪相结合，并在治疗中辨证与辨病统一，以达到治疗的最大效果。

一、顾护脾胃

《内经》提出"四季脾旺不受邪"这一"未病先防"，首重脾胃的观点；《金匮要略》云："见肝之病，知肝传脾，当先实脾"，强调"已病防变"重视脾胃的理论；李东垣提出"内伤脾胃，百病由生"的论点，在《脾胃论·脾胃胜衰论》中云："脾胃虚弱，乃血所生病""脾胃不足，皆为血病"，体现"血病"由脾胃虚弱导致。脾为后天之本，主运化，统血，主肌肉，脾胃为气机升降的枢纽，凡食物、药物无不经由脾胃才能发挥功效，且人体生命活动的维持，全赖于水谷精微化生的气血阴精，而水谷精微的化生，又离不开脾胃发挥正常的运化功能。另外，血液系统疾病一般病程较长，素体脾胃亏虚，长期服药易伤脾胃，脾胃一伤，则气血生化无源，肾之精气失去水谷精微的充养，治疗药物难以发挥作用，造血功能也就难以恢复，即所谓"胃气一绝，百药难施"。

二、重补脾肾

骨能生髓、能藏精，精血可以互化。肾能生精，将先天精气源源不断地补充到骨髓。因此，对再生障碍性贫血、化疗后骨髓抑制等虚证的治疗，尤其要注重补益肾气，遣方多从六味地黄丸系列方演化而来，如阴阳辨证后用的左归饮、右归饮等。通过补肾把生机调动起来后，还要靠后天源源不断的化生来给机体提供新的能量。食物和药物的吸收，都离不开正常的脾胃功能。水谷精微转化为血离不开脾，治疗药物的吸收运化同样要依赖脾的功能。如果吃一点药就呕吐腹痛，正常的治疗就无法进行。只有脾气健旺，药物的有效成分能被吸收传输至全身，才会收到应有的治疗效果。因此，应当把健脾与补肾提到同等重要的位置。

当然，补肾健脾同等重要并不是两者各占五成，而是根据脾肾病机的侧重仔细权衡，科学组方，善补又不可偏废。

三、扶正祛邪相结合

疾病的发生，无不为邪正斗争的表现，病邪是客观条件，正虚是发病的根本因素。《内经》云："正气存内，邪不可干""邪之所凑，其气必虚"。所谓正虚乃是人体阴阳气血之亏耗，脏腑功能之衰弱，再感外邪势必造成"血弱气尽，腠理开，邪气因入，与正气相搏，正邪分争"的病理局面。因此，在临证治疗血液病时，也特别注重辨明邪正关系，以攻补兼施。邪正相持，治以扶正祛邪；邪实正充，祛邪以存正而正虚邪恋，养正以使邪退。

四、调整阴阳

中医学认为，疾病的发生、发展，都是由于各种致病因素侵袭，使机体的阴阳消长失去相对平衡而造成的。阴阳失调是脏腑、经络、气血、营卫等相互关系失调，以及表里出入、上下升降等气机失常的概括。任何疾病，尽管它的临床表现错综复杂，均可以阴阳作为辨证的总纲。调整阴阳平衡乃是临床防治疾病的根本法则之一，必须从脉、证、脏腑、经络诸途分析阴阳失调的各种病理状态，采取补偏救弊的措施，使之恢复相对平衡。血液系统疾病常存在虚实夹杂、寒热错杂之象，证型可单独出现，也可同时出现，且证候不是一成不变的，在疾病发展及治疗过程中可相互转化，故而病情常错综复杂、难以明辨。因而，要调节阴阳，使阴平阳秘，恢复阴阳的相对平衡。根据脏腑阴阳盛衰，本着滋而不腻、温而不燥的原则，本着"孤阳不生、孤阴不长"的医理，"从阴引阳""阴中求阳"，随时调整药物及剂量，调理阴阳。

五、急则治标，缓则治本

血液病如再生障碍性贫血、免疫性血小板减少症（ITP）及骨髓增生异常综合征等常可见急性发作期与慢性缓解期间作的特点，在同一患者可以有某些阶段表现为危急重症，这时需要中西医结合针对病标应急处理，同时血液病往往不易治愈，则一旦急症得以缓解，就应当迅速改变治法，进行针对病本的治疗。如血液病伴发出血急症时，当使用收敛止血固涩的应急治疗，但此类治法常可加重瘀血的形成，因此疾病的缓解期应该予以化瘀通络的治疗方法针对病本，这两种治法一收一散，截然不同，但可在同一患者的不同阶段的处方中出现。白血病患者邪毒损伤气血，气血亏虚，患者在伴发感染时常出现邪毒炽盛的症状，急则治其标，应予清热解毒凉血，或清热利湿，或清虚热，但经化疗等治疗后邪毒得到控制时则应缓治其本，予以补益气血、健脾益肾或补益肝肾。

六、中医辨证与西医辨病相结合

临床上可见的多种血液系统疾病，如再生障碍性贫血、缺铁性贫血、溶血性贫血等各种贫血性疾病，以及白细胞减少症、嗜酸细胞增多症、白血病、恶性淋巴瘤等白细胞异常疾病，骨髓增殖性疾病，如真性红细胞增多症、原发性血小板增多症、骨髓纤维化、骨髓增生异常综合征，还包括出血性疾病如特发性血小板减少性紫癜、过敏性紫癜等。病名虽众多，但临床上主要表现为乏力、发热、出血、贫血、淋巴结肿大等。结合其症状，归属于中医学"血虚""血枯""血脱""虚劳""急劳""热劳""癥瘕""瘰疬""血证""肌衄""紫癜"等范畴。不同疾病常具有不同证型演变特点，而同一证型也可出现在多种疾病当中，而疾病不同，特点不同，疾病自身有阴阳盛衰、虚实变化，又有自身的病理机制，如再生障碍性贫血与骨髓异常增生综合征，按一般中医理论辨治都可见气血亏虚之象，均可补气生血，但按西医认识骨髓异常增生综合征为恶性疾病，与再生障碍性贫血这样的良性疾病性质不同，中医辨治基于这一认识认为，骨髓异常增生综合征应有邪毒致瘀的病机存在，故在辨治时可加入解毒祛瘀消癥药物，验之临床与单纯补气养血相比，可以提高治疗效果。溶血性贫血与营养性贫血都可见血虚表现，均可益气养血，但前者有免疫亢进，血细胞破坏过多的病理机制，故可配合活血化瘀、调节免疫的治疗，因此强调中医辨证当与西医辨病相结合。

第二节　常用治法

一、补益法

补益疗法在血液病的治疗中应用很广泛。虚劳又称虚损，是由多种原因所致的以脏腑亏损、气血阴阳不足为主要病机的多种慢性衰弱证候的总称。血液病中有不少的疾病属于此范畴，造血原料缺乏可引起各种贫血，如营养不良性贫血、缺铁性贫血。故补虚法为治疗血液病的常用治法，包括补气、养血、滋阴、温阳法。临床上运用时应根据虚损的具体情况，分别采用相应补法。

1. 益气养血法

血与气的关系密切，气能生血，气能统血，血能化气，血能藏气，血载气，气不得血，则气无所依附，血不得气，则血不得流通，即所谓"气为血帅、血为气母"，气血冲和，分布均匀，气阳血阴，阴平阳秘则身体健壮。气属阳，血属阴，气与血互根互生。气虚时以补气为主，佐以补血之品；血虚时可在补血之时，加用补气之品。本法适用于再生障碍性贫血早期或轻型病例、缺铁性贫血、营养不良性贫血等。

主要方剂有：

（1）八珍汤：党参、白术、茯苓、甘草、当归、熟地黄、白芍、川芎。

（2）参芪四物汤：党参、黄芪、当归、熟地黄、白芍、川芎。

2. 补益心脾法

血与心脾两脏关系密切，血液的运行须赖心气推动，心又赖血所养，如《内经》云："经脉之相贯，如环无端"，心主身之血脉。诸血皆归于心。脾为后天之本，气血生化之源，正如《内经》云："中焦受气取汁，变化而赤是为血。"本方适用于具有心脾两虚证候的再生障碍性贫血轻、中型病例，缺铁性贫血，营养不良性贫血等。

主要方剂有：

（1）归脾汤：黄芪、党参、当归、酸枣仁、白术、茯苓、龙眼肉、远志、炙甘草、广木香、生姜。平补用之。

（2）人参养荣汤：党参、白术、茯苓、甘草、当归、熟地黄、白芍、黄芪、肉桂、五味子、远志。温补用之。

3. 补肾生髓法

肾为先天之本，主藏精，精血互生，精足则血旺。肾又主骨生髓，骨髓是造血的主要场所，故肾与造血的关系密切。

滋阴补肾：适用于以肾阴虚证候为主，兼有轻度出血者，如再生障碍性贫血、溶血性贫血、缺铁性贫血严重者等。

（1）大菟丝饮：菟丝子、女贞子、旱莲草、枸杞子、熟地黄、首乌、山萸肉、桑椹、补骨脂等。

（2）其他：左归饮、六味地黄汤等。

4. 补肾助阳

补肾助阳适用于肾阳虚证候者，如再生障碍性贫血、溶血性贫血、缺铁性贫血严重者、营养不良性贫血等。

主要方剂有：

（1）补肾助阳方：仙茅、淫羊藿、巴戟天、胡芦巴、补骨脂、菟丝子、女贞子、肉苁蓉、当归、桑椹。

（2）其他：右归饮、河车大造丸等。

治疗血液病始终要注意阴阳变化，以阴阳为纲，补阴之中需兼以补阳；补阳之中需兼伍补阴。

5. 滋补肝肾法

肾与造血关系密切已如前述，肝肾同源，肝藏血，肾阴不足则肝火上亢，热灼血络可致出血；肝又主疏泄，疏泄失调则气机不畅，气行则血行，气滞则血凝，瘀血不去则新血不生，也可造成血虚。本方适用于有肝肾阴虚证候者。

主要方剂有：

（1）杞菊地黄汤：枸杞子、菊花、熟地黄、山萸肉、牡丹皮、山药、茯苓、泽泻。

（2）归芍地黄汤：当归、白芍、熟地黄、山萸肉、牡丹皮、山药、茯苓、泽泻。

6. 温补脾肾法

脾为后天之本，气血生化之源。脾胃虚弱，水谷之精微吸收障碍则可致营养不良性贫血或缺铁性贫血。脾脏除生血功能外，还具有统摄血液，使血液循行脉内而不外溢功能，若脾气虚弱，不能统血，便可发生出血性疾病，如血小板减少性紫癜等。因此，脾虚可导致血虚或血证。肾主骨，生髓，藏精，精血互生，只有髓精旺盛，才能维持正常的生血功能。

代表方剂：十四味建中汤：八珍汤加黄芪、肉桂、附子、麦冬、肉苁蓉、半夏。

7. 活血化瘀生血法

中医学认为，"瘀血不去，新血不生"，故祛瘀可生血。

代表方剂：桃红四物汤：桃仁、红花、当归，赤芍、川芎、熟地黄。

二、活血法

血液系统疾患常见肝、脾、淋巴结肿大，中医学称之为"痰核""癥积"。其主要病因病机或为情志失调，肝气不舒，脏腑失和，气机阻滞，脉络受阻，血行不畅，气滞血瘀，日积月累而成或为饮食所伤，饥饱失宜，损伤脾胃，脾失健运，不能输布水谷精微，湿浊凝聚成痰，痰阻气机、血行不畅，脉络壅塞，湿浊与气血搏结而发为痰核癥积。

1. 疏肝理气，活血化瘀，软坚散结消积法

方用开怀散加减：柴胡、青皮、香附、枳实、槟榔、三棱、莪术、红花、陈皮、半夏、茯苓、丹参、鳖甲、昆布、急性子、地鳖虫等。

2. 益气活血，软坚散结法

方用八珍汤合三桂汤加减：党参、白术、茯苓、甘草、当归、熟地黄、川芎、桃仁、红花、三棱、莪术、槟榔、木香。

3. 祛痰活血法

方用加减柴平汤：半夏、苍术、厚朴、陈皮、枳壳、山楂、神曲、三棱、莪术、柴胡、黄芩、青皮、甘草、生姜、大枣。

4. 滋阴活血法

方用滋水清肝饮合犀角地黄汤：生地黄、山萸肉、当归身、白芍、山药、柴胡、茯苓、泽泻、元参、阿胶、龟板、鳖甲、水牛角、牡丹皮、赤芍。

5. 清热活血法

清热活血法常用于急性白血病或急性再生障碍性贫血发热的患者，方用犀角地黄汤合黄连解毒汤加减，常用水牛角、羚羊角、金银花、金莲花、板蓝根、芦根、白茅根、黄芩、黄连、黄柏等。

三、止血法

血证为血不循常道，溢出脉外之出血证。早在《内经》中，对血的生成、贮存、循环、功用、病机及治疗都作了较详尽的论述，后经历代医家的发展及补充，日臻完善，汉代张仲景所著《伤寒论》《金匮要略》在辨血证、治血病方面有独到之处，是祖国医学系统辨治血证的理论基础。常用止血法有发表止血法、清热止血法、补血止血法、温阳止血法、化瘀止血法及固涩止血法等。

明代张介宾《景岳全书》对血证论述甚详，首先提出治疗血证要平衡阴阳，故张氏说："论治血证，须知其要，而血动之由唯火，唯气。察火者，但察其有火无火。察气者，但察其气虚气实。"明·缪仲淳在《先醒斋医学广笔记》一书中提出了治吐血三要法：宜行血不宜止血，宜补肝不宜伐肝，宜降气不宜降火。

清·唐容川著《血证论》集历代医家治疗血证的经验，提出了治血四法，以止血为第一法，消瘀为第二法，宁血为第三法，补血为收功之法。具体治疗原则如下。

1. 凉血止血法

（1）实热出血：出血骤起，量多，色鲜红，每有发热，舌苔黄燥，脉数有力。治宜清热泻火，凉血止血。方剂可用泻心汤、加味清胃散等。常用药物：黄芩、黄连、黄柏、大黄、山栀、生石膏等。

（2）虚热出血：出血缓起，量少，色鲜红，每有低热、手足心热，盗汗，舌质红，脉细数。治宜滋阴退热，凉血止血。方用犀角地黄汤、玉女煎、茜根散加减。常用药物：水牛角、生地、牡丹皮、赤芍、麦冬、元参、知母、茜草、阿胶、侧柏叶等。

2. 补气止血法

补气止血法适用于慢性出血，量多少不一，色淡，下部出血居多，并有乏力，气短，自汗，面白唇淡，苔薄白，舌质淡，脉沉细无力。治宜补气摄血，方用归脾汤、补中益气汤加减。常用药物：人参或党参、黄芪、白术、茯苓、甘草、当归、龙眼肉、血余炭、侧柏炭、栀子炭、灶心土等。

3. 温阳止血法

除气虚症状外，尚有形寒怕冷、四肢厥冷等，方用黄土汤、锁阳冲剂等。药用锁阳、附子、肉桂、巴戟天、补骨脂、党参、肉苁蓉、鹿角胶、黄芪等。

4. 祛瘀止血法

祛瘀止血法适用于出血紫暗，面色晦暗，肌肤甲错，腹有癥积包块，骨骼疼痛，痛有定处，舌质紫暗或有瘀斑，脉涩。治宜活血化瘀止血。方用桃红四物汤加减：桃仁、红花、生地黄、赤芍、川芎、当归、三七、党参、炙黄芪等。

5. 固脱止血法

由于大量出血，气随血脱，患者表现为大汗淋漓，面色苍白，烦躁不宁，脉微细欲绝等。治宜固脱止血法。方用参附汤加减，药用人参、附子等。

6. 收涩止血法

出血久治不愈，或紧急情况下可用此法。方用十灰散加减，药用大小蓟、侧柏叶、荷叶、茜草根、白茅根、生姜、牡丹皮、棕榈皮、白及、五味子、赤石脂、乌贼骨等。

四、活血解毒法

此法常用于骨髓增殖性疾病，如真性红细胞增多症、原发性血小板增多症、慢性粒细胞性白血病等。常用方剂为桃红四物汤、血府逐瘀汤合清热解毒药组成。药用桃仁、莪术、当归、赤芍、川芎、丹参、鸡血藤、青黛、雄黄等。

五、解毒抗癌法

解毒抗癌法常用于恶性血液病，如白血病、恶性网状细胞病、恶性淋巴瘤、多发性骨髓瘤等。常用方剂为五味消毒饮或清瘟败毒饮合抗癌中草药，药用金银花、连翘、蒲公英、紫花地丁、半枝莲、半边莲、白英、龙葵、白花蛇舌草、蛇莓、苦参、蟾蜍、莪术等。

第九章

血液病常用药物与方剂

第一节　常用药物

1. 牡丹皮

性味归经：苦、辛，微寒。归心、肝、肾经。

功效：清热凉血，活血散瘀。

主治：临床用于温毒发斑、吐血衄血、夜热早凉、无汗骨蒸等证。

2. 赤芍

性味归经：苦，微寒。归肝经。

功效：清热凉血，祛瘀止痛。

主治：临床用于温热病热在血分、身热、发斑疹及血热所致吐血等证。

3. 紫草

性味归经：甘、咸，寒。归心、肝经。

功效：凉血活血，解毒透疹。

主治：临床用于麻疹或温热病发斑疹，因热毒盛而致斑疹不畅或色紫暗等证。

4. 夏枯草

性味归经：辛、苦，寒。归肝、胆经。

功效：清热解毒，凉血止血。

主治：临床用于血热咳血或外伤出血。

5. 地骨皮

性味归经：甘，寒。归肺、肝、肾经。

功效：凉血除蒸，清肺降火。

主治：临床用于阴虚血热、骨蒸潮热、盗汗、血热妄行的吐血等证。

6. 大蓟

性味归经：甘、微苦，凉。归心、肝经。

功效：凉血止血，散瘀消痈。

主治：临床用于咯血、崩漏、尿血等证。

7. 小蓟

性味归经：甘，凉。归心、肝经。

功效：凉血止血，散瘀消痈。

主治：临床用于血热妄行所致的咯血、吐血、尿血及崩漏等证。

8. 白茅根

性味归经：甘，寒。归肺、胃、膀胱经。

功效：凉血止血，清热利尿。

主治：临床用于血热妄行所致的咯血、吐血、尿血等证。

9. 仙鹤草

性味归经：苦、涩，平。归心、肝经。

功效：收敛止血，截疟，止痢，解毒。

主治：临床用于咳血、吐血、崩漏下血、血痢等证。

10. 白及

性味归经：苦、甘、涩，微寒。归肺、肝、胃经。

功效：收敛止血，消肿生肌。

主治：临床用于咯血、吐血及外伤出血等证。

11. 三七

性味归经：甘、微苦，温。归心、肝、脾经。

功效：化瘀止血，活血定痛。

主治：临床用于人体内外各种出血之证。

12. 丹参

性味归经：苦，微寒。归心、肝经。

功效：活血祛瘀，凉血消痈，养血安神。

主治：临床用于月经不调、血滞经闭、产后及温热病热入营血，症见高热、时有谵语烦躁不寐、或斑疹隐隐、舌红等。

13. 桃仁

性味归经：苦，平。归心、肝、肺、大肠经。

功效：活血祛瘀，润肠通便。

主治：临床用于痛经、血滞经闭、产后瘀滞腹痛等证。

14. 红花

性味归经：辛，温。归心、肝经。

功效：活血通经，祛瘀止痛。

主治：临床用于跌打损伤、瘀滞肿痛、胁痛、瘀滞斑疹等证。

15. 麝香

性味归经：辛，温。归心、脾经。

功效：开窍醒神，活血散结。

主治：临床用于温热病热入心包神昏痉厥、中风痰厥、惊痫等闭证。

16. 当归

性味归经：甘、辛，温。归肝、心、脾经。

功效：补血，活血止痛，润肠。

主治：临床用于血虚诸证，月经不调、闭经、痛经；虚寒腹痛、瘀血作痛，跌打损伤，痹痛麻木。

17. 熟地黄

性味归经：甘，微温。归肝、肾经。

功效：养血滋阴，补精益髓。

主治：临床用于血虚萎黄、眩晕、心悸、失眠、月经不调、崩漏等证。

18. 阿胶

性味归经：甘，平。归肺、肝、肾经。

功效：补血止血，滋阴润肺。

主治：临床用于血虚眩晕、心悸、吐血、衄血、便血、崩漏等证。

19. 墨旱莲

性味归经：甘、酸，寒。归肝、肾经。

功效：滋阴益肾，凉血止血。

主治：临床用于阴虚血热之吐衄尿血、便血、崩漏等证。

20. 女贞子

性味归经：甘、苦，凉。归肝、肾经。

功效：补益肝肾，清热明目。

主治：临床用于肾阴虚之头昏目眩、腰膝酸痛、须发早白等证。

第二节　常用方剂

1. 清营汤

药物组成：水牛角、生地黄、玄参、淡竹叶心、麦冬、丹参、黄连、金银花、连翘。

处方来源：《温病条辨》

功效与主治：清营解毒，透热养阴。用于热入营血证，身热夜甚，神烦少寐，时有谵语，目常喜开或喜闭，口渴或不渴，斑疹隐隐，脉数，舌绛而干。

2. 犀角地黄汤

药物组成：川水牛角、生地黄、赤芍、牡丹皮。

处方来源：《备急千金要方》。

功效与主治：清热解毒，凉血散瘀。用于热入血分证、热伤血络证。

3. 泻心汤

药物组成：大黄、黄连、黄芩。

处方来源：《金匮要略》。

功效与主治：泻火解毒，燥湿泄满。用于心胃火炽，迫血妄行，吐血，衄血，或湿热内蕴而成黄疸，胸痞烦热。

4. 四物汤

药物组成：熟地黄、当归、白芍、川芎。

处方来源：《仙授理伤续断秘方》。

功效与主治：补血和血。用于营血虚滞证，心悸失眠，头晕目眩，面色无华，舌淡，脉细弦或细涩。

5. 当归补血汤

药物组成：黄芪、当归。

处方来源：《内外伤辨惑论》。

功效与主治：补气生血。用于血虚发热证，身热面红，烦渴欲饮，脉洪大而虚，重按无力。

6. 八珍汤

药物组成：人参、白术、茯苓、当归、川芎、白芍、熟地黄、炙甘草。

处方来源：《正体类要》。

功效与主治：气血双补。用于气血两虚，头晕目眩，心悸，面色苍白，食欲不振，全身乏力，舌淡，脉细。

7. 归脾汤

药物组成：白术、茯苓、黄芪、龙眼肉、酸枣仁、人参、木香、炙甘草、当归、远志。

处方来源：《校注妇人良方》。

功效与主治：益气补血，健脾养心。用于心脾气血两虚证、脾不统血证。

8. 血府逐瘀汤

药物组成：桃仁、红花、生地黄、川芎、赤芍、牛膝、桔梗、当归、柴胡、枳壳、甘草。

处方来源：《医林改错》。

功效与主治：活血化瘀，行气止痛。用于胸中血瘀、胸痛、头痛日久，痛如针刺而有定处。

9. 通窍活血汤

药物组成：桃仁、红花、川芎、赤芍、老葱、生姜、红枣、麝香。

处方来源：《医林改错》。

功效与主治：活血通窍。用于瘀血阻滞于头面部所致头痛昏晕，耳鸣年久，脱发，面色青紫。

10. 补中益气汤

药物组成：黄芪、甘草、白术、人参、当归、升麻、柴胡、橘皮。

处方来源：《内外伤辨惑论》。

功效与主治：补中益气，升阳举陷。用于脾胃气虚证、气虚下陷证、气虚发热证。

第三节　常用中成药

大量的研究表明，多种中药对不同类型的血液系统疾病具有不同的治疗作用，其作用方式和机理是不同的。20世纪80年代以来，从中药中提取、研制了较多的抗白血病药物和制剂，实验证实这些中药确实具有抗白血病作用，其作用机制包括：抑制白血病细胞DNA、RNA合成，促进凋亡或诱导分化等。中医对此病治疗的研究较为广泛，有些已取得较为明显的疗效，其中包括中成药、中药有效成分提取注射剂及其他中医治法。

血液病之基本病因病机为正气不足，热毒侵袭，伤及营阴；气血不足，气滞血瘀，脉络瘀阻。所以清热解毒、扶正补虚和活血化瘀为治疗本病常用的治疗大法。由于其临床表现错综复杂，故在治疗时应抓住疾病的主要矛盾。

扶正补虚：对于血液病所致气血两虚的患者宜用扶正补虚法进行治疗。扶正中药不仅能够扶助正气，调整脏腑功能，提高机体免疫力，减轻化疗药物对机体的损害，而且能够提高机体对化疗药物的敏感性，增强和巩固疗效，在白血病化疗中应用较为广泛。该类患者在治疗过程中应以益气养血和扶正祛邪为主，方用八珍汤化裁。以益气养阴解毒方，或健脾补肾方配用六神丸，可避免或迟延白血病复发。有研究用两方治疗急性白血病315例，1年生存率达80%以上，2年生存率为60%~75%，3年生存率为27.3%~66.0%。复方青黛片为含砷中药，主要成分为青黛、雄黄、太子参和丹参等，其功效为祛邪扶正。用复方青黛片治疗难治性复发性急性早幼粒细胞白血病患者32例，完全缓解率为94%。

清热解毒：对于血液病所致毒热炽盛的患者宜用清热解毒法进行治疗。清热解毒法大多用于白血病尚未进行系统化疗或化疗的诱导缓解阶段。研究表明，许多清热解毒药都具有抗癌细胞作用，可与化疗药物发挥协同作用；同时，尚能增强机体的抗感染能力，防治化疗中常易出现的感染倾向。以清热解毒散结方配用紫金锭，治疗急性白血病。针对急性白血病阴虚内热的主要病机，以养阴清热、凉血解毒为治疗大法，选用大剂量具有养阴清热作用的鲜中药（鲜生地、鲜白茅根和鲜麦冬等）为主组方，随证加减，辨证论治，治疗急性白血病。对于血热毒盛证，以清热解毒、凉血止血为治法，以犀角地黄汤和六神丸为主方进行治疗。方中龙葵、大青叶清热解毒、凉血，是白血病血热毒盛证的常用药物。

活血化瘀：对于血液病所致瘀血内结的患者宜用活血化瘀法进行治疗。活血化瘀药能够改善机体微循环，促进骨髓造血功能，调节免疫机能，有些活血化瘀药还对肿瘤细胞有直接抑杀作用；同时，也能使化疗药物及免疫抑制剂容易到达病灶所在，增强药物的疗效。用犀黄丸，使慢性淋巴细胞白血病患者病情长期稳定。犀黄丸由麝香、牛黄、乳香和没药组成，具清热解毒、化痰散结和活血化瘀之效。

一、中成药应用

我国应用传统的中成药治疗血液病，取得了较为满意的疗效。一些新的中药复方制剂用于白血病的治疗，也显示出一定的优越性。中药复方的整体性比较强，作用全面，毒副作用小，并且只在病理状态下起作用；同时，可体现单味药所没有的作用。针对白血病需长期治疗，而长期单纯使用西药易产生不良反应这种情况，选用疗效确切、不良反应小的中成药治疗势在必行，并且已经逐渐被人们接受。采用中成药配合治疗白血病，可减轻患者临床症状，促进病情康复。分述如下。

1. 当归芦荟丸

当归芦荟丸出自《宣明论方》。方药组成：当归（酒炒）、龙胆（酒炒）、芦荟、青黛、栀子、黄连（酒炒）、黄芩（酒炒）、黄柏（盐炒）、大黄（酒炒）、木香、麝香。本品有泻浊通便之功，其治疗慢性粒细胞性白血病每日服 6~9 丸，有腹泻反应时加服红枣 5~6 个，每日 2 次。当归芦荟丸中治疗白血病的有效成分是靛玉红，一种与靛蓝染料相近的红色染料，靛玉红可阻止癌细胞的繁殖，其机理是导致细胞分裂的酶失去活力，这种酶是依赖于细胞周期调节蛋白的致活酶，当靛玉红与这些酶结合时，就可终止酶的活动和细胞分裂，从而使癌细胞不再分裂。其与白消安比较近期缓解率虽稍差，但远期疗效优于白消安，且长期使用无毒副作用，为我国首创的治疗慢性粒细胞白血病最为有效的药物。

2. 大黄䗪虫丸

大黄䗪虫丸出自《金匮要略》。方药组成：熟大黄、土洋鳖虫（炒）、水蛭、虻虫、蛴螬、干漆、桃仁、苦杏仁、黄芩、地黄、白芍、甘草。本品有活血破瘀、通经消痞、补虚缓中之功，用本品每日 2~3 丸，配合白消安治疗慢性粒细胞白血病，一般 4 周为 1 个疗程，连续 1~8 个疗程，对慢性粒细胞白血病患者缩小脾脏，抑制幼稚细胞，提高缓解率有一定作用。

3. 梅花点舌丹

梅花点舌丹出自《外科证治全生集》，由藏红花、珍珠、牛黄、麝香、熊胆、蟾蜍、血竭、沉香等 21 味药物组成。本品有清热解毒，活血化瘀之功。本品能抑制白血病细胞对机体主要脏器的浸润和损害，又能调节机体的免疫机能，是治疗白血病的有效药物。研究表明，梅花点舌丹能有效地抑制 L7212 小鼠白血病，延长其生存期，抑制白血病细胞粒单系祖细胞，可使 L7212 白血病小鼠非整倍体染色体数目明显减少、正常核型增加，并使小鼠脾细胞移植后生存时间延长。病理学及组织学观察表明，该方不仅能抑制白血病细胞生长，还能保护正常细胞并启动其活性，对全身主要脏器毒副作用，它能促进正常和病理状态下的白细胞介素 -2（IL-2）、肿瘤坏死因子 -α（INF-α）及干扰素 -γ（IFN-γ）的分泌水平，显著增强自然杀伤细胞杀伤活性，抑制白细胞介素 -1（IL-1）的分泌水平，从而达到调节免疫功能的作用。根据患者病情，每日服用 18~36 粒，连续 10~60 天，至白细胞下降至正常范围再停药，一般服用 7~10 天血象改善，继而症状改善，肝脾及淋巴结缩小。

4. 六神丸

六神丸乃《中国医学大辞典》引雷氏方，由牛黄、蟾酥、麝香、雄黄、珍珠、冰片组成。本品有清热解毒，消肿散结之功。对急性白血病，取本品每日 30~180 粒，分 3~4 次口服，一般用药 10 天后白细胞总数开始下降，脾脏缩小，随之症状减轻或消失，血红蛋白、血小板上升。在治疗过程中，虽有一些不良反应，但未发生骨髓抑制，对有口腔溃疡合并感染者也有明显治疗效果。有实验发现，六神丸提取物及含药血清作用下的 HL-60 细胞出现分化指征。含药血清与 HL-60 细胞共同孵育后，其四氮唑蓝（NBT）还原率逐渐上升，并于第四天达到峰值，第五天细胞吞噬能力明显增强。而且，其诱导分化作用与药物浓度在一定范围内呈正相关，说明六神丸能够诱导白血病细胞走向成熟。因此，六神丸具有缓解、减轻白血病细胞对肝脾浸润，明显延长白血病小鼠生存期的作用。

5. 云南白药

云南白药主要是三七等，为伤科常用中成药。本品有活血化瘀，消肿止痛之功。急性髓细胞性白血病，取本品每日 10g 口服，同时口服六味地黄丸等多种补阳滋阴中药，用药 3 日后血小板开始上升，白红细胞渐加，3 周后改为每日 8g，结合用中药煎剂，复发者复用仍有效。

6. 牛黄解毒片

方药组成：牛黄、雄黄、石膏、大黄、黄芩、桔梗、冰片、甘草。本品主要有清热解毒，疏风止痛之功。慢性患者，6~8 片，分 2 次口服，维持量每日 4~6 片。因其久服可引起肝肾功能损害，骨髓抑制，甚而引起再生障碍性贫血，故用药期间应注意观察。

7. 青黄散

青黄散在《世医得效方》《景岳全书》《奇效良方》等医书中均有记载，由青黛、雄黄组成。功能解毒、凉血、散瘀、消癥积。用青黄散可治疗慢性粒细胞性白血病，制成的胶囊或片剂中青黛与雄黄比例有 9：1、8：2、7：3 三种（雄黄比例越大作用越强），治疗剂量为每日 6~12g，分 3 次饭后服，维持剂量为每日 3~6g。用药后总缓解率为 88.4%。服药后约 5.3 天白细胞数开始下降，降至正常的平均时间为 39.4 天。随着白细胞数的下降，血中幼稚细胞也随着减少直至消失。脾脏开始缩小的平均时间为 10.1 天，缩至最小的平均时间为 79.9 天。主要不良反应为胃脘不适，大便溏，次数增多，少数患者有便血，停药后即消失。此外，尚有皮肤色素沉着，手脚掌角化过度等。治疗初期有的患者白细胞数继续上升，坚持治疗后白细胞数可迅速下降。实验研究表明：青黄散对 L615、S180 细胞的 DNA、RNA 合成有不同程度的抑制作用，其抑制特点是：①抑制作用快，药物作用于细胞 30 分钟即达高峰；②药物作用存在量效关系；③对 DNA、RNA 均有明显抑制作用。在治疗过程中，对患者骨髓细胞作电镜动态观察发现，白血病细胞发生核溶解、固缩、破碎及混合性变性坏死。以正常小鼠骨髓 CFU-S、CFU-D、CFU-E、有核细胞计数及 H-胸腺嘧啶核苷（^{3}H-TdR）掺入率作为观察指标，研究了青黄散对正常造血细胞的影响。结果发现，青黄散对正常造血细胞无明显不良影响，提示青黄散对白血病细胞可能有选择性抑制作用。

8. 复方青黛片

组成：青黛、太子参、丹参、雄黄等。每片 0.25g，每日 15 片，分 3 次饭后口服，1 周后加量至每日 30 片。有相关报道 60 天内获完全缓解为 98.3%，达完全缓解时间为 28~60 天，平均（47.02±8.34）天。完全缓解后如不进行巩固维持治疗，仍可复发。因此，完全缓解后必须进行维持强化巩固治疗。实验研究表明，雄黄具有诱导 NB4 和 HL260 细胞凋亡的作用。

9. 血复康

血复康由青黛、莪术、葛根等中药组成。实验研究证实：血复康能抑制 K562 细胞生长并使其发生凋亡现象。江苏省中医院血液科用血复康与白消安、羟基脲长期轮替治疗慢性粒细胞性白血病患者 57 例，中位生存期 63 个月，5 年生存率为 55%。此疗法的优点是：①服用血复康能减少化疗药物的应用，降低化疗药物的总剂量，使长期应用化疗药物所致的不良反应减少，患者的生存质量改善，使急变发生推迟，生存期延长；②能发挥化疗缓解率高，达到缓解迅速，使病情较快稳定的作用；③所需费用低廉。

从临床常用中成药治疗效果可以得知，中医药在治疗白血病方面有自己的独特之处，但用药时必须辨证施治，中药对神经系统、内分泌系统、造血系统、消化系统及物质代谢等方面都有调节功能。中成药成分复杂，药理、药效又有各自特点，而其治疗效果是肯定的，用药时中西药并举，充分发挥各自的优势，扬长避短，一定会给患者带来新生与希望。

二、中药有效成分提取注射剂应用

近年来，对中医中药或植物化学物对抗肿瘤的研究，因采用了分子生物学和化学分离技术，取得了极大的发展，并越来越受到医学界的关注。研究表明，中药和植物类化学物对肿瘤细胞的作用，在某种程度上取得了其他药物不能忽视的作用，尤其对这些化学物进行提取后，其作用的部位、靶器官和作用效果要比药物原料更为有效。

1. 三尖杉酯

从三尖杉植物中提取出的三尖杉酯碱和高三尖杉酯碱，能抑制 DNA 合成，是一种周期非特异性药物。高三尖杉酯碱的作用机制涉及抑制蛋白合成、诱导细胞凋亡和细胞分化等，其中以诱导白血病细胞凋亡最为重要。高三尖杉酯碱可抑制 HL-60 细胞增殖，诱导其分化和凋亡，其机制可能与高三尖杉酯碱下调原癌基因 bcl-2 和 c-myc、上调抑癌基因 p15 有关。由三尖杉酯碱或高三尖杉酯碱与阿糖胞苷组成的 HA 方案已广泛用于急性非淋巴细胞白血病的治疗，疗效较好。

2. 羟基喜树碱

羟基喜树碱是从我国特有的植物喜树种子中分离提取的一种微量生物碱。在体外主要抑制核酸，尤其是 DNA 合成，为 S 期特异性药物，较 G_1 期和 G_2 期明显，对 G_0 期细胞无作用；在较高浓度时对核分裂有抑制作用，阻止细胞进入分裂期。对治疗慢性粒细胞性白血病有一定疗效，据报道有效率为 82%，剂量为 6~8mg/（$m^2 \cdot d$），产生疗效的时间为 10~14 天。有研究显示，羟基喜树碱具有抗白血病作用，对慢性粒细胞白血病疗效较好，其不良反应轻，无严重骨髓造血抑制，无明显心、肝、肾功能损害。

3. 大蒜素

大蒜素作为从传统中药大蒜球茎中分离出的一种具有多种生物活性的化合物，除了临床上广泛用于治疗深部真菌、霉菌感染外，国内外许多研究均已证实，它还有预防肿瘤、直接杀伤肿瘤的作用。大蒜素可能是通过干扰信号通路而抑制细胞增殖并诱导其凋亡，可能具有多方面、多环节的抗肿瘤综合效应，可以用于白血病患者的辅助治疗。

4. 癌灵 1 号注射液（含砷中药提取物）

《本草纲目》早有记载："砒乃大热大毒之药，而砒霜之毒尤烈。"砒石经过升华成为砒霜，中药砷剂抓住了热毒和邪毒之毒，进行以毒攻毒而奏效。癌灵 1 号和三氧化二砷注射液，又称"713"注射液。713 的主要成分是砒霜，为大热大毒之剂，而砒霜的主要化学成分为三氧化二砷或亚砷酸。1971 年哈尔滨医科大学第一附属医院张亭栋发现，砒霜治疗白血病有一定疗效。因此，含砒霜的癌灵 1 号开始广泛应用于各型白血病。经统计学分析发现，其对 M_3 型白血病效果最佳，完全缓解率达 91%，在长期随访的 35 例患者中有 19 例（54.2%）长期存活。使用方法是：将癌灵 1 号注射液 10ml 加入生理盐水 500ml 中静脉滴注，每日 1 次，4~6 周为 1 个疗程，休息 1 周进行第二个疗程，一般 1~2 个疗程就会达到完全缓解，达到完全缓解的时间为 28~84 天，平均 56 天。随着治疗的进展，早幼粒细胞比例逐渐下降，中、晚幼粒细胞逐渐上升，整个治疗过程中未见骨髓明显抑制。用药的毒性反应不大，偶见皮肤瘙痒、丘疹、色素沉着、恶心、胃胀等消化道反应，谷草转氨酶（AST）、谷丙转氨酶（ALT）上升等。上述不良反应均为可逆性，停药或对症处理后皆可恢复正常。三氧化二砷适用于：①急性早幼粒细胞白血病（APL）初治者；②经维 A 酸（A-TRA）和（或）联合化疗难治或复发的 APL；③不能耐受或不宜应用 A-TRA或联合化疗的 APL；④完全缓解的 APL 的巩固维持治疗。其药理机制为以下几点：①氧化砷诱导 APL 细胞凋亡和部分分化；②氧化砷的细胞效应可能不仅仅限于 APL，并且机制复杂；③ PML 2RARA 蛋白可能是氧化砷效应的靶子之一；④巯基基团可能是氧化砷的感受器。在对氧化砷反应谱的研究中还发现，除 APL 外，三氧化二砷对恶性淋巴系统增殖性疾病、红白血病、慢性粒细胞性白血病、多发性骨髓瘤、食管癌和胃癌等有明显作用。

5. 复方苦参注射液

复方苦参注射液是从苦参中提出的苦参碱及其他中药，经现代技术加工而成的一种纯中药制剂。其药理作用有抗癌、镇痛、提高免疫功能、止血。苦参碱及氧化苦参碱均是中药苦参的主要成分，临床研究表明，苦参对白血病细胞有直接抑制作用，抑制白血病细胞进入 S 期，从而使肿瘤细胞在 G_1 期堆积，抑制白血病细胞增殖周期。苦参对血管内皮细胞的黏附具有明显的抑制作用，可以抑制黏附因子的表达，减少肿瘤转移形成。在诱导肿瘤细胞凋亡方面，苦参可以使 Bcl-2 表达量明显减少并上调 Bax，从而诱导白血病细胞凋亡。在耐药逆转方面，苦参能够逆转耐药细胞株对长春新碱、阿霉素的耐药。此外，还可以激活机体免疫系统，使 T 细胞活性、数量增加，淋巴细胞数量增加，抗体生成释放增加，从而调动机体免疫系统而起到抗肿瘤作用，在白血病化疗过程中起到减毒增效作用。

6. 鸦胆子油乳注射液

鸦胆子油乳注射液是由苦木科植物鸦胆子提取物经乳化制成的抗肿瘤中药。研究表明，鸦胆子对多种实体瘤和白血病细胞有细胞毒作用，它是一种多效合一、作用于多靶点的基本治疗药物，主要是通过直接杀伤肿瘤细胞、促进肿瘤细胞凋亡、骨髓保护及免疫调节而发挥作用。鸦胆子油乳通过上调 Fas 蛋白的机制诱导 K562细胞凋亡，而 Fas-L 是否参与诱导 K562 细胞凋亡尚需进一步研究证实。有研究显示，鸦胆子油乳可诱导 U937 细胞凋亡，随作用时间延长及浓度加大，凋亡率增加，说明鸦胆子油乳体外能诱导 U937 细胞凋亡，其对肿瘤细胞的抑制作用可能是通过诱导细胞凋亡而发挥作用。进一步细胞周期分析显示，鸦胆子油乳作用组 G_0/G_1 期细胞增多，S 期细胞减少，提示鸦胆子油乳阻止 U937 细胞 G_0/G_1 期细胞向 S 期进展，阻断白血病细胞增殖，与国外最新研究结果相一致。

7. 榄香烯注射液

从莪术中提取的榄香烯对人原始巨核细胞白血病细胞系 HImeg 细胞周期有明显的影响。其作用环节主要是影响细胞周期 S 期向 G_2/M 期的转变过程，将白血病细胞阻滞在 S 期，减少进入 G_2/M 期的细胞数量，抑制白血病细胞生长代谢，减少其有丝分裂，并导致受影响的肿瘤细胞快速凋亡。榄香烯具有明显抑制白血病细胞生长的作用，且对各种白血病均有效，其抑制率与药物剂量呈正相关，多组实验结果进一步证明，榄香烯具有抗白血病作用，为其临床应用榄香烯治疗白血病提供了实验依据。

本品不足之处：静脉给药对血管刺激较大，有患者发生静脉炎或局部疼痛，故有些患者在治疗1个疗程后不愿继续使用本药。虽可以采用生理盐水加大稀释度或降低输液速度，但还不能根本解除此矛盾。是否更新剂型或临床上创用更好、更方便的给药方法，还需作深入探讨。

8. 康莱特注射液

抗癌中药康莱特注射液是从中药薏苡仁中提取的有效成分研制而成，它的主要作用是阻滞肿瘤细胞的 G_2/M 期，并导致 S 期细胞百分比下降，抑制癌细胞的增殖，诱导实体瘤细胞和白血病细胞凋亡。小剂量康莱特注射液可逆转 K562/VCR 的多药耐药性，提高对癌细胞的杀伤力。并且采用康莱特注射液合并小剂量化疗作为治疗组及单用小剂量化疗作为对照组进行治疗观察，治疗组有效率为 95.8%，对照组有效率为 75%，两组总有效率比较有显著差异性，表明康莱特注射液联合小剂量化疗确实可提高疗效。所以，对于骨髓抑制时间较长的患者，在短期内不能继续强化疗的急性非淋巴细胞性白血病（ANLL）患者，可采用康莱特注射液联合小剂量化疗药物治疗。

9. 艾迪注射液

艾迪注射液是一种多效合一、作用于多靶点的急性疾病的基本治疗药物，主要是通过抑制肿瘤血管的生成、直接杀伤肿瘤细胞、促进肿瘤细胞凋亡、多药耐药逆转、骨髓保护及免疫调节而发挥作用。其成分为人参皂苷、黄芪皂苷、刺五加多糖、去甲斑蝥素等。目前，化疗、大剂量化疗和造血干细胞移植技术的广泛应用，血液系统的肿瘤治疗效果已有明显改善，但对于晚期患者不能耐受化疗或化疗给患者带来的毒副作用，如化疗后造成患者体质下降、免疫功能下降、骨髓受抑的患者，单用艾迪注射液治疗，有一定疗效。

这些中药成分一方面能健脾和胃、补气养血、增强自然杀伤（NK）细胞活性，刺激 T 淋巴细胞产生干扰素、肿瘤坏死因子等淋巴因子，提高免疫功能，减轻化疗毒性，有利于完成化疗疗程；另一方面，去甲斑蝥素能抑制细胞 S 期 DNA 合成，呈现 S 期与 G_2+M 期阻滞现象，诱导细胞凋亡。人参、黄芪、刺五加有广泛的生物活性，人参提取物含有多种皂苷和人参多糖，具有提高机体适应性、增强机体免疫力、升高白细胞的作用；黄芪含黄芪多糖，具有较强的解毒和增强人体免疫力，升高白细胞的作用；刺五加含有多种皂苷和刺五加多糖，具有明显镇静作用，可提高机体免疫力，升高白细胞，提高机体对缺氧、疲劳、中毒、应激等非特异性损害的适应能力，可改善患者的一般状态，预防恶病质；斑蝥中的斑蝥素等对多种实验动物肿瘤有明显的抑制作用，并能刺激骨髓使白细胞升高。艾迪注射液与化疗合用，可显著减轻化疗的肝毒性和骨髓抑制，提高化疗的缓解率，增加疗效，对化疗有明显的辅助作用。

第十章

血液病的保健与护理

第一节 预防保健

血液，是流动在人的血管和心脏中的一种红色不透明的黏稠液体，是人体输送氧气和养分的重要组织，对维持正常生理功能和生命健康关系重大。随着社会环境的改变，血液病的发病率呈逐年增高的趋势，由于血液病的难治性和隐匿性，使其成为人们避之不及的现代疾病。越来越多的人开始注意自我保健和疾病预防，很多人都知道运动、饮食和心理因素是疾病预防和自我保健的重中之重，如何有效做到这些，中医早在《内经》中就已全面阐述了摄生防病、祛病延年的基本原则：调摄精神，法于阴阳，和于术数，饮食有节，起居有常，养精节欲，治中寓防等。

一、顺应自然，起居有常

人与自然界息息相通，人类生活在自然环境中，大自然是人类生命的源泉，所谓"人与天地相参也，与日月相应也"（《灵枢·岁露论》），自然界的各种变化，无论是四时气候、昼夜晨昏的交替，还是日月运行、地理环境的演变等，都会直接或间接地影响人体，产生相应的生理或病理反应。一年四季有春温、夏热、秋凉、冬寒的变迁，万物随之有春生、夏长、秋收、冬藏的变化，人体的阴阳气血运行也会有相应的改变，根据这一自然规律，中医养生学便提出了"春夏养阳，秋冬养阴"的理论，主张在万物蓬勃生长的春夏季节，要顺应阳气升发的趋势，夜卧早起，多进行户外运动，漫步于空气清新之处，舒展身形，使阳气更加充盛；秋冬季节，气候转凉至寒，风气劲疾，阴气收敛，必须注意防寒保暖，适当调整作息时间，早卧晚起，以避肃杀寒凉之气，使阴精潜藏于内，阳气不致妄泄。这种顺乎自然与四时的变化来进行护养调摄，与天地阴阳保持协调平衡，使人以内外环境处于和谐状态的方法，就是天人相应、顺乎自然的体现。

二、调摄精神，形神兼养

西医研究证实，不良的情绪是导致疾病的原因之一。中医学认为，人体的阴阳气血平衡可维持人的正常生理活动。情绪不稳、烦躁易怒，可使人体气机紊乱，导致气滞血瘀，使毒气不能排出体外从而浸入骨髓，损坏正常的骨髓血液，使血液的正常生成发生异变，从而形成血液疾病。形，主要是指人体的脏腑身形；神，主要指人的精神活动。形乃神之宅，神乃形之主，无神则形无以主，无形则神无以附，形神合一，相辅相成，共同构成了人的生命活动。养形，主要是指摄养人体的内脏、肢体、五官九窍及精气血精液等。但凡调饮食、节劳逸、慎起居、避寒暑、勤锻炼等养生的方法，多属养形的重要内容。如调饮食，应做到谨和五味、粗细结合、荤素搭配、寒热适宜等；慎起居，要注意日常生活有规律，与四季相应而起卧有时，节制房事而保养肾经等。调神，主要是调摄人的精神、意识、思维活动等。由于心为五脏六腑之大主，精神之所舍，故调神又必须以养心为首务。调神的内容十分丰富，主要要求人们思想上保持安定清净的状态，不贪欲妄想，不为私念而耗神伤正，同时做到精神愉快，心情舒畅，尽量减少不良的精神刺激和过多的情绪波动。另外也可以通过练气功而意守入静，以神御气，或通过绘画、书法、音乐、下棋、旅游等有意义的活动来陶冶情操，修性怡神。

三、动静结合

动与静，是自然界物质运动的两种形式，有动才有静，动中包含着静，静中蕴伏着动。"流水不腐，户枢不蠹""生命在于运动"，运动可以增强人的体质，促进气机通畅，气血调和，经络通达，九窍合利，可提高抗御病邪的能力，人们可以根据不同的年龄、体质、季节、环境等选择适合自身的运动项目，常见的传统运动有八段锦、易筋经、五禽戏、太极拳等。现代的运动养生方法更为多样，如散步、各种体育运动、跳交际舞、扭秧歌等。不过运动也要从实际出发，避免过度劳累和进行过量的运动，否则对身体反而有害，正如唐代孙思邈《备急千金要方·养性》中所告诫的"养性之道，常欲小劳，但莫大疲及强所不能堪耳"。另外，静主要是指精神上的清净，还包括形体活动的相对安静状态。心静方能神凝，神凝方能心定，如此神藏而不妄耗。在平时生活工作中，要注意劳逸结合，无论做什么工作，都要适度而不宜太过，并保持充足的睡眠，通过静养来消除疲劳，恢复旺盛的精力。

四、饮食有节

古语云："民以食为天"；又说："安谷则昌，绝谷则危"，说明饮食是生命活动的需要，是健康长寿的基本保证。饮食调理得当，不仅可以保持人体的正常功能，提高机体的抗病能力，还可以治疗某些疾病，饮食不足或调理不当，则可诱发某些疾病。此外，营养摄入过多也有不良的影响。饮食调理的原则，包括合理调配、节调有方、食饮有节、食宜清淡、食饮有方等方面。如要少食、适量，不可过食。谨和五味，不可偏食，如少肉多菜、少咸多淡、少甘多果、适量饮水等。如预防血液病，可做到不食发霉食物，少食油炸烧烤、熏制、腌制食物，多食新鲜蔬菜和坚果，食用瓜果蔬菜前洗净农药残留物，戒除烟酒，可多食菇类食物（如蘑菇、香菇、金针菇、猴头菇等）、莓类食物（如草莓、蓝莓等）、海产品（如海带、裙带菜、带鱼等）、无花果、苦瓜等食物，这些食物都含有抗癌、抗氧化、预防血液病的效果。另外，可根据四时气候变化调节饮食，春季吃辛温升散或辛甘发散类食物，如枣、花生；夏季吃清心泻火类食物，如苦瓜；秋季宜滋阴润燥，可以多喝多水、豆浆、牛奶等；冬季可以吃牛肉、羊肉等。

第二节　护理保健

血液病，也称造血系统疾病，主要包括原发于造血系统的疾病和主要累及造血系统的疾病，以贫血、出血、发热为主要特征的疾病。血液病病况复杂，治疗周期一般较长，给患者带来的痛苦较大，对日常生活的影响也较多，因而及时合理的治疗和平时自我护理对于减少血液病患者的痛苦和帮助其早日恢复具有重要的意义。血液病患者的身体虚弱，免疫力低下，这就对护理工作提出了更高的要求，要在护理工作中避免患者感染或其他可能导致疾病复发加重的可能。同时，由于血液病的复发性和易感染性，患者个人也要在护理中积极配合医务人员的工作，并且多加注意自己的身体，这样才能最大限度地促进疾病的恢复，减少疾病带来的痛苦。

一、血液病的对症护理

1. 贫血的护理

对于贫血患者，原则上要加强营养物质的摄入，保证气血化生之谷源。依据患者病情轻重是否卧床休息，轻、中度贫血者可以散步、打太极拳、扫地、洗少量衣物等。实行动静结合的护理方式，可以增加代谢、促进血液循环，增加食欲和易于睡眠。中度贫血或有出血倾向及合并感染的患者，应适当限制活动，以免活动过度而致组织耗氧量增加，加重症状。因脑组织缺氧，患者常有头疼头晕，易导致患者晕倒，应嘱其勿过多过猛活动，以防发生意外。同时，鼓励患者多进食，增强抵抗力，宜食用高蛋白、高热量、富含维生素易消化的食物，如猪肝、蛋类、新鲜蔬菜、水果等，注意烹调技术，保证食物的色香味俱全，以促进患者的食欲，忌烟酒。贫血严重的患者可以遵医嘱输血。

2. 出血的护理

由于大多数患者的出血诱因以外伤多见，因此要积极对患者做好健康宣教，如咬苹果、啃馒头引起齿衄，吃煎炸类、鸡骨、鱼刺诱发口腔黏膜出血、食管静脉破裂出血和胃出血的患者，大便干燥引起肛裂出血，挖耳鼻引起耳衄、鼻衄，抓皮肤或碰撞后引起紫斑、出血，应告知患者禁食硬性食物，保持排便通畅，避免用力排便，以防止消化道黏膜损伤、鼻腔及牙龈出血，气候干燥时，注意保持鼻腔湿润，不抠鼻腔。少量出血可用肾上腺素棉球填塞，出血过多时可用纱条填塞压迫止血，牙龈出血可用冷盐水含漱或用明胶海绵压迫止血。各种注射拔针后局部按压3~5分钟，预防皮下出血。同时严密观察患者的病情变化，辨明出血的部位，观察血压、脉搏，记录出血的量、性质、颜色、出血诱因等。呕血及便血的患者要禁食，昏迷的患者呕血时使其头偏向一侧，及时清理口鼻异物，以免引起窒息。同时应加强情志护理，积极消除或减轻患者焦虑紧张的情绪。

3. 发热的护理

保持病室内空气新鲜、通风，每日紫外线消毒，限制探视人员数量并要求患者及探视者戴口罩。医务人员应加强无菌观念，各项操作严格遵守无菌操作。对于发热体温低于37.5℃的患者，可嘱其多饮水，额头敷冷毛巾等非药物治疗，若体温再升，应遵医嘱及时用药。对于体温高于38.5℃的患者，在给予药物治疗的同时，应辅以物理降温治疗，主要有温水擦浴和冰袋冷敷两种方法。在温水擦浴过程中，时间应控制在30分钟之内，避免患者受凉，同时应注意观察患者的耐受力及皮肤有无发红、苍白、出血点及感觉异常。冰袋冷敷可置于患者的头部、腋窝、腹股沟等大血管流经处，枕后、耳郭、心前区、足底、腹部禁止冷敷，同时应注意时间不得超过30分钟，若高热不退，可休息30分钟后再使用，给予局部组织复原的时间，注意保暖，防止冻伤，冷敷后30分钟复测体温。

二、血液病的饮食护理

1. 注意食物的搭配

血液病患者由于抵抗力低，易患感冒，而出现鼻塞、口腔黏膜干燥、唾液分泌减少等，因此，易出现厌食等症状，应选择能刺激消化液分泌的食物以增进食欲，同时注重食物的色香味俱全，在不违反医疗原则的情况下尽量照顾患者的口味，并及时更换食物的种类。血液病患者平时进食宜软，给予高蛋白、高热量、高维生素、低脂饮食，如鱼、虾、蟹、鸡、瘦肉、动物内脏、蛋类、豆腐、奶粉等，避免饮酒，禁止食用过硬、有棱角、油炸及各种刺激性食物。血液患者如有口腔黏膜溃疡、牙龈出血时，应给予半流质或流质饮食，温度要适宜，特别是对新入院的患者要做好宣教，夏季不要吃剩食，因为夏季细菌繁殖较快，加之患者本身抵抗力低下，易引起腹泻及食物中毒等疾病。对于腹痛患者，应暂禁食，并密切观察。有呕血及黑便的患者，应禁食，在停止出血 24 小时后可以适当进少许流质食物。

2. 心理指导及进食环境

危重症患者在疾病晚期，由于各方面的因素，常会对治疗失去信心，表现为淡漠、绝望从而拒绝进食，这时，应主动热情地协助患者选取食物，指导家属多劝慰鼓励患者，并且注意食具的清洁，饭菜的冷热程度，保持病室空气新鲜，阳光充足，温湿度适宜，干净整洁，无影响进食的不利因素，如个别反应重的患者可调至小房间，以减轻对其他患者的不良刺激，给患者创造一个良好的进餐环境，同时可以给予静脉营养支持，保持水电解质平衡。对于呕吐严重的患者，应指导其呕吐完毕后用淡盐水或漱口水漱口，擦净口鼻，并及时清理呕吐物，清洗容器，对于意识不清或昏迷的患者，呕吐时应将其头偏向一侧，避免误吸引起窒息的危险。

3. 化疗中的饮食护理

化疗中应嘱患者多饮水，以促进排泄，同时应少食多餐，少硬多软，少肉多素，摄取足够的营养，宜进食高蛋白、高维生素、碳水化合物饮食，如海参、香菇、蛋、瘦肉、乳制品、红枣等宜消化食物，同时增加适量微量元素，并加强饮食的清洁卫生，不食变质食物。白天用药提倡早饭提前，晚饭推后，化疗时间若在晚上，则可以把晚饭提前，避免或减轻恶心呕吐等胃肠道反应。

4. 其他饮食护理

血液病患者由于长期使用激素，易导致应激性溃疡及骨质疏松。因此，应嘱患者每天早餐食用牛奶 500ml 中和胃酸，同时，应选择含钙高的食物或口服钙片，并注意多吃蔬菜、水果，以保持大便通畅，避免用力排便，而并发颅内及消化道出血、肛裂等。长期住院、经常输血的再生障碍性贫血患者，要经常抽血检查细胞内外铁含量，避免铁沉积，形成血色病，对于细胞含铁量高者，避免铁锅做饭及食用菠菜。血液病患者黏膜下毛细血管屏障功能差，脆性增加，易出血及栓塞，若患者出现腹痛时，要观察大便情况或做大便隐血试验，并注意在做大便隐血试验前 3 天嘱患者禁食肉类、动物内脏及血液制品、含铁剂药物、大量绿色蔬菜。再生障碍性贫血合并黄疸型肝炎的患者，要予以低脂饮食，避免造成脂肪性腹泻。

三、血液病的心理护理

血液病患者心理上往往经历由不知、怀疑、否认到无可奈何认可的过程，表现为对病情由关心转为随意、不询问病情变化和治疗。因此，医护人员应根据患者各个阶段的心理，用同情、劝导、启发、鼓励、安慰等方式与患者交流，帮助和指导患者分析和面对现实，以消除患者的疑虑、恐惧、抑郁和绝望，增强其生活的勇气，树立战胜疾病的信心。

1. 保持良好的情绪

情绪的好坏能影响病情的发展。焦虑、紧张、恐惧、绝望等情绪能使免疫系统的功能下降，促使癌细胞快速增殖，从而使病情恶化。相反，积极快乐的情绪能使机体免疫力增强，抑制肿瘤细胞的增殖和发展，有利于患者的康复。因此，对于疑似病例，不轻易做出诊断，不能向患者透露病情，或者流露出暗示的表情。医护人员的言谈、举止应适当确切，避免引起或加重患者的心理负担。对已确诊的患者应以热情、体贴、和蔼、充满信心的语言和态度接待患者，给患者以深切的同情和安慰，增加其战胜疾病的信心，唤起患者对未来生活的希望。

2. 开展病情知识护理教育

由于患者对血液病缺乏了解甚至有片面认识，加强对患者相关知识的教育十分重要。应向患者讲解血液病的特点、治疗过程和方法，使患者在接受治疗的同时，对自己所患疾病有所了解，并相信随着医疗水平的不断发展，此病是能够治愈的，从而增加其战胜疾病的信心，稳定其情绪，积极配合治疗。

3. 突出个体心理护理

护理工作不仅仅是护理技术操作，更重要的是人与人之间的沟通。了解患者的需求，包括生理、心理、社会、物质等方面的需求，尊重患者的信仰、习惯和个性，正视人生价值和自然规律。

4. 制订治疗计划时的心理调适

处于不同病程中的患者有不同的心理反应。对病情不了解的患者，常常因怀疑、猜测而引起焦虑，此时不应把病情全盘向患者说出，应给患者一定的时间，使他们看到同病室的患者缓解、康复，从而认定此病是可治愈的；对较了解病情的患者，对于治疗过程中的痛苦及死亡的威胁而精神抑郁，随着治疗的进行、病情的好转，患者感到了希望，恐惧感逐渐消失，但病情的反复往往使患者又陷入了焦虑、绝望的心态中，所以应使患者正确对待疾病，多与患者交流、鼓励患者。

5. 实施治疗计划时的心理支持

因为血液病的治疗具有长期性和复杂性等特点，要对患者说明各种治疗手段的必要性及可能出现的不良反应，以取得患者的积极配合，如期完成治疗计划。另外，鉴于患者的体质较差，即使患者对治疗有了充分准备，但若化疗中出现严重的不良反应，并超过了患者的想象和忍受能力，就应及时给予心理支持和对症治疗，培养患者积极向上、战胜疾病的乐观情绪。

下篇·各论

第十一章

再生障碍性贫血

再生障碍性贫血（aplastic anemia，AA）简称再障，是由多种原因引起的骨髓造血干细胞、造血微环境损伤及机体免疫机制改变，导致骨髓造血功能低下，以全血细胞减少为主要表现的疾病，是一种骨髓造血衰竭（BMF）综合征。临床以贫血、出血、感染为主要特征。

再生障碍性贫血可继发于化学中毒、射线暴露或病毒感染，但大多数病例为特发性。根据其发病急缓、病情轻重及骨髓受损程度等情况，临床分为急性再生障碍性贫血、慢性再生障碍性贫血；依据其发病有无遗传倾向分为先天性再生障碍性贫血、后天获得性再生障碍性贫血。其中，后来获得性再生障碍性贫血依据其有无病因而分为原发性再生障碍性贫血与继发性再生障碍性贫血。国外学者将再生障碍性贫血分为轻型再生障碍性贫血（或非重型再生障碍性贫血，NSAA）和重型再生障碍性贫血（SAA）。有学者从后者又分出极重型再生障碍性贫血（VSAA）。本病各年龄组均可发病，但以青壮年多见，男性多于女性，北方多于南方。国内的发病率为7.4/10万，其中慢性再生障碍性贫血发病率为6.0/10万，急性再生障碍性贫血发病率为1.4/10万。

再生障碍性贫血的病因分先天性和后天获得性两种，先天性再生障碍性贫血罕见，主要为范可尼贫血（FA）、先天性角化不良（DKC）、先天性纯红细胞再生障碍（DBA）、Shwachmann-Diamond综合征（SDS）等。后天获得性再生障碍性贫血，原因不明者，称为原发性再生障碍性贫血，约占70.3%，能查明原因者称为继发性再生障碍性贫血，占16.9%。近年来，继发性再生障碍性贫血已有明显增加，致病原因很多，如化学物质（包括药物）因素、电离辐射、生物因素及其他因素等，其中苯类化合物报道最多。

传统学说认为，再生障碍性贫血发病是原发、继发性干祖细胞缺陷，造血微循环异常，以及免疫异常三种机制导致的骨髓造血功能衰竭。近年来，随着对再生障碍性贫血的深入研究，免疫损伤机制提到重要高度。多数学者认为再生障碍性贫血是细胞免疫介导的以骨髓为靶器官的自身免疫性疾病。

再生障碍性贫血是T细胞介导的自身免疫性骨髓衰竭症，如FA、骨髓增生异常综合征（MDS）、阵发性夜间血红蛋白尿（PNH）（特别是不发作性 PNH）、急性造血功能停滞（AHA）、自身抗体介导的全血细胞减少症（IRP）、意义未明的特发性血细胞减少症（ICUS）、低增生性白血病、恶性组织细胞病等。

再生障碍性贫血的西医诊疗思路见图 11-1。

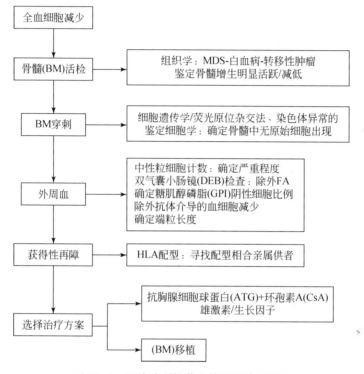

图 11-1　再生障碍性贫血的西医诊疗思路

第一节　慢性再生障碍性贫血

一、概述

慢性再生障碍性贫血（chronic aplastic anemia，CAA），简称慢性再障，是一组由物理、化学、生物等多种病因引起的以骨髓造血功能衰竭，全血细胞减少为主要表现的严重疾病，临床上以贫血、出血、感染为主要表现。慢性再生障碍性贫血属于中医学"虚劳""髓劳"等范畴。《金匮要略·血痹虚劳病脉证并治》首先提出"虚劳"的病名。

其病因病机中医学认为是在外感六淫、内伤七情、饮食不节、劳倦过度、药物毒邪等因素的作用下，伤及脏腑阴阳，尤其是肝脾肾及骨髓，因肾藏精主骨生髓、肝主藏血、脾为气血生化之源及主统血，血之生化、运输、储藏与肝脾肾及骨髓的正常运行关系密切。

二、病因病机

（一）病因

1. 先天禀赋不足

由于父母年老体弱多病、老年得子或母体妊娠失于调养或毒邪内侵、损伤胎儿，导致小儿先天薄弱。精气不充、脏腑虚衰、生机不旺、身形不健，而成虚劳；或后天失养，或诸病失治，病久失养或积劳内伤，形神过耗，渐至元气亏损，精血虚少，脏腑功能衰退，气血生化不足而致本病。

2. 六淫侵袭

六淫之邪皆能引起本病，如寒主收敛凝滞，若外感寒邪，凝滞血脉，血液瘀滞。热为阳邪，若感受风热，上袭肺卫，延误失治，肺津干涸，母病及子，肾精亏耗；或热邪内陷营血，邪热煎熬，耗血伤精，导致本病。湿热内蕴，困阻脾胃，运化失司，水谷不化，精血不充；肝胆湿热，湿性黏滞，缠绵难愈，易阻遏气机，损伤阳气；热邪不去，久则伤阴，肝肾同源，子病及母，肝肾俱虚，或为肝肾阴虚，或为肾阳虚衰，皆可引发本病。

3. 烦劳过度

思虑过度，饮食不节，损伤脾胃；房劳过度、生育不节，伤精耗血；脾虚其心生化乏源，肾精亏损，无以主骨生髓化血，本病乃作。

4. 瘀血内阻

过度思虑，损伤脾胃，脾失统血，血不归经，血溢脉外，而成瘀血。或忧愁恼怒，气机不舒，气滞血瘀而成瘀血之证。或外感寒邪，凝滞经脉，血液瘀滞。或感受温热毒邪后，热盛煎熬津液，使血液黏稠，瘀滞不行。或因热邪破血妄行，血不循经，离经之血，未能清除，是谓瘀血。正虚血瘀，发为本病。

5. 毒邪内侵

长期接触化学药物、放射性物质、有毒有害物质等，毒邪内侵，损伤脏腑，致使精不化血，气血生化乏源，故见血虚诸象。

（二）病机

1. 发病

古人对"虚劳"的病因有较多论述，但不同医家仍有不同的侧重。在《内经》中即有"精气夺则虚"的说法，可视为虚证的提纲。因禀赋不足，肾精亏虚，肾阴阳无以化生，而生虚劳诸症；或因后天失养，饮食不节，房劳过度，积劳内伤，形神过耗，渐至元气亏损，精血虚少，脏腑功能衰退，气血生化不足而致气血亏虚，气血精微不能濡养先天肾阴肾阳，发为虚劳；或因外感六淫，伤及脏腑，脏腑功能失调；或气血生化失司；或耗气伤血，气血亏虚，发为本病。《诸病源候论·虚劳病诸候》中，详细地描述了五劳、六极、七伤作为导致虚劳的病因，所引起的各种症状。

2. 病位

气血的生成与脾肾两脏最为密切，脾主运化，为气血生化之源，主统血。脾的功能正常，才能保证血液的生成并正常循行。肾为一身阴阳之本，肾主骨藏精生髓，精可生血，血可化精，精血互生。故脾肾亏虚可导致气血亏虚、骨髓枯竭。《张氏医通》曰："人之虚，非气即血，五脏六腑莫能外焉，而血之源头在乎肾，气之源头在乎脾。《灵枢·决气》说："何谓血？岐伯曰：中焦受气取汁，变化而赤，是谓血。"肝肾同源，子病及母，肝肾俱虚，或为肝肾阴虚，或为肾阳虚衰，而引发本病，故本病病位在肾，可涉及肝脾。

3. 病性

本病起病多缓慢，发病隐袭，多迁延日久，以正虚为主，或为虚实错杂、本虚标实之证。或肾阳虚衰，无以主骨生髓，不能温煦形体，气化失常，精血生化无权，而成虚劳；或肾阴亏虚，真阴不足，亢阳无所制，灼伤津液，血液生化乏源而出现虚劳血虚、阴虚内热等表现；或阴阳俱损，或气血阴阳俱虚，导致气滞、血虚、血瘀、痰火交互为病，更伤正气，使肾虚益甚；本病病程一般较缓，但亦有正虚卫外功能失司，感受外邪，病情突变，出现以温热、痰火、毒邪等标实表现者。

4. 病势

本病一般起病缓慢，因先天禀赋不足、烦劳过度、饮食不节、外感六淫、药物或化学毒物损伤，导致脾肾受损，致使肾不藏精、脾失运化，精血不能化生，发为本病。偏于肾阴虚，则水不涵木，肝肾同病，肝肾阴虚；肾阴日久不复，阴损及阳，致肾阴阳两虚；肾阳虚衰，病程日久，脾脏失于温煦，脾阳不振，导致脾肾阳虚；病情较重者，真阴真阳耗损，可以出现阴阳离绝的危证，危及患者生命；或本有正虚，复感温邪，邪毒充斥内外，营卫气血同病，瘀热内结，或逆传心包，或深入骨髓，使脏气衰败而死。

三、辨病

慢性再生障碍性贫血起病和进展大多缓慢，病程漫长，部分患者病程长达10年以上。发病年龄多在2～46岁，以青壮年居多。

（一）症状

（1）贫血：多不十分严重，常见症状为衰弱无力、头昏、心悸等。贫血症状呈慢性过程，经过输血可以改善，血红蛋白可有升高。但短时间后，血红蛋白又可能有下降趋势。

（2）发热：约半数患者可有发热，以低、中度发热多见，但高于39℃的高热者比急性型少，且每次发热时间短，很少有持续1周以上者。主要原因是感染，其中以上呼吸道感染及不明原因的发热（未发现感染灶）最常见，其次为齿龈炎、支气管炎，而肺炎、败血症等严重感染少见。感染等控制也比急性型容易。

（3）出血：倾向较轻，以表浅出血为主，出血多表现为齿龈、皮下出血，女性患者可有阴道出血，内脏出血甚少。本病病程长，出血程度未见随病程延长而加重的规律，其出血倾向比较容易控制，久治无效的晚期患者可发生脑出血。此时，患者可出现剧烈的头痛和呕吐。

（二）体征

（1）皮肤：苍白，部分有皮下出血，以散在的小的出血点为主，大小不等，四肢躯干均可见到。不易发生大片瘀斑和血肿。病程漫长，输血频繁的患者，由于含铁血黄素的沉着，皮肤颜色变为灰黑。

（2）眼、鼻腔、口腔：可有黏膜出血，以眼结膜出血为多见，呈点状或小片状。眼底视网膜也可有点状或片状出血，但通过及时处理可以逐渐吸收。当视网膜及口腔黏膜反复出血时，也要警惕脑出血之可能。鼻腔可见鼻中隔出血，常为小静脉出血，小动脉出血少见，比较容易控制。口腔可见牙龈少许渗血，易于止血。

（3）淋巴结：一般无浅表淋巴结肿大。当合并感染时，可有局部浅表淋巴结肿大。

（4）脾与心脏：肺部常无明显体征。长期贫血可致心脏扩大、心率增快，大部分患者可出现贫血性心脏杂音。

（三）辅助检查

1. 血常规

（1）血红蛋白及红细胞：为正色素性正细胞贫血。血红蛋白最低可达20～30g／L，最高可达100g/L。血红蛋白下降速度较慢。

（2）网织红细胞：低于正常值0.5%～1.5%。

（3）白细胞及分类：白细胞计数减少多数在（2～3）×10^9/L；分类计数淋巴细胞的比例增高，最高可达60%～70%。

（4）血小板：血小板计数低于正常，大多在（10～30）×10^9/L。

血红蛋白下降速度较慢，网织红细胞、中性粒细胞及血小板减低，但达不到急性再生障碍性贫血程度。

2. 骨髓象

（1）三系或两系减少：至少一个部位增生不良，如增生活跃，则淋巴细胞相对增多，巨核细胞明显减少。

骨髓小粒中非造血细胞（如脂肪细胞等）增加。

3. 骨髓活检

骨髓增生不良，红骨髓显著减少，被脂肪组织所代替，造血细胞总数和粒、红、巨三系细胞数均可减少，并可见非造血细胞分布在间质中。

4. 其他检查

其他检查可以见到中性粒细胞碱性磷酸酶活性增高；血清铁升高，总铁结合力下降，转铁蛋白饱和度增加；血中促红细胞生成素（EPO）高于正常。

（四）诊断依据

（1）临床表现：发病缓慢，贫血、感染、出血均较轻。

（2）血常规：血红蛋白下降速度较慢，网织红细胞、白细胞、中性粒细胞及血小板值常较急性再生障碍性贫血为高。

（3）骨髓：1三系或两系减少；至少一个部位增生不良，如增生活跃，则淋巴细胞相对增多，巨核细胞明显减少；2骨髓小粒中非造血细胞（如脂肪细胞等）增加。

四、类病辨别

引起全血细胞减少的疾病很容易与再生障碍性贫血混淆，应该认真地进行鉴别诊断。

（1）营养性巨幼细胞贫血：此类患者全血细胞减少与再生障碍性贫血相似，但营养性巨幼细胞贫血患者有叶酸和（或）维生素 B_{12} 缺乏的病史。临床检查可见镜面舌，化验呈大细胞性贫血，骨髓检查增生活跃或明显活跃，红系有巨幼样变。叶酸和维生素 B_{12} 治疗有效。

（2）脾功能亢进：全血细胞减少与再生障碍性贫血相似，但脾功能亢进有明显脾脏肿大，骨髓增生明显活跃，切脾治疗有效。

（3）骨髓增生异常综合征（MDS）：是一组因骨髓异常病态造血引起的难治性的，以全血细胞减少或任一二系血细胞减少为特征的综合征，其全血细胞减少和一般抗贫血治疗无效与再生障碍性贫血相似，但骨髓增生一般均活跃或明显活跃。有时鉴别比较困难，若骨髓活检发现"幼稚前体细胞异常定位"（ALIP）和骨髓造血干/祖细胞培养发现粒、单核巨噬细胞的集落形成单位的增多及染色体检查有异常者均支持 MDS。

五、中医论治

（一）治疗原则

《内经》谓："因其衰而彰之""形不足者，温之以气，精不足者，补之以味"

"虚则补之。"本病治疗大法依据先天禀赋不足、后天失养,以正虚为本,邪实为标,治疗以补虚为第一治疗大法。慢性再生障碍性贫血初期,以本虚为主,肾阴虚衰,气血不足,治以扶正固本,侧重于滋阴补肾,兼以补养气血,以达到阴平阳秘,肾阴阳平和,血液可以生化有源。随着病程的发展,可以见到肾阳虚或肾阴阳两虚之表现,治疗宜温肾助阳、补气养血或阴阳双补、滋阴健脾温肾,以促气血生化。病程中常见虚实夹杂,治疗时应区分虚实,急则治其标,缓则治其本,邪实为主应先以祛邪为主,而后扶正;正虚明显,先以扶正为主,而后祛邪;或祛邪扶正兼施。总之,在治疗过程中,在补肾益气养血的同时,要注意到脏腑、阴阳、气血、虚实的变化,多方兼顾,进行调治。

(二)分证论治

1. 肾阴虚证

证候:面色苍白,乏力,手足心热,低热盗汗,轻者出血较轻,重者出血明显,皮下、口鼻均可出血,甚至眼底及内脏出血,腰酸腿软,大便干结,尿黄,舌质淡或舌红少苔,脉滑数或细数。

治法:滋阴补肾。

方药:大补阴丸加减。常用药物:熟地黄、龟板、知母、黄柏、猪脊髓。以肾阴虚为主,虚火不甚可用左归丸(《景岳全书》),以养阴补肾,亦可应用六味地黄汤(《小儿药证直诀》)滋阴补肾,令补中有泻,寓泻于补,滋补而不留邪。

加减:气虚者加太子参、黄芪以补气;出血者加仙鹤草、茜草、紫草凉血止血;阴虚明显者加女贞子、旱莲草、枸杞子、菟丝子滋补肝肾。在补阴的同时,适时加入少量温阳药,对再生障碍性贫血患者血象的恢复起到了明显的作用。温阳补肾药可鼓动肾中元阳,促进造血功能恢复。且温肾助阳药物可通过鼓动肾阳以温煦脾阳,对于脾气的运化起到了辅助作用。

2. 肾阳虚证

证候:面色苍白,乏力,畏寒喜暖,手足不温,腰酸膝软,夜尿多,性欲减退,阳痿遗精,大便稀溏,面浮肢肿,舌质淡,体胖、边有齿痕,脉沉细或细弱。

治法:温肾助阳,填精益髓。

方药:右归丸加减。常用药物:熟地黄、山药、山茱萸、杜仲、菟丝子、制附子、鹿角胶、肉桂、当归、枸杞子。

加减:气虚明显者加人参 10g,黄芪 30g 补益元气;脾虚甚者加炒白术 12g,茯苓 15g,砂仁 3g 健脾和胃;衄血者加仙鹤草 18g,三七粉 3g 凉血活血止血;虚胖浮肿者加茯苓 15g,泽泻 10g,桂枝 10g 温阳利水;阳虚明显者加补骨脂 30g,淫羊藿 15g,巴戟天 15g,锁阳 15g 加强温肾助阳之功。

3. 肾阴阳两虚证

证候:面色苍白,乏力,五心烦热,盗汗自汗,畏寒肢冷,口渴咽干或渴不思饮，便溏，少量出血，舌淡苔白，脉细数或虚大而数。

治法：阴阳双补。

方药：参芪仙补汤加味。常用药物：太子参、党参、人参、黄芪、淫羊藿、补骨脂、甘草、仙鹤草、女贞子、旱莲草、当归、生地黄、天门冬、阿胶。

加减：脾虚加用砂仁、山药、芡实、茯苓、白术；血瘀加用丹参、鸡血藤、赤芍、三七。

（三）特色治疗

1. 专方专药

（1）生血丸：5g ／瓶。口服，一次 5g，一日 3 次；小儿酌减。功能补肾健脾，填精养血。用于脾肾虚弱所致的面黄肌瘦、体倦乏力、眩晕、食少、便溏；再生障碍性贫血见上述证候者。

（2）地榆升白片：0.1g ／片。口服，一次 2 ~ 4 片，一日 3 次。用于白细胞减少。

（3）复方皂矾丸：0.2g ／丸。口服，一次 7 ~ 9 丸，一日 3 次，饭后即服。功能温肾健髓，益气养阴，生血止血。

（4）复方阿胶浆：20ml/ 支。口服，一日 3 次。功能补气养血。用于气血两虚，头晕目眩，心悸失眠，食欲不振，贫血。

2. 名老中医经验

张琪认为慢性再生障碍性贫血其病位在心脾，宣调心脾，益气血，代表方剂为归脾汤。赵绍琴认为本病的本质为肝经郁热，灼伤营血，故主张从肝火论治，临床亦有收效。黄振翘认为再生障碍性贫血患者肾虚精亏为本，肝火伏热为标，阴越亏，火越旺，以致水火失济。肾虚精亏是导致阴阳失调，骨髓亏枯，生血障碍的根本原因。肝火伏热内耗肾阴，精髓消耗；肝火犯脾，乏其气血化源，强调了肝火伏热在再生障碍性贫血病程中的作用，主张泻肝清火，寓泻于补，补泻兼施，肾肝同治。

六、西医治疗

（1）雄激素：具有刺激造血作用（对 EPO 作用，直接对骨髓作用），对肝不良反应较轻，定期监测肝功能，其他不良反应主要是男性化作用。以丙酸睾酮为代表，目前多被十一羟睾酮替代（安雄）160mg ／ d，疗程 6 个月。

（2）环孢素 A（CsA）。

（3）其他：一叶萩碱、左旋咪唑。

七、预防与调护

（1）患者应树立坚持长期治疗获得痊愈的信心，保持心情舒畅，按时服药。

（2）加强体育锻炼，劳逸结合，增强机体抵抗力，防止感染，使病情加重。

（3）患者居室或病房空气要新鲜，阳光充足，定时紫外线消毒。

（4）注意饮食营养，进食易消化、高蛋白、高纤维素、低脂肪饮食。少食辛辣助热的食物，不饮烈性酒，以避免血管扩张引起出血；有出血倾向者，进食无渣半流食。

（5）预防感冒或其他感染，不去人群多的场所，以免交叉感染；注意口腔卫生，饭后、睡前须漱口，宜用软毛牙刷；洗澡时擦洗皮肤不宜过重，以免引起皮下出血；秋、冬季气候干燥，可用甘油类润滑剂涂鼻，以防鼻衄。

八、疗效判定标准

（1）基本治愈：贫血和出血症状消失，血红蛋白：男 120g／L，女 100g／L；白细胞 4×10^9/L；血小板 80×10^9/L。随访 1 年以上没有复发者。

（2）缓解：贫血和出血症状消失，血红蛋白：男 120g／L，女 100g／L；白细胞 3.5×10^9/L；血小板也有一定程度的增长。随访 3 个月病情稳定或继续进步者。

（3）明显进步：贫血和出血症状明显好转，不输血，血红蛋白较治疗前 1 个月内常见值增长 30g／L 以上，维持 3 个月以上。

（4）无效：经充分治疗后症状、血象未达明显进步者。

第二节 急性再生障碍性贫血

一、概述

急性再生障碍性贫血发病急、进展快，乃造血之源——肾精枯竭，短期内血虚之象进行性加剧，因其发病急且以血虚为主，故以"急劳髓枯"。临床上以髓枯竭血少加之外感温热，内陷营血为特点，根据中医学理论将本病归属于"血虚""血证""血枯""急劳""虚损"范畴。

二、病因病机

（一）病因

急性再生障碍性贫血的病因，传统观点认为不外六淫、七情、饮食不节、房劳过度、邪毒直中，伤及脏腑、气血、阴阳，主要涉及心肝脾肾等主要脏器，尤其邪毒包含了药物、化学毒物、物理辐射、病毒等物质，入血伤髓，影响脏腑造血功能因而出现血虚证候。

（二）病机

1. 发病

本病原因较多，或由于先天禀赋不足，肾精亏虚，髓海枯竭，精血化生不利，发为急劳；或后天失养，损及脾肾，或肾虚精血不化，或脾虚运化失司，不能统血，血溢脉外，留滞为瘀，阻碍气机，血虚与瘀滞互为因果发为本病；或外感温热毒邪，充斥内外、深入营血、骨髓，耗气伤血、动血而为急劳髓枯之证；或感寒邪，寒毒深入骨髓，伤及元阳，真阳亏虚，失于温煦发为本病；或感受毒邪，元阴元阳俱损，髓海空虚，而成本病。以上皆可使气血亏虚，其根本在于真阴真阳亏虚，易为外邪所中，毒邪充斥内外，深入骨髓而发病。

2. 病位

本病病位在肾，为肾气不足，感受外邪而成。其正虚应责之于肾，真阴真阳亏虚，无力鼓动正气卫外功能，外邪易于入里，令卫气营血同病，深入骨髓，髓不化血，而成急劳。

3. 病性

本病起病较急，短期内即有发热、紫斑、便血、乏力等表现，以邪实为主，兼有正虚，常为标本虚实夹杂。感受温热毒邪，火毒之邪充斥内外，以实火为主；或感受寒邪，损伤阳气，或真阳匮乏，虚寒内生，精血不化。本病发病急骤，以标实者常见，常为温毒、痰火、与阻夹杂，以阳邪居多，精血耗伤；亦可见肾脏亏虚，精血不化的虚证表现。

4. 病势

本病以急性发病多见，因感受邪毒，邪毒由表入里，侵及骨髓，热毒之邪充斥内外，卫气营血同病，耗血动血伤正，正气受损，邪无所制，动血耗血更甚，使病情日益深重。或禀赋不足，后天失养，肾精亏虚，波及脾脏，脾肾两虚，气血生化乏源，出现血虚表现。脾虚甚者，脾不统血，血溢脉外，血虚益甚，血瘀血虚交互为病。亦有肾阴亏虚，水不涵木，肝肾同病者。

三、辨病

（一）症状

（1）贫血：起病初期贫血常不明显，随着病情进展，患者血红蛋白呈进行性下降，表现为苍白、乏力、头晕、心悸等症状。

（2）发热：多数患者伴有发热，半数体温在38℃以上，每次发热的持续时间较长，多在1～2周以上。主要原因是感染，其中以口咽部感染和肺炎为最常见，其他还可出现皮肤脓肿或疖肿、臀部注射处脓肿、肠道感染、尿路感染、肛周炎、面部蜂窝织炎、外耳道炎、淋巴结炎等。感染等菌种以阴性杆菌、铜绿假单胞菌和金黄色葡萄球菌为主，其表现多较严重，控制比较困难，常并发败血症。

（3）出血：部位广泛，有不同程度的皮肤出血、黏膜及内脏出血，表现为皮肤出血点、瘀斑、鼻出血、牙龈出血、口腔黏膜血泡、球结膜出血，内脏出血可表现为咯血、呕血、血尿、黑便、阴道出血。其中，颅内出血常危及患者生命。多数患者随着病情进展，出血程度由轻转重，出血部位由少增多，由表浅转为内脏。广泛和严重的出血倾向常为颅内出血的先兆。急性再生障碍性贫血出血倾向常难以控制。

（二）体征

（1）皮肤：苍白，大部分有皮下出血，部分患者表现为大片的瘀斑和血肿形成，四肢躯干均可见，突出皮肤表面。

（2）眼、鼻腔、口腔：眼睑可有出血，呈片状瘀斑或血肿，或有结膜出血，呈小片状，以球结膜出血为多见。眼底可有视网膜出血，呈点状或片状。鼻腔以鼻中隔出血多见，常为小静脉出血，严重时可有小动脉出血，呈喷射状，止血较困难，鼻腔反复填塞止血可造成鼻黏膜糜烂，继发感染。口腔可见弥漫性齿龈出血和口腔黏膜出血，常伴发严重口腔感染而使面颊肿胀。舌面血肿及其破溃后形成的溃疡也较多见。

（3）淋巴结：本病无明显淋巴结肿大，当合并感染时可有局部浅表淋巴结肿大。

（4）肺与心脏：一般肺部无明显体征，但合并肺部感染时，根据感染程度可出现相应体征。心脏常无明显扩大，可见心率增快及贫血性心血管杂音。

（5）肝脏与脾脏：肝脾一般不肿大。

（6）其他：可见肛周炎等。病情严重时可出现脑出血，表现为颈项强直、口角㖞斜、肢体一侧活动不利、瞳孔不等大、血压升高、呼吸抑制等。脑出血等部位以软脑膜及脑实质出血较多见，小脑及脑干次之。

（三）辅助检查

急性再生障碍性贫血起病急、进展快、病情重，出血和感染常为起病时的主要症状。

1.血常规

（1）白细胞及分类：白细胞数减少，中性粒细胞比例和绝对值明显下降，淋巴细胞比例相对增高，淋巴细胞的比例多在60%以上，最多可达90%以上。

（2）血红蛋白及红细胞：贫血多为正细胞正色素性贫血。血涂片成熟红细胞形态无明显异常。

（3）网织红细胞：网织红细胞比例和绝对值下降，多数病例在 1% 以下。

（4）血小板：血小板数量也减少，可有出血时间延长。

2. 骨髓检查

急性再生障碍性贫血多部位骨髓增生减低至重度减低，粒、红系造血细胞明显减少，且主要为偏成熟细胞，形态大致正常。较早阶段细胞基本缺如，巨核细胞缺如，非造血细胞（淋巴细胞、浆细胞、网状细胞、组织嗜碱细胞等）比例相对增多。骨髓小粒空虚，以非造血细胞为主。组化染色中性粒细胞碱性磷酸酶（N-ALP）积分增高。

骨髓活检显示骨髓组织呈黄白色，增生减低，主要为脂肪细胞和其他非造血细胞（图 11-2）。

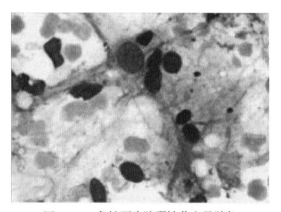

图 11-2 急性再生障碍性贫血骨髓象

SAA 骨髓象：骨髓造血岛呈空网状，仅见成纤维细胞、淋巴细胞和大量网状纤维，未见造血细胞（图 11-3）。

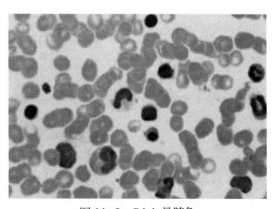

图 11-3 SAA 骨髓象

NSAA 骨髓象：淋巴细胞较多，可见中性晚幼粒细胞、杆状核和分叶核粒细胞，晚幼红细胞核高度致密，浓缩呈"炭核"样。

3. 免疫学检查

T 细胞功能亢进：Th1（$CD4^+IFN-\gamma^+$）／Th2（$CD4^+IL-4^+$）比值向 Th1 细胞增高偏移，$CD4^+$／$CD8^+$ 细胞比例倒置，$CD8^+$ 细胞比值增高，血清 I 型淋巴因子（IL-2、IFN-γ、TNF）水平升高。抗核抗体、类风湿因子、抗 Sm 抗体等结缔组织病相关抗体检测阴性。

4. 血液其他检查

本病血液生化检查一般无特殊。血清叶酸、维生素 B_{12} 水平不低。肝炎相关再生障碍贫血（HAAA）病毒血清学可阳性，有转氨酶、直接胆红素升高。染色体断裂试验阳性有助于鉴别范可尼贫血（FA）。

（四）诊断依据

根据患者贫血、出血、感染的临床表现，全血细胞减少，多部位骨髓增生减低，T 细胞功能亢进，并除外其他引起全血细胞减少的疾病，即可确诊。

需要注意的是，患者就诊时应仔细询问居住环境、职业及药物接触史，以减少危险因素的再次暴露。

我国自 1981 年开始着手制订再生障碍性贫血的诊断标准，经过多次修订，1987 年第 4 届全国再生障碍性贫血学术会议上制订、2007 年修订了现行的诊断标准，主要依据是骨髓造血功能低下、T 细胞功能亢进和除外其他诊断。

（1）全血细胞减少，网织红细胞减少，淋巴细胞相对增多。除血红蛋白下降较快外，须具备下列诸项中之两项：①网织红细胞 <1%，绝对值 $<15\times10^9/L$；②白细胞明显减少，中性粒细胞绝对值 $<0.5\times10^9/L$；③血小板 $<20\times10^9/L$。

（2）骨髓至少一个部位增生降低或重度降低（如增生活跃须有巨核细胞明显减少及淋巴细胞相对增多），骨髓小粒非造血细胞增多（有条件者做骨髓活检，显示造血组织减少，脂肪组织增加）。

（3）能除外引起全血细胞减少的其他疾病，如 PNH、MDS、IRP、AHA、骨髓纤维化、急性白血病、恶性组织细胞病等。

四、类病辨别

（1）霍奇金或非霍奇金淋巴瘤：可表现为全血细胞减少、骨髓增生减低、骨髓涂片可见局部淋巴瘤细胞浸润。再生障碍性贫血患者淋巴细胞增高，但系正常淋巴细胞，可通过免疫分型和基因重排检测与淋巴瘤细胞进行区分。

（2）原发免疫性血小板减少症（ITP）：部分再生障碍性贫血患者初期仅表现为血小板减少，后期出现全血细胞减少，需与 ITP 相鉴别。这类再生障碍性贫血患者骨髓增生减低、巨核细胞减少或消失。这种表现在 ITP 中并不常见。

五、中医论治

（一）治疗原则

急性再生障碍性贫血早期，以邪实为主，因感受温热毒邪，邪毒入里，充斥内外，应根据感邪深浅，邪正盛衰，以卫气营血、三焦辨证为立法依据，采用清热解毒，凉血止血毒治疗法则。如邪气日久，灼伤阴液，出现阴虚表现，毒邪不甚时，治以扶正祛邪，采用滋阴凉血解毒为法；病程迁延以肾阳虚、脾肾两虚为主时，则以扶正为主，采用温补脾肾，填精益髓为法。辨证施治之时，应结合具体病情，灵活变通，使邪毒得去，脏腑阴阳气血平和，病情早趋康复。

（二）分证论治

1. 急劳髓枯温热证

证候：壮热口渴，汗出热不退，齿鼻衄血，皮下大片瘀血紫癜，口内血腥臭味难闻，心悸气短，食少纳呆，动则尤甚，妇女月经过多，舌质淡干无津，苔黄黑腻，脉象洪大数疾。

治法：清热解毒，凉血止血。

方药：凉血解毒汤加减。常用药物：羚羊角粉、牡丹皮、赤芍、生地黄、天门冬、茜草、黄芩、贯众、苍耳子、辛夷、三七粉、黄柏、甘草、生龙骨、生牡蛎。

加减：若伴发热咽痛者加金银花、连翘、蒲公英、射干等以清热解毒利咽；发热胸痛，咳嗽咳痰者加麻黄、生石膏、杏仁、紫菀、鱼腥草、胆南星等以清热排脓，止咳化痰；伴发热腹痛者加大黄、牡丹皮、栀子、薏苡仁等以通腑泻热，化瘀解毒；伴口腔糜烂溃疡及牙周炎者，予加味玉女煎、普济消毒饮以清胃解毒；局部组织感染肿痛者，外涂如意金黄散以消肿止痛。皮肤紫癜者，加紫草、仙鹤草、旱莲草、女贞子、大小蓟凉血止血；上部血热出血者，证属实热者加生大黄、代赭石、生甘草以清热凉血，降逆止血；证属阴虚内热者加知母、生地黄、牛膝滋阴泻火，引血下行；上消化道出血导致呕血、黑便者，加蒲黄炭、白及粉、阿胶珠、三七粉各等份，共为细末，以藕粉调服，每次 10g，每日 3 次，以收敛止血；女性崩漏不止者加煅龙牡、赤石脂、益母草、蒲黄炭等以收敛止血；若尿血属实热者加小蓟、白茅根、栀子、玄参等清热泻火，凉血止血。

2. 急劳髓枯虚寒证

证候：面色苍白，畏寒肢冷，倦怠乏力，皮肤紫癜色泽紫暗，形体虚胖，腰膝酸软，纳食不佳，大便清稀，妇女月经过多，舌质淡，苔薄白，脉弦滑无力。

治法：温补脾肾，填精益髓。

方药：参芪仙补汤加减。常用药物：太子参、党参、人参、黄芪、淫羊藿、补骨脂、甘草。

加减：偏肾阴虚型伴五心烦热，夜寐盗汗，舌光红或舌淡无苔，脉细数或虚数者，加麦冬、生地黄、黄柏、知母、地骨皮、女贞子、旱莲草、阿胶等以滋阴清热补肾施治；偏肾阳虚伴形寒肢冷，舌质淡，舌体胖嫩或有齿痕，脉沉细者，加鹿角胶、肉苁蓉、肉桂、制附片、熟地黄等以温肾助阳施治。

（三）特色治疗

1. 专方专药

焦中华等使用升马生血汤治疗急性再生障碍性贫血。常用药物：升麻10～30g，马勃15～50g，山豆根15g，虎杖15g，紫草30g，薏苡仁30g，玄参15g，砂仁3g，生甘草6g。功能清热解毒，凉血活血，滋阴健脾。

张传玺等使用再生汤滋阴补肾健脾，补气养血，凉血止血，治疗再生障碍性贫血。常用药物：当归10g，党参30g，黄芪30g，首乌30g，阿胶15g，白术10g，山药20g，枸杞子15g，白芍12g，白及30g，仙鹤草30g，龟板15g，黄精15g，生地黄20g，熟地黄10g，陈皮15g，地骨皮10g，栀子10g。

生血丸：5g／瓶。口服，一次5g，一日3次；小儿酌减。功能补肾健脾，填精养血。用于脾肾虚弱所致的面黄肌瘦、体倦乏力、眩晕、食少、便溏；再生障碍性贫血见上述证候者。

复方阿胶浆：20ml/支。口服，一次1支，一日3次。功能补气养血。用于气血两虚，头晕目眩，心悸失眠，食欲不振，贫血者。

2. 名老中医经验

丘和明教授认为肾精亏虚是再生障碍性贫血发生的重要病机。故选用左归丸，在再生障碍性贫血的治疗中起到了滋肾阴，益精血，填骨髓的作用。对于出现疲倦乏力，少气懒言，纳呆等脾气亏虚表现明显者，丘和明教授认为应在补肾填精的基础上佐以温阳益气健脾为法治疗，选用四君子汤及归脾汤。

黄振翘教授认为再生障碍性贫血患者除肾阴亏虚、气血不足之外，又因感邪深伏，肝火损精，日久不愈，阴损及阳，瘀热内结，以致精髓枯竭，气血不得化生。肝火盛与肾水亏互为因果，治疗上应采用补泻兼施、肾肝同治法。以补肾为主，顾及脾胃，强调泻肝清火、护生精髓的治法。

六、西医治疗

（一）治疗原则

大多数病例为特发性再生障碍性贫血，应详细询问患者用药史，怀疑药物致病的应停止使用该药物并向药品管理机构报告。应对患者进行综合评估，包括家族史、腹部超声检查、超声心动图检查、胸部高分辨率 CT 扫描、肺功能检测并评估患者其他系统疾病如肝硬化、肺纤维化、肾疾病；这些检查结果可排除特发性骨髓衰竭（BMF）以外的原发性病因。

（二）常用方法

1. 支持治疗

（1）输血：急性再生障碍性贫血患者需要长期间断输血以防止血红蛋白过低引起的严重并发症或危及生命，一般血红蛋白 <60g／L，有明显贫血症状时，可以输注同型悬浮红细胞。输注 Rh 及 Kell 配型匹配的血液能降低同种免疫排斥的风险。病情稳定，正在接受抗胸腺球蛋白（ATG）等增加出血风险治疗的患者，血小板输注指征为血小板 <10×10^9/L。有发生出血等危险因素，如发热或败血症的患者，则应将输注指征放宽为血小板 <20×10^9/L。不推荐对病情稳定，未处于 ATG 等增加出血风险治疗中的患者，预防性输注血小板。患者有 2 级及以上慢性出血疾病的，需要根据其症状及体征的严重性实施个体化管理。

（2）止血：本病由于血小板减少、凝血因子异常、微血管异常及类肝素样抗凝物质增多，易于出血，出血时可以应用酚磺乙胺、氨甲环酸氯化钠注射液、注射用血凝酶。出血严重，一般止血药物无效时可以输注新鲜血小板或血浆。

（3）防治感染：本病粒细胞极度缺乏，机体免疫功能低下，易发生感染，体温超过 38℃，临床又有感染指征时，应行感染部位的分泌物、尿液、粪便、血液等进行细菌培养和药敏试验，并给予广谱抗生素，明确致病菌后再换用适合的抗生素。粒细胞缺乏，抗生素效果欠佳时，可以考虑给予粒细胞刺激因子，连用 3 ~ 5 日。

2. 药物治疗

雄激素类药物：参见慢性再生障碍性贫血西医西药治疗的雄激素类药物。

3. 免疫治疗

（1）抗淋巴细胞球蛋白（ALG）、抗胸腺细胞球蛋白（ATG）：ALG／ATG 具有 T 细胞及非 T 细胞的细胞毒性免疫抑制作用；ALG／ATG 也是一种免疫刺激剂，具有类似 DHA 但较之更强的致丝裂原作用，能促淋巴细胞增殖，从而增加造血生长因子；ALG／ATG 还可作用于造血干／祖细胞表面受体，直接刺激造血干／祖细胞生长或使它对造血生长因子敏感性增高。

治疗方法：ALG 或 ATG 治疗前需做皮试，皮试阴性时，按兔 ALG（或 ATG）5 ~ 10mg／（kg·d），猪 ALG（或 ATG）15 ~ 20g／（kg·d），马 ALG（或 ATG）15 ~ 40mg／（kg·d）加氢化可的松 100 ~ 200mg，掺入生理盐水或 5% 葡萄糖注射液 500ml 中静脉滴注。疗程 4 ~ 5 日，亦有 7 ~ 10 日或更长者。

（2）环孢素 A（CsA）：是一种抑制性 T 细胞（Ts）和细胞毒性 T 细胞（Tc）

克隆的抑制剂，同时可封闭 IL-2 受体，抑制 T 细胞产生干扰素，纠正再生障碍性贫血患者的免疫紊乱，促使重症再生障碍性贫血的骨髓造血功能恢复。一般从 6 ~ 12mg ／（kg·d）递增，使血药浓度达到 200 ~ 400mg ／ ml 为宜，分 2 次口服，连用 1 ~ 6 个月以上。主要不良反应：肝、肾损伤，少数多毛、手颤、高血压、头痛等，停药后可消退。

（3）甲基泼尼松龙（HDMP）：为一强有力的免疫抑制剂，其免疫抑制效应可能与抑制 Ts 细胞分化增殖及 NK 细胞活性有关，有效率为 30％ ~ 60％。一般给药途径为静脉注射，治疗第 1 ~ 3 日 20mg ／（kg·d），第 4 ~ 7 日 10mg ／（kg·d），第 8 ~ 11 日 5mg ／（kg·d），第 12 ~ 20 日 2mg ／（kg·d），第 21 ~ 30 日 1mg ／（kg·d），然后 0.1 ~ 0.2mg ／（kg·d）长期维持。

（4）大剂量丙种球蛋白：有封闭免疫活性细胞和抗病毒作用，每次 0.4g ／（kg·d），连用 5 日，或 1g ／（kg·d），连用 2 日。间隔 1 个月后可重复给药。本品在患者有反复严重感染，应用 ATG 及环孢素不适宜时可以考虑。

一线免疫抑制治疗（IST）的标准方案仍为 ATG+CsA，当前指南推荐所有无 HLA 相合同胞的患者将 IST 作为一线治疗，首次 IST 治疗失败后，如有匹配的无关供者且患者情况允许，应进行移植治疗，是否选择再次 IST 治疗，视患者情况而定。Bacigalupo 教授认为，ATG+CsA+G-CSF（粒细胞集落刺激因子）能使中性粒细胞计数迅速恢复，作为一线治疗很有前景。雄激素在动物模型及骨髓衰竭患者中均表现出良好的效果，Bacigalupo 教授建议 IST 后未达血液学缓解的患者使用雄激素治疗。

（5）造血生长因子：这些因子有促进细胞生成作用，如重组人粒－巨噬细胞集落刺激因子（rhGM-CSF）每次 3 ~ 5μg ／ kg；重组人粒细胞集落刺激因子（rhG-CSF）每次 2μg ／ kg，皮下注射，1 次／日，可使白细胞上升。促红细胞生成素（EPO）2 万单位皮下注射，3 次／周，疗程 3 个月。IL-3 250 ~ 500mg ／（m²·d），皮下注射，用于治疗再生障碍性贫血有一定疗效。

（6）骨髓移植（BMT）

1）年龄：同胞 BMT 与年龄密切相关，1 ~ 20 岁、21 ~ 40 岁及 40 岁以上的患者生存率分别为 82％、72％ 及 53％，移植物抗宿主反应（GVHD）发生率逐渐升高。因此，IST 应作为 40 岁以上患者的一线治疗方案，患者状况良好或疾病恶化时，慎重考虑 BMT。

2）预处理方案：同胞 BMT 标准预处理方案为环磷酰胺（CY）200 mg/kg 合用 ATG，该方案对年轻患者疗效好。近期欧洲血液和骨髓移植协会（EBMT）数据显示，采用氟达拉滨（FLU）为基础的治疗方案合用 ATG 或阿仑单抗能够显著提高 40 岁以上患者的生存率。当前 EBMT 指南及英国血液学会建议 30 岁以上并接受同胞 BMT 的 SAA 患者采用 FLU-CY 联合 ATG 或阿仑单抗预处理。

七、预防与调护

1.一般护理

（1）患者应树立坚持长期治疗获得痊愈的信心，保持心情舒畅，按时服药。

（2）加强体育锻炼，劳逸结合，增强机体抵抗力，防止感染，避免病情加重。

（3）患者居室或病房空气要新鲜，阳光充足，定时紫外线消毒，重型再生障碍性贫血患者有条件可住层流室或隔离病房。

（4）注意饮食营养，进食易消化、高蛋白、高纤维素、低脂肪饮食。少食辛辣助热的食物，不饮烈性酒，以避免血管扩张引起出血；有出血倾向者，进食无渣半流食。

（5）预防感冒或其他感染，不去人群多的场所，以免交叉感染；注意口腔卫生，饭后、睡前须漱口，宜用软毛牙刷；洗澡时擦洗皮肤不宜过重，以免引起皮下出血；秋、冬季气候干燥，可用甘油类润滑剂涂鼻，以防鼻衄。

2.出血护理

（1）协助止血。

（2）大出血时，迅速建立静脉通路，配血并做好输血准备及输血护理。

（3）颅内出血的护理

1）立即去枕平卧，头偏向一侧，头部置冰袋或冰帽。

2）保持呼吸道通畅。

3）高流量吸氧。

4）遵医嘱用药，降低颅内压。

5）观察并记录患者生命体征、意识状态及瞳孔大小。

3.康复

鼓励患者在病情稳定时，适当地进行户外活动，可增加适应外界环境的能力，参加太极拳、散步等活动，可增强机体抗病能力，有助于机体早日康复。

八、疗效判定标准

参阅慢性再生障碍性贫血疗效标准。

第三节　单纯红细胞再生障碍性贫血

一、概念

单纯红细胞再生障碍性贫血（简称纯红再障，PRCA）是一种综合征，表现为正细胞正色素性贫血，其特征为骨髓红系祖细胞选择性增生减低，网织红细胞显著减少或缺如，而白细胞和血小板计数正常。临床表现以面色苍白、心悸、气短等贫血症状为主，无出血、发热及肝、脾、淋巴结肿大。本病属中医学"虚劳""血虚"范畴。

依据病因和发病机制，临床上分为急性和慢性型。急性型一般因感染、药物、营养不良等因素诱发，有或无溶血性贫血等原发病。慢性型又分为先天性和获得性两类。先天性 PRCA 的代表是 Diamond－Blackfan 贫血（DBA），常伴有体格异常，是核糖体蛋白基因突变所致。原发性获得性 PRCA 是一种自身免疫性疾病，由免疫机制异常导致红系分化障碍，可由自身抗体介导，也可由其他免疫学过程介导。如果由自身抗体介导，可靶向红系前体细胞的任一阶段。

原发性获得性骨髓增生异常 PRCA 是骨髓增生异常综合征的少见表现，形态学特征是红系增生减低，病理生理学上不同于其他类型 PRCA；儿童期短暂红系原始细胞减少是原发性获得性 PRCA 的少见自限性变体，发生于 3 个月 3～4 岁儿童，虽然也有家族性病例报道，但看起来多数病例是自身免疫性疾病。继发性获得性 PRCA 可能与如下疾病有关，包括自身免疫／胶原血管性疾病、淋巴增殖性疾病（特别是慢性淋巴细胞白血病）、感染（特别是 B19 细小病毒感染）、怀孕、造血系统恶性疾病、非造血系统肿瘤、药物和毒性物质等。

二、病因病机

（一）起始病因

1. 禀赋不足，精血不充

父母体弱多病，年老体衰，或胎中失养，孕育不足，或生后喂养失当，水谷精气不充，均可导致禀赋薄弱，精血不足。正如《订补明医指掌》所说："小儿之劳，得于母胎。"

2. 久病劳损，肾精亏虚

病程日久，迁延不愈，正气不足，精气耗损，久而成劳。劳倦过度伤五脏，引起脾脏功能失调，影响气血化生，气血来源不足，脏腑经络失于濡养，日久形成虚劳。或思虑过度，饮食不节，损伤脾胃，则脾主运化和胃主受纳腐熟功能失常，气血化源不足而见气血亏虚之证。若房劳过度，使肾之阴阳亏损，肾精不足，精血亏虚而见虚劳。

3. 感受外邪

六淫之邪常为本病发生和加重的重要因素。六淫之邪可直中脏腑而导致脏腑功能失常。如湿邪侵犯人体，易使脾气受困，运化失司，气血生化不足而成虚劳；热邪侵犯人体，灼津灼液，使津液亦亏，阴血亦虚。素体亏虚之人，正气不足，更易感受外邪，使本虚之证更加严重。

（二）继发病因——久病不愈，瘀血内结

久病不愈，正气日衰，肾阳衰微，无以温煦，血涩为瘀。或气血亏虚，气虚无力行血而成瘀血。肾阴亏虚，阴虚生热，虚火灼络，血溢脉外而成瘀。故本病日久常为正气衰微，虚中夹实之证。

（三）病机

1.发病

素体亏虚，正气不足，痰饮内停，日久导致脏腑功能失调，气血生成受阻，故发为本病。

2.病位

本病的发生与肺、脾、肾三脏关系密切。肾精不足则气血化生乏源；肺主气，通调水道，肺气虚弱则通调无力；脾为气血生化之源，脾运失司，则不能化生气血。故本病以肺、脾、肾三脏亏虚为本，寒热夹杂之痰湿、痰热内蕴、瘀血内阻为标。

3.病性

起病缓慢，病程较长，并多见肾阳虚、肾阴虚或肾阴阳两虚之虚证。其中起病较急、亏虚之症较重者常为肾阴虚者。而在疾病后期，易见肾虚血瘀之本虚标实证。

4.病势

肾阴虚者多发病急，病情重。但若及时治疗，方法恰当，往往效果较好。肾阴虚、肾阳虚、肾阴阳两虚等型慢性发病过程，如积极治疗一般可控制病情发展。若治疗不及时或失治、误治，病情进一步加重，脏腑功能衰竭或复感外邪，重伤脏腑、阴阳、气血则亦可导致死亡。而肾虚血瘀型则为本病后期表现，常预后不良。

三、辨病

（一）症状

本病临床表现为贫血、面色苍白、心悸、气短、腰膝无力。一般无出血、发热。少数患者白细胞有轻度减少。原发性获得性 PRCA 并没有特异的临床表现，症状体征只与贫血有关。因为 PRCA 只是单纯贫血，血红蛋白浓度逐渐下降给患者充分的适应过程，因此症状可能与贫血程度并不相符。继发 PRCA 的表现可能与相关疾病有关。

（二）体征

肝、脾、淋巴结不肿大。

（三）辅助检查

（1）血常规：血红蛋白低于正常值（男性 <120g／L，女性 <100g／L）；网织红细胞 <1%，绝对值减少；白细胞计数及血小板计数均在正常范围内（少数患者可有轻度的白细胞或血小板减少）；白细胞分类正常，红细胞及血小板形态正常。

（2）血细胞比容较正常减少。

（3）红细胞平均体积（MCV）、红细胞平均血红蛋白量（MCH）、红细胞平均血红蛋白浓度（MCHC）在正常范围内。

（4）骨髓象：诊断 PRCA 需要骨髓检查，原发获得性（自身免疫）PRCA 的骨髓增生程度、髓系和巨核细胞成熟情况正常。诊断 PRCA 时要有原始红细胞缺乏（正常时为 1%），有时可看到早幼红细胞和胞浆嗜碱原始红细胞，但分类计数不应超过 5%。大的早幼红细胞且有胞浆空泡和伪足时提示 B19 细小病毒感染，但不具有诊断作用（图11-4）。淋巴细胞、浆细胞、淋巴细胞聚集可能会有轻度增多，这种现象反映的是免疫／炎症活化。铁染色通常正常。因为缺少红细胞前体，环形铁幼粒细胞很难见到，如果存在，提示 MDS。

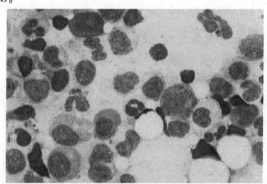

图 11-4　感染 HIV 后的纯红再障的骨髓象

HIV 患者诊断 PRCA，与 B19 细小病毒感染相关，涂片正中是巨大的早幼红细胞

（5）Ham 试验及 Coombs 试验阴性，尿 Rous 试验阴性（频繁输血者 Rous 试验可阳性），无 PNH 克隆。血清铁、总铁结合力及铁蛋白可增加。有些患者 IgG 增加。

（6）部分患者有胸腺瘤。有些继发患者发病前有氯霉素或苯等接触史，有的患者合并恶性肿瘤或自身免疫性疾病（如系统性红斑狼疮）或其他血液病（如慢性淋巴细胞白血病）。

（7）先天性患者发病早，可伴先天畸形，父母常为近亲结婚。

（8）个别 MDS 患者以 PRCA 为最初表现，染色体（如 5 号染色体）核型异常。儿童患者应注意与急性淋巴细胞白血病前期鉴别（该病通常先表现为"急性红系造血停滞"，2～3 个月后发生急性淋巴细胞白血病）。

（9）EPO 相关 PRCA：长期应用重组人 EPO（rhEPO）可导致患者体内产生抗

EPO 抗体，它既针对外源性 EPO，也针对内源性 EPO，最终导致红细胞生成障碍。其诊断标准：①rhEPO 治疗 4 周以上，在 rhEPO 剂量不变或增加的情况下，突然出现血红蛋白每周下降 5 ~ 10g ／ L，或每周需要输注 1 ~ 2 个单位的红细胞才能维持血红蛋白水平；②网织红细胞绝对值 $<10 \times 10^9/L$，而白细胞计数及血小板计数正常；③骨髓涂片可见红系严重增生不良，幼红细胞 <5%；④抗 EPO 抗体检测阳性。

四、类病辨别

（1）缺铁性贫血：为临床上最为常见的血红蛋白合成障碍所致的贫血。缺铁性贫血小红细胞明显增多，红细胞变薄，中心苍白区扩大。较多的多色性及嗜碱性点彩红细胞，有红细胞大小不等及异形红细胞。血常规提示红细胞体积分布宽度（RDW）增高，说明红细胞的大小不均一。治疗前网织红细胞不增多或轻度增多。重症者白细胞和血小板也可减少。

（2）铁粒幼细胞性贫血：血清铁不减少，但由于血红蛋白合成障碍，致骨髓中环状铁粒细胞增多，达 0.7 以上。患者呈低色素性贫血而铁剂治疗无效，骨髓中可见大量铁粒幼细胞时，应考虑本病。贫血为低色素性，可为小细胞性，但更多正细胞性甚至大细胞性者。骨髓有核细胞增生，可见一些巨幼红细胞样有核红细胞，但无溶血现象。

（3）巨幼细胞贫血：表现为缓慢进行的大细胞性贫血，外周血平均红细胞体积（MCV）及平均征细胞血红蛋白（MCH）均高于正常，白细胞和血小板均可能减少；骨髓幼红细胞有巨幼细胞改变，幼红细胞糖原染色呈阴性反应；常有口腔、胃肠道及神经系统损害；有叶酸及或维生素 B 缺乏的病因。

五、中医论治

（一）治疗原则

本病治疗大法是以"虚则补之"的补益法为原则，分别采用滋补肾阴、补肾壮阳、双补肾之阴阳及补肾祛瘀之法治疗。

（二）分证论治

1. 肾阳虚证

证候：形寒肢冷，腰膝冷痛，夜尿频多，心悸乏力，纳呆腹泻，面色少华，唇甲色淡，舌质淡体胖，苔薄白，脉沉细。

治法：温肾健脾，补益气血。

方药：十四味健中汤加减。常用药物：附子、肉桂、肉苁蓉、黄芪、人参、当归、茯苓、熟地黄、半夏、白术、甘草、白芍、麦冬。

加减：食欲不振加莱菔子、陈皮、焦三仙；颜面虚浮，小便不利，甚则肢体浮肿者加泽泻、猪苓、大腹皮；血虚明显者加何首乌、阿胶、鸡血藤；兼见瘀血内阻者，加当归、丹参、红花养血活血；见毒邪内侵者，加虎杖、龙葵解毒祛邪。

2. 肾阴虚证

证候：腰膝酸软，头晕耳鸣，精神委靡，心悸乏力，五心烦热，盗汗颧红，面色无华，唇甲色淡，舌淡苔少，脉细数。

治法：滋阴补肾，填精益血。

方药：左归丸加减。常用药物：熟地黄、山茱萸、枸杞子、山药、龟板胶、菟丝子、川牛膝。

加减：食欲不振加莱菔子、焦三仙；夜寐不安加合欢花、夜交藤；血虚明显加何首乌、阿胶、当归。

3. 肾阴阳两虚证

证候：腰膝酸软或冷痛，手足心热与形寒肢冷交替出现。偏肾阳虚则见夜尿频多，腰膝冷痛，五更泄泻；偏肾阴不足则见腰膝酸软，手足心热，盗汗颧红，眼干口干，自汗不止。面色少华，唇甲色淡，舌淡苔白或少苔，脉沉细或细数。

治法：滋阴壮阳，补益气血。

方药：金匮肾气丸加减。常用药物：熟地黄、山药、山茱萸、牡丹皮、茯苓、泽泻、桂枝、附子。

加减：夜尿频多加益智仁；面目虚浮加茯苓、猪苓、陈皮；血虚加何首乌、阿胶；五心烦热，盗汗颧红加黄柏、知母。

4. 肾虚血瘀证

证候：腰膝酸软，耳鸣眩晕，疲乏无力，肌肤甲错，胁下刺痛。肾虚偏阳虚者兼见形寒肢冷，少气懒言；偏阴虚者兼见五心烦热，潮热盗汗。面色晦暗，舌质紫暗或有瘀点瘀斑，脉细涩。

治法：益肾补血，活血化瘀。

方药：龟鹿二仙胶合化积丸加减。常用药物：龟板胶、鹿角胶、人参、枸杞子、三棱、莪术、阿魏、苏木、香附、槟榔、海浮石、瓦楞子、雄黄。

加减：形寒肢冷，夜尿频多之肾阳虚证较甚者加杜仲、仙茅、补骨脂、益智仁；五心烦热，潮热盗汗之阴虚火旺较甚者，加黄柏、知母、桑椹、何首乌；症见头昏目眩，少气懒言，疲倦乏力之气虚较重者，加黄芪、山药健脾益气；若见面色苍白，头昏眼花，心悸乏力，脉细之血虚较甚者，加何首乌、阿胶以补血养血；口干咽燥，烦渴欲饮之津亏明显者加石斛、沙参、麦冬滋阴。

（三）特色治疗

1. 专方专药

（1）益气维血胶囊：0.45g／粒。口服，成人一次4粒，一日3次；儿童一次

4粒，一日2次；3岁以下儿童一次2粒，一日2次。功能补血益气。用于面色萎黄或苍白，头晕目眩，神疲乏力，少气懒言。

（2）复方阿胶浆：20ml／支。口服，一次1支，一日3次。功能补气养血。用于气血两虚，头晕目眩，心悸失眠，食欲不振及白细胞减少症和贫血。

（3）当归补血口服液：10ml／支。口服，一次1支，一日2次。功能补养气血。用于气血两虚证。

（4）养血饮口服液：10ml／支。口服，一次1支，一日2次。功能补气养血，益肾助脾。用于气血两亏，体虚羸弱。

2. 名老中医经验

黄振翘教授认为PRCA的发生与肾精亏虚关系密切，主要涉及脾、肝、肾等脏，脏腑功能失调，阴阳失衡，而致气血化源亏乏。故治疗上针对肾精不足之本质，兼顾调治他脏。

3. 饮食疗法

PRCA患者应以高蛋白、高维生素为主，如鸡、猪、牛、动物肝脏及各种水果蔬菜等，以扶助正气，促进和恢复机体的正常功能。

黄芪猪骨汤：黄芪50g，猪骨500g，两者共炖，每日服用2～3次。

黄芪鸡汁粥：母鸡1只，黄芪50g，粳米适量，共煮粥，早晚服用。

六、西医治疗

（一）治本治疗

1. 免疫抑制治疗

（1）皮质激素（CS）：是目前治疗获得性PRCA的首选药物，特别是对于年轻患者，有效率为30%～62%。常用剂量为泼尼松0.5～1.0g/（kg·d），至血细胞比容达到35%后逐渐减量至停用。约40%的患者4周见效，80%的患者在停药24个月内复发，但多数复发患者再次应用CS治疗仍然有效。单用CS治疗的获得性PRCA中位生存期为14年。该药常见的不良反应包括肌病、感染、高血糖、骨质疏松、消化道出血。

（2）环孢素（CsA）：目前被认为是获得性PRCA（特别是特发性PRCA）的一线治疗。CsA可以提高CS治疗的缓解率，降低复发率，延长无病生存期，减少成分血输注（降低铁过载、溶血、输血相关感染的发生率）。其有效率为65%～87%。由于CsA存在肾毒性，应用时应监测药物浓度和肾功能，剂量原则应个体化。

（3）细胞毒免疫抑制剂：常用的细胞毒免疫抑制剂如环磷酰胺（CTX），用于CsA禁忌或无效患者、继发于大颗粒淋巴细胞性白血病（LGLL）的PRCA，单用有效率为7%～20%，一般与CS联用。在白细胞、血小板允许的情况下，剂量可从小剂量开始，逐渐加量至起效或骨髓抑制发生。起效后开始减量，至血细胞比容恢复正常后 3 ~ 4 个月停用。其常见的不良反应包括骨髓抑制、脱发、消化道症状、出血性膀胱炎、性腺毒性、肝功能损害、第二肿瘤。

（4）抗人胸腺／淋巴细胞球蛋白（ATG／ALG）：对部分获得性 PRCA 有效，但价格较贵，可酌情应用。

2. 丙种球蛋白

丙种球蛋白有免疫调节、中和抗体、抗感染的功效，可用于 HIV、细小病毒 B19 等病毒感染后继发 PRCA 患者，也可用于应用利妥昔单抗、阿伦单抗、FK506、器官移植治疗后细小病毒 B19 感染的 PRCA 患者。大剂量丙种球蛋白冲击治疗可取得较好的疗效，但大多需要反复多疗程输注直至病毒清除。

3. 单克隆抗体

常用的单克隆抗体包括利妥昔单抗（rituximab）、达利珠单抗（daclizumab）、阿伦单抗（alemtuzumab）。利妥昔单抗为抗 CD20 单克隆抗体，可选择性地杀灭 B 细胞，已广泛应用于 B 细胞淋巴瘤及自身免疫性疾病的治疗。有文献报道该药用于其他药物治疗无效的 PRCA、继发于淋巴系统恶性肿瘤的 PRCA、ABO 血型不合异基因造血干细胞移植后继发 PRCA 有效，剂量为 375mg／m^2，疗程 4 周。达利珠单抗为抗 IL-2 受体的单克隆抗体。IL-2 受体表达在活化 T 细胞上，阻断 IL-2 受体可降低 T 细胞的活化与增殖。其优点为毒性小，患者耐受性好。阿伦单抗为抗 CD52 单克隆抗体（CD52 表达在 T 和 B 淋巴细胞表面，抑制后可显著降低淋巴细胞活性），可应用于 CS 或 CsA 效果不佳者。

4. 其他治疗

（1）雄激素：可以刺激骨髓红系造血，是治疗获得性 PRCA 的基础用药，可与其他药物联合应用。

（2）脾切除、血浆置换、骨髓移植：有报道提出脾切除、血浆置换、骨髓移植对治疗获得性 PRCA 有效，但目前应用很少，仅用于其他各种治疗失败的患者。

5. EPO 相关 PRCA 的治疗

本病一经确诊应立即停用 rhEPO，给予输血支持治疗及免疫抑制治疗。首选方案为泼尼松 1mg/（kg·d）联合口服 CTX，其次为 CsA，持续至抗体转阴。有条件者可行肾移植。

Hematide 是一种合成多肽，它是一种 EPO 受体激动剂，可刺激红系造血，目前用来治疗慢性肾衰竭和肿瘤性贫血。Hematide 与抗 EPO 抗体无交叉反应，因此，有可能用来治疗由抗 rhEPO 抗体或抗内源性 EPO 抗体导致的 PRCA。

（二）病因治疗

（1）胸腺切除术：胸腺肿瘤患者获得性 PRCA 的发生率为 5% ~ 15%，是继发性 PRCA 的最常见病因。但对于继发于胸腺瘤的 PRCA 患者，仅仅切除胸腺是不够的，需要同时进行免疫抑制治疗。常用的药物包括 CS、CsA、CTX，其中最佳方案为胸腺切除联合 CsA 治疗。

（2）其他：对于继发性 PRCA，要注意去除病因。药物引起的 PRCA，应立即停用可疑药物；病毒感染导致的 PRCA，应给予抗病毒治疗；恶性肿瘤引起的 PRCA，应积极治疗原发病。

（三）对症及支持治疗

（1）输血：根据报道，12% 的获得性 PRCA 具有自限性，因此，在发病最初的 1 个月，可以治疗原发病同时予输血支持治疗，监测血常规变化，观察患者红系造血是否有恢复趋势。此外，输血也是获得性 PRCA 治疗期间的重要支持治疗手段。

（2）抗感染治疗：获得性 PRCA 患者长期贫血，长期应用免疫抑制剂，如 CS、CsA、CTX 等，容易合并感染，尤其是真菌及机会致病菌感染，应根据细菌学证据及药敏结果选择有效的抗生素。应特别注意肺孢子菌肺炎，可预防性使用磺胺类药物。

（3）祛铁治疗：获得性 PRCA 患者长期输血导致血清铁蛋白 >1000μg ／ L 时，应给予祛铁治疗。

七、预防与调护

1. 护理
本病患者应注意饮食调理及起居休息。肾阴虚型忌食辛辣，防止感受风热之邪，以免重伤阴津；肾阳虚和肾阴阳两虚患者，宜食富于营养，利于造血的食品，还应注意休息。肾虚血瘀患者注意调畅情志，避免受邪，以防气滞寒凝加重瘀血。避免过度劳累和服用诱发本病的药品。

2. 康复
患者要适宜地进行体育锻炼，使筋骨柔韧，血脉通利，增加机体的防病和抗病能力。还要注意调畅情志，修身养性，使内心平和，精神愉悦，气血流畅，促使疾病恢复。

八、疗效评价

（1）基本治愈：贫血症状消失，血红蛋白上升，男性达到 120g ／ L，女性达到 110g ／ L。白细胞计数及血小板计数正常。骨髓象恢复正常。停药随访 1 年以上无复发。

（2）缓解：症状消失。男性血红蛋白达到 120g/L，女性达到 110g/L。白细胞计数及血小板计数正常。骨髓象恢复正常。停药随访 3 个月稳定或继续进步。

（3）明显进步：症状好转，不输血。血红蛋白较治疗前增加 30g ／ L 以上，维持 3 个月不下降。

（4）无效：治疗后血红蛋白不增加，或增加不到 30g ／ L。

第十二章

缺铁性贫血

一、概述

缺铁性贫血（IDA）是指体内储存铁被耗尽，影响血红蛋白合成所引起的一种小细胞低色素性贫血。本病男女老少均可发病，以女性与儿童多见。缺铁性贫血全世界普遍存在，WHO 资料显示，缺铁性贫血影响到全世界 30% 的人口，尤其是儿童（特别是婴幼儿）和孕妇，分别占其总数的 40% 和 50%。因此，联合国粮农组织与 WHO 把缺铁性贫血定为世界性疾病，特别是发展中国家四大营养缺乏症之一。本病起病隐匿，进展缓慢，一般分为三个阶段。第一阶段是储铁减少期，是缺铁性贫血的早期阶段，有铁相对摄入吸收不足的病史。第二阶段为缺铁性红细胞生成期，是缺铁的中期表现，除了储铁减少或缺乏外，转运铁也减少，此时红细胞摄入铁较正常减少，但细胞内血红蛋白的减少尚不明显。第三阶段是缺铁性贫血期，为缺铁的晚期阶段。其中，隐性缺铁发生率最高。

古代医家将本病称为"萎黄病""食劳气黄""积黄""黄肿""黄胖""黄病""虚劳""虚损"等。通过对缺铁性贫血的临床观察发现，轻度贫血（血红蛋白 80～100g/L）可归属中医"萎黄病""黄胖病"范畴；中度贫血（血红蛋白 60～80g/L）可归属于"黄肿病""食劳气黄病"范畴；重度与极重度贫血（血红蛋白 <60g/L）归于中医"虚损""虚劳"等病证范畴。

二、病因病机

缺铁性贫血的发生主要是由于脾虚运化失职不能化生气血，肾虚精亏、髓失充养、阴血不生、慢性失血所致。

（1）脾胃虚弱："脾主运化，胃主受纳"，血的生成与脾胃密切相关，故有"脾为后天之本，气血生化之源"之说。脾胃虚弱，而使胃不能受纳、腐熟水谷；脾不能吸收、运化水谷精微物质，使在转化气血过程中乏源，从而导致本病发生。

（2）肾精亏虚："脾肾分主气血""肾为先天之本"。肾主骨，生髓、藏精，血液为精气所化生。肾脏虚弱，精不化气，气不生血，而致气血两虚；加之肾气亏虚，影响脏腑功能，影响于脾胃，则脾胃功能失司，造成水谷受纳、消化、吸收障碍，精微物质缺乏，气血生化乏源，而引发本病；病程日久影响肝胆，则肝失调达，胆失疏泄，进而导致肝木克土，脾胃虚弱，运化失司，造成水谷精微物质缺乏，气血生化乏源，而引发本病。

（3）饮食不节：饮食是造血的基本原料，"人以水谷为本"，《素问·生气通天论》中指出"阴之所生，本在五味"，清代徐大椿《杂病证治·血证》中也指出"血者，水谷之精气也"。若平素饮食不节，暴饮暴食，或节食减肥，或偏食等均可以导致水谷精微物质吸收不平衡，而致气血生化无源，引发本病。

（4）血证失血：崩漏、吐血、便血、衄血、咳血等各种慢性失血造成长期血液丢失，或由于急性大量失血，使气血突然丢失，超过机体需要量，并难以在很短时间内补充，均可以引发血虚气少，导致本病发生。

（5）虫积肠道：虫栖肠道吸收肠道水谷精微物质，造成水谷精微物质缺乏，而导致气血虚弱；同时，虫栖肠道可引起脾胃受损，受纳失司，运化失调，也可以造成气血虚弱，导致本病的发生。

（6）疾病转化：慢性消耗性疾病，长期治疗不愈，耗气伤血，导致气血不足引发本病。同时，本病发生与发展进一步影响脾胃功能，导致水谷之精微物质吸收困难，从而加重病情，使其缠绵难愈。

三、辨病

（一）症状

（1）常见证候：面色萎黄，或面色苍白，疲乏无力，头晕目眩，失眠健忘，精神不振，或意识模糊，心悸气短，月经失调，性功能减退等。

（2）少见证候：部分患者可见午后低热，眼花或眼底、视乳头苍白，视网膜渗出或出血等。

（3）黏膜变化：舌炎、舌乳头萎缩、口角炎、萎缩性胃炎和胃酸缺乏、吞咽困难、臭鼻症。

（4）皮肤和指（趾）甲变化：皮肤干燥，毛发干枯脱落，指甲脆薄易裂，出现"峪"、扁平甲或者反甲等。

（5）神经精神证候：神经痛，多以头痛多见。或肢体麻木、针刺感等感觉异常，重者可有颅内压升高和视盘水肿；精神与行为异常表现为注意力不集中、易激动，精神迟滞，对外界反应差和异食癖等。

（二）体征

缺铁性贫血除见面色萎黄和苍白外，无明显体征；严重贫血可有心率加快，脉压增宽，心脏扩大，心力衰竭等体征。少数脾肿大多见于儿童患者，缺铁纠正后即消失。

（三）实验室检查

（1）血象：呈低色素小细胞性贫血。男性血红蛋白 <120g/L，女性血红蛋白 <110g/L，孕妇血红蛋白 < 100g/L，MCV <80fl，MCH < 26 pg，平均红细胞血红蛋白浓度（MCHC）< 0.31，成熟红细胞大小不一，中心浅染区扩大。白细胞正常，血小板常增加。

（2）骨髓象：骨髓增生活跃或明显活跃，粒、红比值减低，红系增生显著，以中幼红为主，有核红细胞胞体小，核染色质致密，胞浆少，染色偏蓝，边缘不整齐。铁剂治疗后有核红细胞增生更显著，骨髓铁染色骨髓小粒可染铁消失，铁粒幼红细胞 <15%。

（3）铁相关检查：血清铁 <8.95mmol/L；总铁结合力 >64.44mmol/L；运铁蛋白饱和度 <0.15；血清铁蛋白 <12mg/L；全血红细胞游离原卟啉 >0.9mmol/L。

四、类病鉴别

本病应与慢性感染性贫血、铁粒幼细胞性贫血、地中海贫血相鉴别。

（1）慢性感染性贫血：多为正色素性小细胞贫血。血清铁及总铁结合力均降低，但骨髓铁增多，骨髓幼粒细胞常有中毒性改变。

（2）铁粒幼细胞性贫血：由于血红蛋白在幼红细胞线粒体内的合成发生障碍，引起铁失利用性贫血。周围血涂片上可见双型性贫血表现（有的红细胞为正色素性，有的为低色素性），血清铁升高，总铁结合力下降，铁饱和度增高，骨髓内细胞外铁增加，铁幼粒细胞特别是出现环状铁粒幼细胞。

维生素 B_6 反应性贫血是铁粒幼细胞性贫血的一种类型。由于体内维生素 B_6 代谢异常，铁失利用，影响血红蛋白的合成所致。多呈小细胞低色素性贫血，但血清铁和骨髓铁均升高，色氨酸代谢异常，用维生素 B_6 治疗有一定的疗效。

（3）地中海贫血：有家族史，具有特殊面容，脾大，血涂片上见较多靶细胞，血清铁及骨髓铁均增多，血红蛋白电泳异常，HbF 及 HbA_2 均升高。而缺铁性贫血 HbF 正常，而 HbA_2 反而减少。

此外，严重的小细胞低色素性贫血应注意与无运铁蛋白血症相鉴别。

五、中医论治

（一）治疗原则

本病治疗大法依据脾胃虚弱，气血不足的病因病机而定。初期因脾胃虚弱而出现面色萎黄，食欲不振，纳食不馨，腹胀腹痛，大便溏稀等；病程日久，精微物质缺乏，继之出现气血两虚症状。若长期失于治疗，或治疗不当，可使病情进一步加重，而出现肝肾亏虚证。因此，治疗总则是健脾益气，养血补血。健脾可以促进水谷精微物质消化与吸收，足够的水谷精微物质，可在机体内转化为气血。

（二）分证论治

1. 脾胃虚弱证

证候：面色萎黄，口唇色淡，爪甲无泽，神疲乏力，食少便溏，恶心呕吐，舌质淡、苔薄腻，脉细弱。

治法：健脾和胃，益气生血。

方药：香砂六君子汤合当归补血汤加减。常用药物：人参、黄芪、炒白术、茯苓、当归、木香、砂仁、甘草。

加减：纳差，腹胀明显者加石菖蒲、陈皮、枳壳；恶心、呃逆明显者加半夏、生姜；血清铁明显降低，可在辨证施治基础上，加代赭石、生铁落含铁矿物药。

2. 心脾两虚证

证候：头目眩晕，心悸气短，失眠多梦，食欲不振，食后腹胀，大便不调，面色萎黄，舌淡苔薄，脉象细弱。

治法：养心安神，健脾生血。

方药：归脾汤加减。常用药物：黄芪、党参、炒白术、陈皮、茯苓、当归、龙眼肉、炒枣仁、远志、炙甘草。

加减：贫血严重者，加血肉有情之品阿胶、鹿角霜；失眠严重者，加生龙骨、牡蛎、合欢皮、珍珠粉等安神定志；心血不足，心神失养，铁元素严重缺乏者，可加绿矾补脾养心药。

3. 脾肾两亏证

证候：食欲不振，食后腹胀，腰膝酸软，阳痿不举，夜尿频多，足跟疼痛，面色苍白，面目虚浮，舌淡虚弱。

治法：健脾补肾。

方药：四君子汤合六味地黄丸加减。常用药物：人参、炒白术、茯苓、山药、山茱萸、熟地黄、丹皮、泽泻、炙甘草。

加减：贫血严重者加鹿角胶、阿胶等；腹泻者加炒扁豆；水肿者加车前子、猪苓等；铁元素严重不足者，可适当加入绿矾等既有补铁作用，又有健脾补心作用的药物。

（三）中医特色治疗

1. 专方专药

（1）归脾丸：具有益气健脾、养心安神之功效，适用于气血两虚证之缺铁性贫血。一次1丸，一日3次，口服。药理作用：促进造血，改善中枢神经功能，增强免疫等。

（2）益气维血颗粒：具有益气补血之功效，适用于气血两虚证之缺铁性贫血。一次1包，一日3次，冲服。药理作用：补充有机铁，促进造血，提高机体免疫力等。

（3）复方阿胶浆：具有补气养血之功效，适用于气血两虚证之缺铁性贫血。一次20 ml，一日3次，口服。药理作用：促进造血，增强免疫功能，降低耗氧量，增强耐疲劳能力等。

（4）健脾生血冲剂：具有健脾和胃、养血安神之功效，适用于气血两虚证之缺铁性贫血。一次2包，一日3次，冲服。药理作用：具有明显的抗贫血作用。

（5）生血片：具有补气助阳、益精生血之功效，适用于脾肾阳虚证之缺铁性贫血。一次4片，一日3次，口服。药理作用：促进造血，增强机体免疫力。

2. 名老中医经验

（1）吴翰香教授经验：吴教授认为，补充铁剂，促进吸收为治标，消除缺铁原因为治本，治当标本兼顾。治宜健脾制肝，补铁生血。方用健脾生血丸治疗。方药组成：党参、苍术、陈皮、生鸡内金、六神曲、绿矾各30g，红枣60g，米醋1500g。制法：前五味分别研为细末，红枣煮熟去皮核，将绿矾、米醋置砂锅中溶化后入枣肉煮烂，浓缩，再入药末捣和为丸。日服3次，每次1g，白开水送服。

（2）陈信义教授经验：陈教授用健脾生血丸治疗缺铁性贫血。他认为本病属萎黄、虚损。病机以脾虚为主，脾虚则水谷不化，气血生化乏源，药物由党参、白术、茯苓、陈皮、煅绿矾等组成。服用方法：上方制成蜜丸，每丸重6g，每服1丸，日服2次，饭后服。结果：血红蛋白恢复正常的时间为14～150天，平均为32.7天，服药后贫血纠正率为100%，症状好转率为97%。

（3）黎炳南教授经验：黎老认为，缺铁性贫血的形成与饮食失调、禀赋不足、久病不愈、感染诸虫等因素有关。其病位在脾、肾，与心、肝等脏密切相关。对其治疗主要应查明原因，按脏腑气血进行辨证施治。原则上以培补脾肾、益气养血为主，根据不同的发病原因、不同的脏腑虚损及病势的轻重不同，分别予以健脾益气、补益心脾、滋补肝肾、健脾补肾等不同治法。通过健运脾胃，改善消化吸收功能，益气生血，是治疗缺铁性贫血行之有效的方法。黎老在临床中常用下列药物随证选择使用。

健脾益气药：党参、太子参、黄芪、炒白术、山药、大枣、炒扁豆等药能健运脾胃，益气补中，使脾胃运化功能恢复正常，生化有源。

开胃消食药：鸡内金、麦芽、谷芽、神曲、山楂、莱菔子等药具有健胃和中、消食化滞作用，能助消化，增进食欲，对纳呆厌食、脘腹胀满、食积不消者均可酌情加减使用。

补益肝肾药：紫河车、山茱萸、菟丝子、何首乌、枸杞子、熟地黄、鸡血藤、当归、女贞子、黄精等药均能补益肝肾，益精养血，但此类药大多较滋腻，治疗缺铁性贫血应与健脾、助消化药同用，以免助湿碍脾，影响脾胃的健运。

3. 其他治疗

（1）中药穴位敷贴：中药用党参、白术、茯苓、黄芪、丹参、陈皮、丁香、肉桂、莱菔子等制成膏，选单侧血海、足三里、三阴交、气海、神阙，每次取 4 穴。

（2）推拿：用手指掐揉神门、大陵、手心、肾俞，反复操作 5 分钟；再用手指点揉手背腕横纹外侧端凹陷处阳谷和足三里，反复点揉 3 分钟，后用两手沿脊柱两旁由下而上连续地捏拿患儿肌肤，两手交替边捏拿边向上推进，自骶尾部开始，捏拿至枕颈部，反复操作 3～5 遍；最后用单手四指螺纹面，绕肚脐周围作顺时针摩腹 5 分钟。上述方法每次反复操作 2 遍，每日 2 次。

（3）针灸：取穴关元、下巨虚、别浊平（自拟名，在上巨虚下 1 寸）。操作：关元，常规消毒，快速进针至天部，得气后稍停，再进针至人部，行捻转补法，再次得气后，捻转达地部，留针。下巨虚，常规消毒，快速进针后，大拇指向前至大限度。如果不能得气，再大拇指向后小幅度，再向前至大限度，得气后留针。别浊平操作类同下巨虚。留针 15～30 分钟，中间行针 1 次，出针后速按针孔，12 次为 1 个疗程。

（4）拔罐：罐体放于后背脾俞穴处，将罐吸拔于背部，留罐 15 分钟。

（5）饮食疗法

1）保健食品：可选用红桃 K、花旗参乳等具有营养保健作用的食品，以增强机体正气，调理胃肠功能，促进铁元素吸收和利用，达到补充铁元素的效果。

2）饮食配方

A. 当归羊肉汤：当归 30g，羊肉 500g，生姜 30g。制法：将羊肉、当归、生姜均洗净，放入砂锅中，加料酒、清水适量，煮至羊肉熟烂，调味即可。功效：温阳散寒养血。用法：吃羊肉喝汤。

B. 猪肝菠菜粥：猪肝、粳米各 100g，菠菜 150g。制法：将猪肝切片，菠菜洗净去根切段，粳米加水熬成薄粥，然后放入猪肝和菠菜，加少许葱花、姜片及盐调味，至猪肝熟即可。功效：补肝养血。

C. 大枣阿胶粥：阿胶 15g，糯米 100g，大枣 10 枚。制法：将阿胶捣碎，大枣去核与糯米煮粥，粥成时入阿胶稍煮，搅令烊化即成。功效：养血止血。

六、西医治疗

1. 好发人群的预防

一般人群应注意食品配伍，食物中应含有一定比例的动物蛋白，使用铁锅烹调，增加铁的来源。素食者易发生缺铁，可以多吃含铁丰富的蔬菜，如木耳、海带、紫菜、菠菜、香菇等。

2. 去除病因

去除引起缺铁性贫血的病因比治疗贫血更重要。由于慢性失血引起的缺铁性贫血，如痔疮、肠道息肉、钩虫感染及肠道肿瘤均应予以病因治疗。月经过多应行妇科检查，明确病因。婴幼儿应及时添加辅食，孕妇及哺乳期妇女应给予含铁较多的食物。

3. 补充铁剂

（1）口服铁剂：是治疗本病的最主要方法。可以选用硫酸亚铁、葡萄糖亚铁、琥珀酸亚铁等。口服铁剂应注意：①从小剂量开始，渐达足量；②饭后服用，可以减少恶心、呕吐、上腹部不适等胃肠道不良反应；③同时服用维生素 C 100mg，一天 3 次，可以促进铁的吸收；④服药前后 1 小时左右，禁喝茶及咖啡等；⑤如有溃疡病需服用抗酸剂时，需与铁剂分开时间服用；⑥服铁剂后可能出现黑便，应向患者说明。

（2）注射铁剂：对于可以口服铁剂的患者，建议首选口服治疗。注射铁剂的适应证：①口服铁剂消化道反应严重而不能耐受者；②原有肠道疾患，如溃疡性结肠炎、胃切除后胃肠功能紊乱，或妊娠时有持续呕吐情况，口服铁盐后症状加重者；③妊娠晚期贫血严重，需要快速纠正缺铁；④慢性失血得不到有效控制，失血量超过肠道的铁吸收量。

4. 辅助治疗

输血或输入红细胞，缺铁性贫血一般不需输血，仅适用于严重病例，血红蛋白在 30g/L 以下，症状明显者。

七、转归与预后

1. 转归

本病为血液系统良性疾病，一般转归良好，但有时由多种因素决定疾病的转归。

（1）与治疗相关因素，本病主要病变部位涉及脾胃，其临床表现重在气血虚损。如果疾病长期失治或误治，可加重病变而导致疾病向其他脏器转化，可能累及的脏腑有心，由于长期气血虚弱，使心失养，出现心血虚证，临床可见心悸气短、失眠多梦等症状；病变由浅入深可累及肾，可见疲乏无力、腰膝酸软、颜面虚浮、遗精阳痿、畏寒肢冷等肾阳虚弱症状。

（2）与伴随疾病（证候）相关因素：本病单纯见脾胃虚弱，气血两虚证候，且病变部位在脾胃者，一般经过治疗可不向其他疾病或证候转化。如伴随疾病较多或较重病例，其向其他疾病或证候转化的速度较快，如伴有肾脏病变者，可出现肾功能不全症状；伴有心脏病变者，可出现心功能不全症状；伴有肝脏病变者，可出现慢性肝损害，造成严重营养缺乏而使患者出现恶病质。

2. 预后

本病经过正规治疗其预后良好。但疾病的预后由多种综合因素共同决定。

（1）与治疗药物相关因素：一般缺铁性贫血的治疗主要在于两方面，其一是有效地控制临床症状，恢复患者体力与精神状态；其二是有效地补充铁元素，增加铁的吸收和利用。然而，在临床上单纯辨证施治虽然临床症状改善较快，但贫血恢复较慢，病程较长，相对并发症较多；而单纯食用铁剂治疗虽然血红蛋白恢复较快，但铁剂治疗所导致的不良反应较多，如恶心、食欲减退、腹痛腹泻等，可使患者难以坚持治疗，而使贫血长期得不到纠正。

（2）与原发疾病相关因素：由溃疡病、痔疮、月经过多等引起本病者，其原发疾病治疗相对容易，只要在治疗本病的同时，有效地治疗原发病，其预后较好。而原发疾病严重或难治性疾病引起者，其预后不良，如胃肠道肿瘤、其他部位恶性肿瘤、萎缩性胃炎、慢性肝炎、慢性肾病等。

（3）与治疗时疾病状态相关因素：治疗时疾病状态对于判断疾病预后有非常重要的意义。当血红蛋白 <40g/L 时，治疗难度较大，贫血纠正较慢，并发症较多。而治疗时血红蛋白 >60g/L 者，治疗较为容易，贫血纠正较快，并发症较少。

（4）预后条件分析：预后良好的条件有原发病易治，贫血程度较轻，并发症较少，及时有效治疗，合理巩固治疗；预后不良条件有原发病难治，贫血程度重，并发症多，失治或误治，贫血纠正后未巩固治疗。

八、预防与调护

缺铁性贫血患者除积极治疗原发病与纠正贫血外，适当的饮食护理是加快疾病恢复的关键。患者平时要加强饮食调理，食用富含铁元素较多的蔬菜或粮食。食用易于消化、吸收的饮食能够保持胃肠道正常生理功能，增加胃肠道对铁的吸收。

对于老年患者及办公室工作为主的患者，适当的运动有利于疾病的康复。如气功、太极拳，以及其他各种运动可达到调整机体状态，恢复维持功能，增强患者体质的效果。

九、疗效判定标准

1. 中西医结合标准

参考中华人民共和国卫生部药政局制定的《新药（中药）临床研究指导原则》中缺铁性贫血疗效标准，结合中医临床实际拟定。

（1）临床痊愈：血红蛋白男 > 120g/L，女 >105g/L；红细胞 男 >4×10^{12}/L，女 >3.5×10^{12}/L；中医临床症状消失或积分 ≤ 2 分，血清铁、血清铁蛋白或总铁结合力恢复正常（如进行了对因治疗原发病得到控制者，为痊愈）。

（2）显效：中医临床症状明显好转或积分下降 >2/3，贫血程度分级改善 2 级以上。

（3）有效：中医临床症状有所好转，证候积分下降 > 1/3，贫血程度改善 1 级以上。

（4）无效：中医临床症状及贫血程度分级无改善。

2.西医疗效标准

（1）有效标准：铁剂治疗后血红蛋白至少上升 15g/L 以上，上升 20g/L 以上更为可靠。

（2）治愈标准：须完全符合下述四条指标：①临床症状完全消失；②血红蛋白恢复正常，即男 >120g/L，女 >110g/L，孕妇 >100g/L；③前述诊断缺铁的指标均恢复正常，特别是储存铁指标，如血清铁蛋白、红细胞游离原卟啉等；④缺铁病因消除。

第十三章

巨幼细胞贫血

一、概述

由于叶酸或（和）维生素 B_{12} 缺乏或某种特殊原因，使细胞核内的脱氧核糖核酸（DNA）合成障碍，细胞分裂不能顺利进行，骨髓内出现形态、功能异常的巨幼（红）细胞而形成的贫血，称为巨幼细胞贫血。在巨幼细胞贫血中营养性巨幼细胞贫血占90％，其中叶酸缺乏性占90％，而因内因子缺乏所引起的恶性贫血在我国比较罕见。这种贫血的特点是骨髓里的幼稚红细胞量多，红细胞核发育不良，成为特殊的巨幼红细胞。这两种营养素都是在红细胞的合成阶段发挥巨大作用的物质。正常人缺乏叶酸15～18周以上会发生贫血，但由于孕妇对于叶酸的需要量大大增加，同时尿中叶酸的排出量增加，因此缺乏症状出现得早并且严重。经常以感染和妊娠中毒症状为主要诱因，表现为呕吐、腹泻、舌炎，常有低热、水肿、脾肿大，可能引起流产、早产、胎儿发育不良。

引起叶酸和维生素 B_{12} 缺乏的原因可概括为以下几方面。①摄入量减少：婴幼儿喂养不当，食用蔬菜量过少或烹调方法失当及嗜酒者；②吸收不良：小肠切除与胃次全切除，吸收不良综合征，口炎性腹泻，服用柳氮磺胺吡啶、巴比妥类抗惊厥药、抗结核药、避孕药等；③需要量增加：生长期婴幼儿、妊娠妇女、甲状腺功能亢进、恶性肿瘤、皮肤病、白血病、溶血性疾病等；④利用障碍：叶酸代谢相关酶缺乏，应用叶酸拮抗剂，如甲氨蝶呤、氨苯蝶啶、苯妥英钠等；⑤损失过多：如血液透析。以上各因素均可导致叶酸、维生素 B_{12} 缺乏使 DNA 合成受到影响。

在我国以营养不良性巨幼细胞贫血为多见。发病率因地区不同而有所差异，一般沿海平原发病少，内地发病多，尤以山西、陕西、河南、四川等省为多发。中国医学科学院报道88例成人巨幼红细胞性贫血的患者中有43.2％是妊娠妇女，因此在我国叶酸或维生素 B_{12} 缺乏已经成为非常严重的问题。一经诊断为贫血，应当摄入富含叶酸的新鲜蔬菜和富含蛋白质的食物如肝脏、瘦肉，并改善烹调方法，目前很多孕妇专用奶粉中均强化了叶酸，应注意补充。维生素 B_{12} 主要存在于动物性食品中，牛肉、瘦猪肉等均有丰富的维生素 B_{12}，此外，摄入富含铁的食物也能够帮助提高吸收率。应引起注意的是，大量摄入维生素 C 可能破坏食物中大部分维生素 B_{12}，如果因维生素 B_{12} 缺乏引起的巨幼红细胞性贫血并发神经系统病变，单纯以叶酸治疗，贫血可以减轻但神经系统症状反而加重，因此必需辅助补充维生素 B_{12} 或者甲基维生素 B_{12} 治疗。

　　巨幼细胞贫血应归属于中医学的"血虚""虚劳"范畴。在古代医籍中，有许多与本病的某些临床表现相似的记载。如早在《灵枢·经脉》篇中说："是脾所生病者，舌本痛"，指出脾（胃）受病，运化不利，气血亏虚，可导致"舌本痛"。这与巨幼细胞贫血所致舌炎相似。在《圣济总录·虚劳门》有关"冷劳"的描述，"面色萎黄，饮食不化，心腹痞满，呕吐吞酸，大肠泄痢"，与贫血所表现的消化系统症状相符；并且书中还提出了木香丸、煮肝方、烧肝散、白术散、猪肝丸等肝脏制剂来治疗营养不良性贫血。

二、病因病机

（一）病因

1. 起始病因

　　（1）饮食失调：生活贫困，摄食不足或长期饮食偏嗜及婴幼儿喂养不当，均可使饮食中的水谷精微亏乏，气血生化无源，日久则气虚血少。

　　（2）脾胃虚损：平素脾胃虚弱，或大病久病，失于调护，复因饮食不节，饥饱无常，或嗜食烈酒炙煿之品，使脾胃受损，脾失运化，胃失受纳，水谷精微转输不利，日久则导致气血亏虚。

2. 继发病因

　　应用某些药物（如甲氨蝶呤、新霉素、对氨基水杨酸等），损伤脾胃，中焦运化失司，导致水谷不能被化为精微而生血。妇女胎产，耗气伤血，若调护失当，亦可导致气血不足。此外，本病还可继发于虫证、胃肠道的手术等。

（二）病机

1. 发病

　　本病的发生为渐进过程。究其病因，主要是由于饮食不节，营养物质缺乏，或脾胃虚损，运化失司，气血生化不足而逐渐形成。基本发病机制为饮食水谷不能化生为水谷精微，气血因生化乏源，久之，气血亏虚，五脏六腑失于濡养，脏腑功能失调而发病。

2. 病位

　　本病病位主要在中焦脾胃。又因心主血，肝藏血，肾藏精，精血同源，故本病又涉及心、肝、肾。脾胃为后天之本,气血生化之源。脾主运化水谷精微,胃主受纳腐熟水谷,两脏腑相辅相成,共同完成饮食的消化与吸收。脾胃受伤则气血生化乏源,日久形成气血两虚,充养不利,脏腑功能失调。气血亏虚,心失所主,心神失养则出现心脾两虚之证候。肝体阴而用阳,营血亏少则肝无所藏,肝血亦不足。阴不制阳,木旺克土,脾胃不和,使脾胃进一步受损。病久不愈,先天之本失于后天培补可导致肾之阴阳偏盛偏衰。

3. 病性

本病的发生为多种致病因素导致气血亏虚,脏腑功能失调而成,属慢性虚损性疾病。本病多以本虚为主,但在疾病发生、发展、演化过程中还可兼见标实。气血两虚,气少则血行无力,血虚则血脉不充,气血运行不畅,可出现因虚致瘀的表现。若脾气亏虚,气不摄血,血液不循常道,溢出脉外,还可发为血证。气血亏虚,正气不足,内不能濡养脏腑,外不能固表御邪,故更易遭受病邪侵袭,使病情加重。亦有由气及阳,由血损阴,最终出现阴阳气血俱虚者。

4. 病势

本病多起病缓慢,病程较长。素体脾胃虚弱复因饮食失调或药物之毒损伤脾胃,不能运化水谷精微,最终导致气血生化无源而发为本病。气血亏虚日久则心无所主,肝无所藏,脾失统摄,从而使相关脏腑功能失常,形成心脾两虚、心肝血虚等证。肝之营血亏虚每亦使肝失条达,肝阳偏亢甚至肝风内动。脾气亏虚,还可导致气虚血滞,日久形成瘀血或气虚失摄引起出血。脾胃受损日久,水谷精微转化不利,先天之本失于充养,日久可致脾肾俱损。若病久正气耗伤,卫外不固,易感受外邪,使本病加重。

5. 病机转化

本病以本虚为主,可兼见标实,且以慢性发病居多。由各种致病因素导致中焦脾胃化生水谷精微功能减弱,最终引起气血亏虚。关键脏腑在脾胃。但由于气血亏虚,肝不藏血,肝血亦虚,可转化为心肝血虚证。若复因情志失调,肝失疏泄,气郁化火,还可出现肝郁脾虚、血虚风动等虚实夹杂之证。气血亏虚,脾气不足,则心失所养,心血亦亏,从而形成心脾两虚之证。若脾气亏虚,统血无权而兼见出血时则属本虚标实之证。正气耗伤,邪气乘虚而入,正不胜邪,邪毒炽盛,还可出现高热、神昏谵语、紫斑等,此属危重病候。本病日久不愈还可累及于肾,可出现脾肾两虚或肾阴阳亏虚等证。

三、辨病

(一)症状

贫血是常见症状,一般起病缓慢,发病早期可无明显症状,随着贫血的加重其症状逐渐明显,可见头晕、疲乏无力,活动后心慌气短,皮肤黏膜苍白。血小板减少者可有出血，白细胞减少者可伴有感染。

早期多发生食欲不振、腹胀、腹泻、恶心呕吐等消化道症状。部分患者常发生口炎。舌呈绛红色（牛肉舌），烧灼痛，或有溃疡，舌乳头萎缩，舌面光滑（镜面舌），味觉迟钝。

维生素 B_{12} 缺乏特别是恶性贫血的患者常有神经系统症状，主要是由于脊髓后、侧索和周围神经受损所致。表现为乏力、手足对称性麻木、感觉障碍、下肢步态不稳、行走困难。小儿及老年人常表现脑神经受损的精神异常、无欲、抑郁、嗜睡或精神错乱。部分巨幼细胞贫血患者的神经系统症状可发生于贫血之前。一般在 2 岁以下的小儿患者可有发育迟缓、反应迟钝、嗜睡、烦躁不安、不规则发热、哭声如羊咩、肝脾肿大等，亦可见皮肤色素沉着。

上述三组症状在巨幼细胞贫血患者中可同时存在也可单独发生，同时存在时其严重程度也可不一致。

（二）实验室检查

1. 血象

红细胞数与血红蛋白量均减少，但两者不成比例，红细胞减少明显。血涂片示红细胞体积较大，形态异常，以大而卵圆形多见；另外有嗜多色性、含有嗜碱性点彩、卡波环或 Howell - Jolly 小体的巨大红细胞或巨幼红细胞，网织红细胞数多减少。红细胞指数：$MCV > 95fl$，$MCHC > 30\%$。白细胞计数较低，出现中性粒细胞分叶过多如 5 ~ 6 叶，若血中 5 ~ 6 叶以上的中性分叶核细胞 >3%，提示早期巨幼细胞贫血，严重时血小板也可减少。

2. 骨髓象

骨髓有核细胞增生活跃，全血均有变化，以红细胞系为著。

红细胞系：呈典型的巨幼红细胞增生，原巨幼红细胞和早巨幼红细胞可达幼红细胞的 50% 以上。巨幼红细胞核浆发育不平衡，呈"幼核老浆"状态。晚幼红细胞核常偏位、畸形，易见 Howell-Jolly 小体。

粒细胞系：出现大而不正常的粒细胞，尤以中幼粒细胞改变最明显，亦有晚巨幼粒、巨杆状及巨分叶性粒细胞。粒系巨幼样变为巨幼细胞贫血的早期表现。

巨核细胞系：正常或可见到巨型巨核细胞，有核分叶过多现象，并常断裂，颗粒巨核细胞及血小板生成减少。

3. 其他检查

（1）血清叶酸及维生素 B_{12} 含量测定：放射免疫法正常血清叶酸为 79 ~ 23.8nmol/L，维生素 B_{12} 为 150 ~ 800pg/ml。缺乏者叶酸常 <3nmol/L，维生素 B_{12} 常 <100pg/ml。

（2）红细胞叶酸含量测定：红细胞叶酸量是反映组织内叶酸储存的较好指标，其值 <100nmol/L 时有诊断意义。

（3）放射性核素维生素 B_{12} 吸收试验：可鉴别维生素 B_{12} 缺乏的原因。先给患者

口服以 ^{57}Co 标记的维生素 B_{12} 0.5 ~ 2μg（溶于水 100ml，空腹服），1 ~ 2 小时后再给维生素 B_{12} 100μg 肌内注射，收集 24 小时尿，用 Schilling 法测定其放射性同位素量。正常时 24 小时内排出量为 8% ~ 10% 以上，若 <7% 则为吸收不良，恶性贫血在 2% 以下。如果吸收差，应重复试验，并同时口服内因子 60mg，如排泄量转为正常，则肯定为内因子缺乏，恶性贫血诊断成立。如口服内因子后排泄量减少，则可能由其他原因导致维生素 B_{12} 吸收障碍。

（4）亚胺甲酰谷氨酸（FIGLU）排泄试验：给患者口服组氨酸 15 ~ 20g，测定尿中 FIGLU，正常人 8 小时内排出 1 ~ 17mg，或 24 小时内排出 9mg。其原理为组氨酸代谢中需要叶酸，若叶酸缺乏则组胺酸代谢受阻而排出大量中间代谢产物 FIGLU，为试验阳性。

（5）叶酸治疗反应试验：试用小剂量叶酸（200μg，每日 1 次，肌内注射），若在 10 日内网织红细胞上升，血象好转，则考虑叶酸缺乏。

四、类病鉴别

（1）骨髓增生异常综合征（MDS）：可以有血象三系减少及大细胞贫血的表现，骨髓中可见到红系有巨幼型改变。鉴别主要靠 MDS 有典型病态造血，可波及巨核系及粒系细胞。患者细胞遗传学的改变亦可帮助鉴别。

（2）再生障碍性贫血：可有血象三系减少，但骨髓增生低下。由骨髓涂片和活检病理检查可鉴别。

（3）溶血性贫血：某些溶血性贫血会有相对的叶酸缺乏，当叶酸缺乏性巨幼细胞贫血临床上出现黄疸及网织红细胞增高时，两者需加以鉴别。溶血性贫血的骨髓中不会出现典型的巨幼改变，黄疸及网织红细胞增高的程度较显著。此外，溶血性贫血的特殊试验常可帮助证实。

五、中医论治

（一）治疗原则

对于本病的治疗，应以补益为基本原则，同时应配合饮食疗法。正如《素问·五常政大论》中所指出："虚则补之，药以祛之，食以随之。"因本病多与某些营养物质摄入不足有关，责其发病关键多由脾胃虚损，以致不能运化水谷精微，化生气血，久之形成气血两虚，因此调护脾胃应贯穿整个疾病治疗的始终。同时根据病位、病性的不同分别采用益气补血，健脾养心、补血养肝等治法，兼有外邪侵袭者，宜扶正与祛邪兼顾；久病入络，因虚致瘀出现血瘀者，宜用补血活血之法；久病及肾而出现脾肾两虚者，应补益脾肾。

（二）分证论治

1. 气血亏虚证

证候：头晕目眩，少气懒言，乏力自汗，心悸怔忡，失眠多梦，食少纳呆，面色淡白或萎黄，唇甲色淡，舌淡而嫩，脉细弱。

治法：益气补血。

方药：八珍汤加减。常用药物：人参、白术、茯苓、当归、川芎、白芍、熟地黄、甘草。加减：气虚明显者，加黄芪、山药、白扁豆；血虚明显者加何首乌、阿胶；血虚甚并见阴虚证者，加生地黄、枸杞子、桑椹。

2. 脾胃虚弱证

证候：食少纳呆，腹胀泄泻，肢体倦怠，少气懒言，胸脘痞闷，心悸气短，或浮肿，或消瘦，面色萎黄或苍白，唇甲色淡，舌淡苔白，脉缓弱。

治法：益气健脾养血。

方药：参苓白术散。常用药物：莲子、薏苡仁、砂仁、桔梗、白扁豆、茯苓、人参、甘草、白术、山药。

加减：若无湿阻之象，而偏于气血亏虚者，可去薏苡仁、桔梗，加黄芪、何首乌、熟地黄以补气养血；食欲不振，食后腹胀者，加陈皮、莱菔子、焦三仙理气健脾，消积化滞；伴阴虚火旺者，加牡丹皮、生地黄、银柴胡滋阴降火。

3. 心脾两虚证

证候：心悸怔忡，少气懒言，食少纳呆，失眠多梦，眩晕健忘，神倦乏力，腹胀便溏，或皮下出血，妇女月经量少色淡，淋漓不尽等，面色萎黄，唇甲色淡，舌质淡嫩，脉细弱。

治法：益气健脾，养心安神。

方药：归脾汤。常用药物：黄芪、人参、白术、远志、木香、甘草、当归、龙眼肉、酸枣仁、茯神。

加减：血不养心，心悸明显者加麦冬、天门冬、柏子仁养血和营；气机不畅，腹部胀满者，加陈皮、砂仁理气和中；血虚症状明显者，加重当归的剂量或加用熟地黄、何首乌以补血。

4. 心肝血虚证

证候：心悸健忘，失眠多梦，眩晕耳鸣，肢体麻木，两目干涩，视物模糊，肢体震颤、拘挛，妇女月经量少，面色不华，唇甲色淡，舌淡苔白，脉细弱。

治法：补血安神养肝。

方药：四物汤。常用药物：熟地黄、当归、白芍、川芎。

加减：若兼气虚者，加人参、黄芪以补气生血；以瘀血为主者，加桃仁、红花以活血祛瘀；血虚有热者，加黄芩、牡丹皮以清热凉血；肝血不足，视物模糊者，加枸杞子、决明子以养肝明目。

（三）中医特色治疗

1. 专方专药

（1）人参归脾丸：功能益气补血，健脾养心。用于心脾两虚型巨幼细胞贫血。每次2丸，每日2次。

（2）十全大补丸：功能温补气血。用于气血亏虚型巨幼细胞贫血。每次1～2丸，每日3次。

（3）参苓白术散：功能补脾胃，益肺气。用于脾虚夹湿证的巨幼细胞贫血。每次2袋，每日3次。

（4）八珍丸或人参养荣丸：功能补气益血。用于脾肾两虚型巨幼细胞贫血。每次2丸，每日2次。

2. 名老中医经验

本病主要以小儿多见。杨文蔚认为，小儿为稚阴稚阳之体，若肥甘失调，食积内停，或饮食不洁，最易伤及脾胃。脾胃功能失调则厌食纳呆，继之不思饮食，进而营养低下而致血虚。治疗当以去除病因，调整脾胃，调和阴阳为主。强调治疗本病不能仅靠药物，饭菜必须多样。临证分为脾胃湿热、脾胃虚寒、肝肾虚、虫积论治。用自制补血糖浆（当归、黄芪、山楂、神曲、麦芽、陈皮、鸡血藤、生地黄、枸杞子、何首乌、人参、白术、山药、红花、鸡内金、蜂蜜等）及四消散（神曲、炒麦芽、山楂、炒鸡内金）。共治疗164例，总有效率为88%。

温振英等认为，脾胃不但是全身营养物质输布的场所，又是气血生化的源泉，脾胃功能减弱，直接影响血的生成；认为脾胃虚弱，吸收功能不良，影响造血物质的吸收和转化是本病发病的主要原因。所以用健脾法（方以生黄芪、党参、白术、陈皮）改善脾的生血功能以治本，与直接补血法（方以黄精、当归、熟地黄、白芍）以治标相配合，共同达到提高血红蛋白的疗效，显效率达90%以上。

倪少华用叶酸50mg，每日1次，维生素B$_{12}$100mg，每周1次，肌内注射，中药归脾汤加减或丸剂治疗本病。倪少华认为老年人所表现精血不足，常与其脾胃之气薄弱，消化吸收能力差有关系。用归脾汤为主加减，共奏补气、健脾、养血之功，通过从调治脾胃入手，开气血生化之源，从而改善老年人胃肠功能，促进营养及造血物质的吸收利用，加之配合西药的应用而奏效。此法简便、价廉、且远近期疗效佳。

3. 其他治疗

（1）按摩疗法：取穴疗法作为辅助疗法现已广泛应用，取穴可根据临床症状不同而加减，主要用穴有足穴、肾上腺、肾、输尿管、膀胱、心、脾、大脑、垂体、小肠、脊椎各反射区及足三里等。宜使用补法，选择以上穴位3～5个交替按摩。

（2）饮食疗法

1）食疗：补充叶酸和维生素B$_{12}$，对巨幼细胞贫血有明显的辅助治疗作用。

A.含叶酸食物：叶酸在新鲜绿叶蔬菜中含量最多，如胡萝卜、菠菜、土豆、苹果、西红柿等，而大豆、牛肝、鸡肉、猪肉、鸡蛋中叶酸含量也较高。

B.含维生素 B_{12} 食物：维生素 B_{12} 在动物性食物中含量较高，如牛肝、羊肝、牛肉、羊乳、干奶酪、牛奶、鸡蛋。此外，还有臭豆腐、大豆、麦面和酱豆腐等。母乳中维生素 B_{12} 含量不高，婴儿喂养宜及时添加辅助食品。

C.讲究烹调方法：食物烹调后叶酸含量损失可达 50% 以上，尤其在水煮沸后则损失更多，所以，烧煮食物时间不宜过长。

D.维生素 C：参与叶酸的还原，当缺乏维生素 C，可导致叶酸缺乏，故宜进食含维生素 C 丰富的食物。新鲜水果及蔬菜含有大量维生素 C，故宜多吃水果。

2）饮食配方

A.当归羊肉羹：羊肉 500g，当归 25g，党参 25g，黄芪 25g，生姜、食盐适量。将羊肉切成小块，当归、党参、黄芪以纱布袋装，同放砂锅内，加水 2000ml，文火煨煮至羊肉烂时，加生姜、食盐。功效：补益气血。用法：食肉喝汤。

B.蔬菜水果汁：菠菜 200g，胡萝卜 400g，橘子 100g，芹菜 100g，苹果 400g，牛奶 60ml。取蔬菜汁加牛奶饮服，每日 2 次，每次 100ml，本品含多种维生素、蛋白质，具有补血作用。

C.红枣煨肘：红枣 100g，猪肘 1000g，冰糖 150g，猪骨数块。将冰糖放入砂锅内，炒成深黄色糖汁，加入猪骨，加水至 2500ml，放入处理好的猪肘，烧开，打去浮沫，放入红枣及剩余冰糖，以微火慢煨，至猪肘熟烂，汁液黏稠。功效：补脾益胃，滋阴养血。用法：单食或佐食。

D.猪肝黄豆汤：猪肝 100g，黄豆 100g，加水 800ml，煮熟。功效：益气养血。用法：每日服用 2 次。

六、西医治疗

（1）病因治疗：积极治疗原发病，预防和控制感染，特别是肠道感染。

（2）增加营养。

（3）补充叶酸或维生素 B_{12}。

1）叶酸缺乏的治疗：口服叶酸 5 ~ 10mg，每日 3 次，如果胃肠道反应大，影响叶酸吸收者，可每日肌内注射亚叶酸钙 3 ~ 6mg，直至血象完全恢复正常。

2）维生素 B_{12} 缺乏的治疗：一般肌内注射 100mg，每日 1 次，连用 2 周，以后每周 2 次。连用 4 周或直至血红蛋白及红细胞恢复正常，以后以相同剂量每月 1 次维持治疗，有神经系统表现者每 2 周 1 次维持治疗。

（4）其他治疗：肾上腺皮质激素、维生素 C、维生素 B_1、维生素 B_6 都有辅助协同作用。对老年人和心血管疾患者，在开始治疗时可丢失钾，应及时补钾。病情严重，有明显组织缺氧和中枢神经系统症状者应输血，最好输红细胞。

七、转归与预后

本病预后良好，明确诊断后及时正确的治疗，能够很快痊愈。由于饮食不节而致者，在改变其饮食习惯或婴幼儿经合理喂养后可自愈。由于胃肠等其他疾病引起者，治疗原发病后本病亦能很快缓解及治愈。极少数患者若病情较重，且并发严重心血管疾病，如治疗不当亦可引起死亡。

八、预防与调护

巨幼细胞贫血的患者需要注意饮食及精神调护。除改变偏食、嗜食不良习惯外，有些食物烹调不当也可以引起叶酸、维生素 B_{12} 破坏，食用日久可导致巨幼细胞贫血。防止过度劳累、精神紧张等因素影响脾胃功能，贫血严重者在治疗过程中应密切观察病情，尤其注意有无心血管并发症，以免发生突然死亡。

九、疗效判定标准

参考 1998 年 2 月张之南主编的《血液病诊断及疗效标准》，拟定以下巨幼细胞贫血的疗效标准。

1. 有效
（1）临床症状：贫血及消化道症状消失。
（2）血象：血红蛋白恢复正常。白细胞 $>4\times10^9$/L，粒细胞核分叶过多及核肿胀等现象消失，血小板在 100×10^9/L 左右。
（3）骨髓象：粒细胞核肿胀、巨型变及红系巨型变消失。

2. 部分有效
（1）临床症状：明显改善。
（2）血象：血红蛋白上升 30g/L。
（3）骨髓象：骨髓中粒、红系统的巨幼变基本消失，巨核细胞形态正常。

3. 无效
经各种治疗后，临床症状、血象及骨髓象无改变，甚至退步者。

第十四章

溶血性贫血

第一节　自身免疫性溶血性贫血

一、概述

自身免疫性溶血性贫血（AIHA）系体内免疫反应发生变异，产生自身抗体和（或）补体，结合在红细胞膜上，红细胞破坏加速而引起的一种溶血性贫血。

AIHA 并不罕见，据统计人群中每年发病率为 1/8000。自幼儿至老年都可发病，大多在 40 岁以上（以青壮年为多），女性患者多于男性。家族中类似发病者罕见，但有个案报道。国外报道，本病约占溶血性疾病患者总数的 1/3。国内 AIHA 的发病率仅次于阵发性睡眠性血红蛋白尿症，占获得性溶血性贫血疾患的第二位，其中温反应性抗体型约占 80%。

AIHA 根据病因分为原发性和继发性两大类。根据自身抗体作用于红细胞时所需温度，可分为温抗体和冷抗体型。冷抗体型又可分为冷凝集素综合征及阵发性冷性血红蛋白尿。原发性温抗体 AIHA 病因不明，约占 60%，女性多见。继发性患者约占 40%，继发性者伴发于淋巴系统恶性增殖性疾病及与免疫有关的疾病，如淋巴瘤、慢性淋巴细胞白血病、多发性骨髓瘤等及系统性红斑狼疮、类风湿关节炎、某些细菌和病毒感染，尤其是儿童病毒感染，免疫缺陷综合征、溃疡性结肠炎等。抗红细胞自身抗体的产生机制尚未阐明，可能因素有以下几个方面：①病毒感染可激活多克隆 B 细胞或化学物与红细胞膜相结合，改变其抗原性，导致自身抗体的产生；②淋巴组织感染或肿瘤、胸腺疾患及免疫缺陷等因素，使机体失去免疫监视功能，无法识别自身细胞，有利于自身抗体的产生；③ T 细胞平衡失调学说：实验室检查 AIHA 患者有抑制性 T 细胞减少和功能障碍，也有辅助性 T 细胞中特定亚群活化，使相应 B 细胞反应过剩，发生 AIHA。AIHA 对红细胞破坏方式有血管外溶血和血管内溶血两种。血管外红细胞破坏主要见于温抗体型 AIHA，当红细胞膜表面结合有 IgG 抗体或 C3b 而致敏时，并不立即在血管内溶血，巨噬细胞膜上具有针对 IgG Fc 部分及 C3b 的受体，结合有 IgG 或 C3b 的红细胞一旦与巨噬细胞相遇，其接触部分即有变形，可能仅有部分膜被巨噬细胞吞噬消化，由于膜物质的反复丧失，红细胞趋向于球形，最终在脾索内阻留破坏。血管内红细胞溶血主要系 IgM 激活补体引起，常见于冷抗体型 AIHA，在红细胞膜上，补体介导的免疫性溶血常通过传统途径而激活，首先由抗体的 Fc 段 CH2 区域与 C1q 的结合开始，通过一系列的激活和裂解作用，使 C5b 与 C6、C7、C8、C9 结合成复合体，淹没在红细胞双层脂膜中，复合体对红细胞膜的损伤作用，表现为离子渗漏，特别是钾离子丧失而钠离子进入细胞，红细胞肿胀以致在血管内溶血。

中医病证名，按照 AIHA 在疾病演变的不同阶段，有不同的归属：急性发病者，以身黄、目黄为主，属中医学"黄疸"范畴；后期以头晕乏力、面色皮肤苍白等气血亏虚症状为主，属"虚劳"范畴；病程中以腹部积块明显者，亦可归属"积聚"范畴。

二、病因病机

（一）病因

1. 起始病因

（1）湿热内蕴：素体禀赋不足，或过劳伤脾，脾胃虚弱，湿浊内生，日久化热；或外感寒邪，入里化热；或直接感受湿热邪毒，阻于肝胆，胆汁外溢发为黄疸；湿热交蒸伤及营血，引起血败气亏，出现气血不足之象。

（2）脾肾两虚：脾为后天之本，主运化，脾胃虚弱，运化失常，则气血生化不足；肾为先天之本，主骨藏精生髓，肾虚不能生精化血。脾肾两虚，则可致气血亏虚。

（3）气滞血瘀：病久气血不足，运行受碍，复因湿热邪毒，相搏瘀阻于腹，则见腹部积块，或卫气虚弱，感受寒邪入里，血受寒则凝，致气滞血瘀，日久，可结成癥积。

2. 继发病因

本病常继发于失荣、痿证、积证、泄泻、痹证等沉疴宿疾，因其久病，累及脾肾而发病；或外感温热邪毒，湿热交蒸伤及营血，引起"血气衰败"而发病。

（二）病机

1. 发病

本病病因虽各不相同，但总因正气不足，易为湿热毒邪或寒邪损伤而致病。湿热毒邪或寒邪侵袭某些肾虚患者后，可损气耗血而致血败，使气血亏虚；败血随胆汁外溢发为黄疸；败血下注膀胱，而见尿色呈酱油色。

2. 病位

本病主要病位在脾肾两脏，涉及心肝，以肾为主。气血亏虚，五脏不足，损于形质，总属阴虚，其病归属于肾。肾精不足，可直接导致气血亏虚；肾之精气不足，脾失其温煦、濡养，亦可因气血生化乏源而致气血亏虚，反之亦可加重肾虚；肝肾同源，肾精不足，肝阴也亏；气血亏虚，心失所养，可出现心神不宁，甚至心气衰败。

3. 病性

本病起病缓慢者，日久不愈，以正虚为主，兼见标实，常为本虚标实之证。肾虚为本，湿热、寒邪及瘀血为标，标可进一步损伤其本。本病急暴者，标实常为湿热、寒邪，致使血败、气血速亏。

4. 病势

本病慢性者居多，脾肾两虚，气血不足者，病情较为缠绵；复感湿热毒邪，或痰湿内生，日久化热，速耗气血，正虚邪实，病情急重；寒邪致病者，多在得温后，明显缓解或减轻；病久瘀血内结，更损脾肾及气血，标本虚实错综复杂，治之更加不易。

5. 病机转化

本病慢性者，因禀赋不足，劳倦过度，损伤脾肾，出现气血亏虚之象，总属正虚，且以肾亏为主；湿浊化热，或湿毒之邪入侵，或感受寒邪，终致气血进一步受损，则气血亏虚，表现为虚实夹杂之证，随祛邪扶正治疗后，邪去，正难速复，又以气血亏虚，脾肾两虚为主；如湿毒过盛，有可能使脾肾虚极，气血速亏，而成急劳。病久，复因湿热邪毒相搏；或血受寒则凝，致血瘀成积，为虚实夹杂之证。且病情常反复，常多表现虚中夹实，本虚标实的特点。本病总以虚为本，气血双亏，甚则脾肾俱虚，而以肾虚为主。

三、辨病

（一）症状

本病临床表现多样化，除溶血表现外，无典型征象。因抗体的不同，临床表现如下。

1. 温抗体型

发病以女性多见，从幼儿至老年均可累及，国外报道73%系40岁以上。急性发病多见于小儿，尤其是伴有感染者，偶见于成年。起病急骤者有寒战、高热、腰背痛、呕吐、腹泻。症状严重者，可有休克及神经系统表现，如头痛、烦躁甚至昏迷。慢性起病可先有虚弱及头昏，几个月后发现贫血，程度不一，波动很大，在稳定代偿阶段，红细胞可在正常范围。以黄疸为主要症状者较少见。半数以上有脾大，一般轻至中度大，质硬不痛。1/3 有中等肝大、不痛。淋巴结多不肿大。如同时伴发血小板减少性紫癜，称埃文斯（Evans）综合征。

2. 冷抗体型

冷抗体型可分为冷凝集素综合征（CAS）及阵发性冷性血红蛋白尿（PCH）。CAS主要发生在中年及老年。原因不明性的CAS较稳定，进展缓慢。冬季病情加重时可有血红蛋白尿，但不伴有发热和肾功能损害。受寒后耳郭、鼻尖、手指及足趾发绀，随室温升高而消失。流向皮肤及皮下组织的血液中的冷抗体可使红细胞凝集，并与补体结合。体征可仅有贫血和黄疸，但肝、脾和淋巴结都无明显的肿大。

PCH可发生在所有年龄组。这是一种以局部受寒后突然发生的急性溶血和血红蛋白尿的少见疾病。全身反应及血红蛋白尿可在几小时内消失，也可持续数日。患者可有脾大及黄疸。临床表现较CAS重。PCH除继发于梅毒外，也发生于水痘、传染性单核细胞增多症、麻疹、腮腺炎，甚至发生于并无任何疾病的患者。兼有温、冷抗体的自身免疫性溶血性贫血，占自身免疫性溶血性贫血的3.7%～8.3%。各组年龄均有，以50岁以上相对为多。国外报道多继发于系统性红斑狼疮及淋巴增殖性疾病等，也有疑为系病毒感染所致者。确诊时均有严重贫血及不同程度黄疸，但溶血程度与寒冷接触关系并不密切，仅极个别有血红蛋白尿及雷诺现象，与冷凝集素综合征所见也显然不同。本症患者多数有肝脾肿大。

（二）实验室检查

（1）直接抗人球蛋白（Coombs）试验（简称DAT）：是测定结合在红细胞表面上不完全抗体和（或）补体的较敏感的方法，为诊断AIHA较特异的实验室指标。AIHA血中有时可找到游离抗体，可经间接Coombs试验（IAT），或胰蛋白酶处理后的红细胞加以鉴定。这类患者溶血往往较严重。IAT试验阳性者，可将患者血清分别在20℃及37℃与胰蛋白酶处理红细胞进行溶血及凝集试验，以与冷抗体相区别。

（2）冷凝集素试验：CAS患者的血中存有完全抗体，例如，支原体性肺炎并发溶血时，冷凝集试验阳性，效价可高至1∶1000甚至1∶16 000（正常1∶64）。4℃时冷凝集效价增高，并不一定提示有溶血反应；当温度升达30℃，在白蛋白或生理盐水内，凝集素效价仍然增高，即具有CAS诊断价值。慢性原发性CAS，血清电泳中可见单克隆免疫球蛋白。

（3）冷溶血试验（Donath-Landsteiner试验，D-L试验）：PCH患者冷溶血试验可以阳性，为诊断PCH的重要实验室依据。冷抗体在16℃时结合在红细胞膜上；当温度升高后，抗体与细胞分离，而补体却作用于致敏红细胞而发生溶血。

（4）兼有温、冷双抗体者多有抗红细胞的温抗体（IgG）及C3，兼有冷凝集素，但无冷溶（D-L）抗体。

冷凝集素效价最高，但均未超过1∶64，随温度升高，效价虽降低，但在室温或甚至37℃时仍出现凝集，与CAS所见显然不同，称为高热幅度异常冷凝集素。

（5）其他检查：在温抗体型AIHA，血清华氏反应可呈阳性，免疫球蛋白增多，抗核因子阳性，循环免疫复合物增高，C3 低于正常等。在 CAS，室温下静脉抽血可呈现红细胞自身凝集现象，酸溶血试验也可阳性。PCH 反复发作后，可有含铁血黄素尿。

四、类病鉴别

1. 温抗体型 AIHA

（1）球形红细胞增多症：部分病例外周血球形红细胞增多，而球形红细胞增多症患者为遗传性疾病，有家族遗传倾向，Coombs 试验阴性。

（2）同种免疫溶血性贫血和药物性免疫性贫血：Coombs 试验虽也阳性，但前者有输血史或是新生儿溶血病，经输血血清学检查可鉴别，后者有服药史，停药物一段时间可恢复。

2. 冷凝集素综合征（CAS）

本病与雷诺症均可见"手足紫绀"，但前者以遇冷部分为著，溶血性相关症状较突出，后者多为对称性，有向心性和进行性加重的特点。

3. 阵发性冷性血红蛋白尿

阵发性冷性血红蛋白尿（PCH）需注意与 PNH、冷凝激素病、行军性血红蛋白尿相鉴别。

五、中医论治

（一）治疗总则

本病以虚为本，气血双亏，甚则脾肾俱虚。脏腑辨证与肾、脾两脏关系最为密切，而以肾为本。标实或为湿热之邪，或为寒邪；久病入络致气滞血瘀，晚期常有积块形成。温抗体性 AIHA，应积极寻找病因，治疗原发疾病最为重要，即治病求本，早期治疗应清利湿热与补虚相结合；有血红蛋白尿发作、黄疸重时，宜中西医结合治疗，以西医为主，主要应用肾上腺皮质激素，中医以清利湿热为主；后期有积块形成时，加用活血化瘀及软坚药物。少见的冷凝集素综合征和阵发性冷性血红蛋白尿患者多有发病时四肢寒冷，口唇、肢端发白或青紫等症，其人阳气本虚，复被寒湿侵袭，治疗时当活血温阳、固表补肾，西医无有效药物治疗，治疗以保暖为主。

（二）分证论治

1. 湿热内蕴证

证候：白睛、皮肤发黄，心悸气短，尿色如茶，或有发热，口渴而不思饮，腰背酸痛，便干，气短，头晕乏力，唇白，舌质淡，苔黄腻，脉濡数。

治法：清利湿热，佐以活血。

方药：茵陈五苓散加味。常用药物：茵陈蒿、茯苓、泽泻、猪苓、白术、栀子、大黄、丹参、鸡血藤、桂枝、夏枯草、甘草。

加减：气血两虚者，加党参、黄芪、当归、白芍以补气养血。出现紫斑者，加赤芍、紫草、黄芩以凉血止血。

2. 气血两虚证

证候：面色㿠白或萎黄，头晕乏力，心悸气短自汗，神疲懒言，兼有湿热者，白睛可有轻度发黄，唇淡，舌体胖，舌质淡，苔薄白或微黄腻，脉细。

治法：益气养血。

方药：八珍汤。常用药物：党参、白术、茯苓、当归、白芍、熟地黄、川芎、甘草、黄芪、阿胶。

加减：兼有脾虚者，暂去阿胶，湿热未清，加茵陈、泽泻清热利湿。

3. 脾肾两虚证

证候：头晕耳鸣，腰酸腿软，食少纳呆，其阴虚者，有五心烦热；其阳虚者，怯寒肢凉，面色㿠白，舌红少苔，脉细数；或舌体胖、边有齿痕，苔白，脉细弱。

治法：补益脾肾。

方药：四君子汤合六味地黄汤加减。常用药物：党参、白术、茯苓、甘草、熟地黄、山药、山茱萸。

加减：偏阴虚者，加何首乌、女贞子、玄参以滋阴补肾；偏阳虚者，加制附子、淫羊藿以温肾助阳；有气血虚者，加黄芪、当归以补气养血；黄疸未净者，加茵陈蒿、泽泻以清热利湿。

4. 气滞血瘀证

证候：癥积，疼痛，除有气血两虚证候外，兼有腹中癥积或肢体疼痛或腹痛，固定不移，胁肋作胀，舌质暗，或有瘀斑，脉细涩。

治法：理气行瘀，辅以养血。

方药：膈下逐瘀汤加减。常用药物：黄芪、枳壳、当归、赤芍、生地黄、桃仁、红花、川芎、香附、莪术、鳖甲。

加减：黄疸者，加茵陈蒿、泽泻、茯苓以清热利湿。

（三）中医特色治疗

1. 专方专药

（1）补益脾肾，清利湿热，活血化瘀

方药运用：防溶汤。

组成：菟丝子 10～20g，制首乌 10～15g，枸杞子 20g，女贞子 15g，旱莲草，生、熟地各 15～25g，炙黄芪 15～20g，党参 10g，当归 10g，茵陈蒿 10g，金钱草 10g，泽泻 15g，炒栀子 12g，丹参 9～12g，川芎 9～12g，赤芍 15g，

益母草 15g，木香 10g，忍冬藤 15g。

（2）气血双补，活血化瘀，软坚散结

方药运用：八珍汤和大黄䗪虫丸加味。

组成：黄芪 20g，党参 15g，白术、赤芍、白芍、川芎、柴胡、三棱、莪术各 10g，茯苓、熟地黄、当归、大黄䗪虫各 12g，炙甘草 5g，生牡蛎 30g。上方水煎服，每日 1 剂。

2. 名老中医经验

浙江中医药大学吴颂康等认为，AIHA 急性型多属气虚血败，湿热内蕴；慢性型多为脾胃虚弱，气血生化无力。按下列四型辨证：①湿热内蕴：治以清热解毒利湿，药用水牛角片、赤芍、牡丹皮、连翘、山栀、黄芩、茵陈、竹叶、元参；②脾虚血败，湿热内阻：治以温中健脾化湿，药用黄芪、桂枝、附子、白术、茯苓、猪苓、枳壳、茵陈、川朴、木香、干姜；③脾胃虚弱，气血亏虚：治以温补脾肾，药用红参、黄芪、防风、白术、补骨脂、丹参、陈皮、干姜。

卢秉之等根据本病的临床表现，将本病分为气虚血败脾虚型、气虚血败湿热型、气虚血败癥积型。在治疗上以健脾益气、活血化瘀为基础，湿热型加清热利湿退黄药，癥积型加活血消癥之品。共总结 20 例。结果显效率为 80%，有效率为 95%。作者认为本病与普通黄疸不同，其根本病机是由于禀赋不足，七情内伤，正气亏虚，气虚血败，并因此导致脾虚湿停，气滞血瘀。故治疗中总以扶正为主兼以清热化湿，活血消癥为法。

3. 其他治疗

（1）单方验方

1）黄刺皮 9g，焦栀子 9g，大黄 6g。水煎服，每日 1 剂。功效清热利湿。适用于 AIHA 贫血阳黄证。

2）芦根 30g，玉米须 30g，茵陈蒿 15g，栀子 9g。水煎服，每日 1 剂。功效清热和湿。适用于 AIHA 阳黄证。

3）当归补血汤（黄芪 30g，当归 12g）：水煎服，每日 1 剂。功效益气养血。适用于 AIHA 血虚发黄证。

（2）饮食疗法：本病病机为虚实夹杂，病久多为气血两亏，甚则脾肾俱虚。平素以虚为主或虚中夹实。禁忌生冷瓜果以免损伤脾胃，辛辣滋腻之品亦当避免或少食，时时顾护脾胃。以下食疗有助本病恢复。

枸杞大枣小米粥：枸杞子 20g，大枣 50g，山药 20g，花生米 20g，小米 50g，加水 150ml，煮粥食用，用于溶血发作、间歇期见面色苍白、乏力纳差者。

人参、冬虫夏草炖鸡：人参 10g，冬虫夏草 5g，乌鸡 1 只，扁豆 20g，加适量盐、油调味，文火炖 2 小时，饮汤食肉，治疗溶血间歇期气血虚见乏力自汗、气短懒言者。有阴虚见证者慎用。

六、西医治疗

（一）温抗体型 AIHA

（1）糖皮质激素：为首选药物。一般剂量泼尼松 1mg/kg·d)，口服，急重病例可用地塞米松 10 ～ 15mg/d 静脉滴注，至血红蛋白上升，无明显溶血时，逐渐减量，然后以泼尼松维持量（5 ～ 10mg/d）维持相当长一段时间（一般 3 个月左右）。

（2）达那唑：是一种缓和的雄性激素，长期使用患者容易接受。有人主张在皮质激素减量过程中，可试用达那唑 0.2g，每日 2 次或 3 次，不仅可以减少激素的用量，甚至可以单独治疗，但需注意肝肾损害，孕妇禁用。

（3）免疫抑制剂：对皮质激素治疗无效或需大剂量维持时，应考虑加用或改用免疫抑制剂。

（4）脾切除：适用于激素无效或长期依赖者。

（5）其他治疗：大剂量丙种球蛋白、脾区照射、血浆置换、胸腺摘除法、环孢素 A。

（6）输血：能不输血尽量不输，必要时应予输入洗涤红细胞。

（7）治疗原发病。

（二）冷凝集素病

最好的治疗方法是注意保暖，预防其发生。皮质激素、脾切除疗效均不佳，免疫抑制剂常用苯丁酸氮芥 2mg/d，持续数月。

（三）阵发性冷性血红蛋白尿

预防为主，避免寒冷不使发作。可试用免疫抑制剂。脾切除和皮质激素效果均不理想。

七、转归与预后

温抗体型 AIHA，一般溶血发作，经及时治疗，症状、体征可以很快缓解。但多数病例病程较长，溶血反复发作，应用皮质激素、免疫抑制剂、脾切除后病死率已降至 64%，多在诊断后 2 年死亡。有人认为 IgG + C3 型对红细胞破坏最甚，IgG 居中，单纯 C3 型的危害最小；红细胞表面自身抗体滴度与疾病严重度的关系，在个体间无比较意义，但在同一个体随访中，有自身对照价值。常见死亡原因有心力衰竭、急性肾衰竭、严重感染等。继发性病例，继发于各类感染者预后良好，继发于各类恶性疾患如淋巴瘤等，大部分死于原发病。

冷凝集素综合征，预后较温抗体 AIHA 为好。大多数患者能耐受轻度贫血，病程相对良性，均能长期存活，对劳动力影响较小。极个别死于感染或严重贫血。

阵发性冷性血红蛋白尿症，一般不致成为严重慢性溶血性贫血的死亡原因。虽然急性发作时症状严重，但在几天后往往可自行缓解，冷溶（D-L）抗体一般在2～3日消失，但个别可持续存在。

八、预防与调护

1. 生活调理

感染、劳累、精神刺激、外伤、手术、妊娠等，常常成为本病发生急性溶血的诱因。生活调理至关重要，要起居有常，随气候变化及时增减衣物，避免外感。劳倦过度，包括体劳、神劳及房劳过度，均可加重本病，应加以避免。禁忌生冷瓜果以免损伤脾胃，辛辣滋腻之品亦当避免或少食，以免湿热内蕴。冷凝集素病、冷性血红蛋白尿患者应避免受凉，通常的裸露部位也不应忽视。

2. 精神调理

正确对待疾病，避免精神紧张，调情志，勿激动，保持良好的心态，积极配合治疗。

3. 康复

鼓励患者根据身体情况，适当锻炼，如打太极拳，以增强体质，但急性发作时不易练气功，以免动气耗血，加重气血两虚。

九、疗效判定标准

1. 温抗体型 AIHA

（1）缓解：临床症状消失。红细胞数、血红蛋白量及网织红细胞百分率均在正常范围。血清胆红素测定在正常范围。直接及间接抗人球蛋白试验均转为阴性。

（2）部分缓解：临床症状基本消失。血红蛋白在80g/L以上，网织红细胞数在5%以下，血清总胆红素测定不超过1.3mg/dl。抗人球蛋白试验阴性，或仍为阳性，但效价较治疗前明显降低。

（3）无效：治疗后仍有不同程度的贫血或溶血症状，实验室检查结果未能达到部分缓解标准者。

2. 冷凝集素综合征（CAS）

（1）痊愈：继发于支原体肺炎、传染性单核细胞增多症者，原发病治愈后，CAS亦治愈。此时症状消失，无贫血，抗人球蛋白试验直接反应C3型阴性，冷凝集素效价正常（<1：40）。

（2）完全缓解：原发性及继发于目前不能治愈而能缓解的疾病者。原发病缓解，CAS亦缓解。症状消失，无贫血，抗人球蛋白试验直接阴性，冷凝集素效价正常。

（3）显效：症状基本消失，血红蛋白未恢复正常，但较治疗前上升至少20g/L，冷凝集素效价仍高于正常，但较治疗前下降50%以上。

（4）进步：有所好转，但达不到显效标准者。

（5）无效：临床表现及实验室检查无好转或加重。

3. 阵发性冷性血红蛋白尿症（PCH）

（1）痊愈：继发于急性病毒感染、梅毒者于原发病治愈后，PCH 可治愈。此时，无临床表现，无贫血，抗人球蛋白试验及冷溶血试验均阴性。

（2）完全缓解：原发性及伴发疾病尚不能治愈而能缓解者，原发病缓解，PCH 亦缓解。无临床表现，无贫血。冷溶血试验阴性。

（3）显效：临床症状基本消失，血红蛋白较治疗前上升至少 20g/L，冷溶血试验阴性或弱阳性。

（4）症状改善：症状有所减轻。血红蛋白较治疗前上升不足 20g/L，冷溶血试验阳性。

（5）无效：临床表现及实验室检查无好转或恶化。

第二节　阵发性睡眠性血红蛋白尿症

一、概述

阵发性睡眠性血红蛋白尿症（PNH）是一种后天获得性造血干细胞基因突变引起的溶血性疾病。异常血细胞缺乏一种通过糖肌醇磷脂连接在细胞表面的膜蛋白，对激活补体异常敏感的一种慢性血管内溶血，临床表现以与睡眠有关的、间歇发作的血红蛋白尿为特征，可有全血细胞减少或反复血栓形成。

PNH 在世界许多国家都有成组的病例报告，Crosby 曾估计美国的 PNH 发病率可能约为 0.2/10 万人。我国牡丹江地区 1994 年报告的发病率为 0.27/10 万人。中国医科大学 1980～1991 年所见 341 例溶血性贫血中，PNH 占 94 例（27.6%），男女均可发病。欧美女性患者比男性稍多，男女之比为 0.6～1.1：1，而在亚洲则男性患者明显比女性多。我国与其他亚洲国家相似，综合国内 14 个不同地区报告的 651 例中男女之比为 2.4：1，患者多为青壮年，20～40 岁者约占 77%。

本病的病因尚不清楚。目前认为患者的骨髓因受到某种有害因素的损伤，造血干细胞发生 X 连锁的 PIG-A 基因突变，并在某些情况下呈克隆性增殖，导致血细胞膜糖肌醇磷脂（GPI）锚连蛋白缺失，主要为补体调节蛋白 CD55、CD59，此类红细胞对补体敏感而发生溶血。

中医无 PNH 相应病名，但按照本病的证候及其演变的特点，有不同的归属。起病缓慢，病程较长，以气血亏虚为主要症状，久虚难复，渐至脏腑元气虚损为主要病机特征，属于"虚劳"范畴；也有腹中积块，日久不移，谓"虚劳癥积"。急性发病，以黄疸为主要症状，湿热交蒸，肝胆失疏，胆汁外溢，浸淫肌肤为主要病机特征，属于"黄疸"范畴。亦有因小便黄或红而归为"尿血"范畴。亦有因气滞血瘀，痹阻经络，而腰背疼痛，而诊为"痹证"的。

二、病因病机

（一）病因

1. 起始病因

（1）气血亏虚：脾胃虚弱，或外感湿邪，困阻脾胃，脾不健运，气血生化无源，而致气血亏虚，气虚不能生血，血虚不养气，如此恶性循环，而成本病。

（2）肾精亏虚：先天禀赋不足，肾精亏虚，或房劳过度，生育不节，耗伤肾精，肾精不足，不能充养骨髓，化生精血，而致血虚。先天之精不足，后天之血亏虚，精血俱虚，久而不复，而成虚劳之疾。

（3）气虚血瘀：脾肾亏虚，气血不足，气虚则推动血脉运行无力，瘀血内停，阻滞血脉，瘀血日久，着而成积，而见肝脾肿大。瘀血不去，新血不生，进一步加重血虚，形成瘀血、血虚的恶性循环。

（4）湿热内蕴夹瘀：外感湿热之邪，或素体脾虚，脾失健运，湿浊内生，郁久化热而成湿热；或因情志所伤，肝失疏泄，肝脾不和，脾失健运，水湿不化，日久化热。湿热交蒸，肝胆失疏，胆汁外溢，浸淫肌肤，而发生黄疸。湿为阴邪，易阻滞气机，气滞血瘀，胆汁瘀毒下注膀胱而见小便"赤黑"，即酱油样尿。

2. 继发病因

素体肾虚，复感湿热外邪；或由于过劳，或饮酒过多，或过食酸性食品及药品等，损伤脾胃，而致湿浊内生，郁而化热，湿热相搏，伤及营血致血败，湿热败血随胆汁外溢发为黄疸。脾肾两虚，气血生化乏源，精不化血，复因湿热败血，致气血愈虚。病久不愈，正气日衰，气虚则无以行血，甚则阳衰，脉失温煦而血滞为瘀，阻于脉络，瘀血湿热互结于胁下，发为积症，逐损气血，耗伤阴精，正气愈虚，瘀结愈甚，经久难愈。

（二）病机

1. 发病

虽病因各异，但因禀赋不足，正气不足，易为病邪所损，以致精不化气，阳不化阴，渐见气血亏虚；亦因后天失调，劳倦过度，情志抑郁，饮食不节所致者，损及脾胃，或先伤其气，后及于血，或先损其血，血病累气，以致气血不调，营卫不和，易为病邪侵入机体，属正虚受邪。无论阳邪损气，阴邪伤血，均可导致气血亏损，然气血之病本于阴阳，阴阳失调，偏盛偏衰，一旦邪气侵入，邪正交争，乃致脏腑气血功能失调而发病。

2.病位

本病有气血亏虚及多脏器功能失调改变，但主要病变在肾。气血亏虚，五脏不足，损于形质，总属阴虚，无论阴损及阳或阳虚及阴，其病归属于肾，肾为真阴所居，藏精生髓，髓为血海，本病为肾阴亏虚致使髓枯血虚，心火不降，更耗肾阴，故病主脏在肾，虚损及肝，或心肾失交；肾阳虚则脾失温煦，气血精髓失其化源，常见脾肾俱损，气血亏虚。凡辨气血虚实者，无论气实血虚或气虚血瘀，多为血病于肝，其损在脾或血结于心，故为肝脾同病或心病系脾，病本于肾。

3.病性

本病起病缓慢者，日久不愈，以正虚为主，兼见标实，常为标本虚实错杂互见，形质受损，气血不足，多以肾精亏虚为本，或偏于阳盛阴亏，精不化血，或偏于阴盛阳衰，气不化精，或为阴阳俱虚，血失滋化；也有因正虚邪干于内，以致湿热、瘀血为标，更损其本。若本病急暴者，以标实者常见，湿热蕴结，则以阳邪居多，精耗血败，气血速亏。

4.病势

本病慢性者居多，因劳倦过度，饮食失节，或药物之毒损伤脾胃，中焦运化失司，导致摄入的水谷之物不能受气于脾以化生精微为血，血亏则心失所养，心脾两亏；若因肝郁、血瘀或湿热内蕴，日久不愈，致使脾胃受损，气血生化乏源，邪结越深，脾虚越甚，脾病及肾，气虚不能化精，精失所藏。也有因禀赋不足，素体亏虚，复由后天失调，脾失健运以致脾肾俱虚，若偏于肾阴亏，则肝失滋养，而为肝脾肾俱虚，心肾失交而为心脾肾俱损；肾阴亏虚，年久不复，损及肾阳，由肾及脾，阴阳俱虚；因先损其阳者，肾阳虚则脾失温煦，而为脾肾阳虚。急性者多见湿热邪毒乘虚侵入，常直入营血，瘀热内结，深入骨髓，肝肾受损，甚则脾肾衰败，耗竭精气。

5.病机转化

本病慢性者，因由劳倦、饮食及毒物伤脾，则以脾虚为主，或由房劳伤肾，则以肾虚为主，或始为湿热，伏邪瘀毒，病久不愈，邪实伤正，则转化为虚实夹杂，遂致以正虚为主，损及脾肾，因此本病转化重点在于脾胃失调、阴阳盛衰及正虚邪实之间的相互关系；脾病及肾者，先伤脾土，血亏火旺或温热伏邪引劫相火，以致阴精亏虚不能化血；肾虚及脾，先见伤肾，后因饮食不节，损其脾胃以致气血生化乏源或阴损及阳，命门火衰，脾失温煦，气阳虚衰无以化精，遂见脾肾、气血、阴阳俱损。凡病久不愈，皆可导致正虚血瘀，但总以正虚为主。本病发作期多见温热邪毒内侵，其病机转化取决于邪正盛衰，若毒损骨髓，耗竭精气，以致阴阳离决而死亡，若精虚不衰，邪热未得深陷，且有外达之机，则热势消退，正气渐充；也有邪气渐衰，正气不复者，取决于阴阳气血胜衰而转化，有素体阴亏，又因邪耗精血，正虚不易骤复，但邪热已除，便转化为肝肾阴虚为主，有先损脾胃之气，更见邪热伤阴，然祛邪之后转化为气阴亏虚，在病机转化中正虚虽有偏于气虚或阴虚之不同，但终至气阴不足或气阳虚衰，脾肾俱损。

三、辨病

（一）症状

本病起病大多数缓慢，主要的首发症状为贫血。部分血红蛋白尿发作频繁的患者，起病可以较急，这种病例起病时的主要表现常常是血红蛋白尿，其次为发热。

（1）贫血：是最主要也是最早出现的症状。98.3% 的患者有贫血。大多 PNH 起病缓慢，首发症状贫血为早期表现者占 60.3 %（也有少部分患者起病较急，因急性溶血，而突然出现酱油色尿，即以血红蛋白尿为首发症状者占 20.1%），贫血常为中、重度贫血。最常见慢性贫血症状，如乏力头晕、面色萎黄、心悸气急、耳鸣眼花；口唇色淡、耳郭苍白及甲床色淡等。由于贫血大多是缓慢发生的，患者常有较好的适应能力，所以往往血红蛋白虽低，但活动无明显受限，甚至能够工作。此外，由于长期血管内溶血，部分患者皮肤有含铁血黄素沉着，呈苍白带暗褐色，病程长者更为明显。

（2）血红蛋白尿：阵发性加重或发作性血红蛋白尿是本病最典型的症状。典型的血红蛋白尿呈酱油色，或葡萄酒色，或浓茶色。35% 的患者血红蛋白尿与睡眠有关。发作严重时，少数患者可有腰酸、四肢酸痛、食欲减退、发热、恶心呕吐、排尿困难、尿不尽感、尿道刺痛、膀胱区刺痛。不同病例血红蛋白尿的发病情况不同。多数病例先有贫血症状，1～2 年才有血红蛋白尿发作，最长可达 27 年。血红蛋白尿发作的轻重程度不同，少数病例无血红蛋白尿发生。有的患者血红蛋白尿持续 1～2 个月或更长时间，有的时发时止，每隔 5～6 日、10 余日或数月发作 1 次，每次 1～3 日。一些学者将血红蛋白尿 2 个月以上发作一次称为偶发型，间隔不足 2 个月者为频发型，长期观察未见血红蛋白尿发作者为不发型。发作轻重与睡眠关系不明显。血红蛋白尿的发作常有多种诱因，如上呼吸道感染、发热、输血、酸性食物、剧烈运动、疲劳、紧张、手术、铁剂治疗及月经前期等。

（3）黄疸：由于溶血，47.6% 的患者在病程中有黄疸，而以黄疸为首发表现者占 4.1%，黄疸多为轻度或中度。

（4）出血：约 1/3 的患者有出血倾向，以出血为最初表现者占 12.6 %，表现为牙龈渗血、鼻腔渗血及皮肤出血点等轻中度出血。女性患者也可表现为月经过多。个别患者可有大量鼻衄、非局部原因能解释的术后出血、人工流产后出血、柏油样便血及眼底出血等。

（5）肝脾肿大：25.1% 有肝大，13% 有脾大，肝脾均肿大者占 12.5%。

（6）其他：长期贫血者心脏可见代偿性扩大，各瓣膜区可闻及吹风样杂音。部分患者有杵状指。血红蛋白尿发作期可有肾区叩击痛及膀胱区压痛。

（二）实验室和其他辅助检查

1. 血象

98.3% 的患者有贫血，1/5 为单纯贫血，血红蛋白多为 50 ~ 70g/L。最严重患者血红蛋白可低至 10g/L 左右，血红蛋白尿发作可使血红蛋白下降，一次血红蛋白尿发作可使血红蛋白下降 4 ~ 46g/L。网织红细胞计数高时，MCV 可增高，但有缺铁时 MCV 及 MCHC 可降低。可出现红细胞大小不匀和异形，但没有特异性改变。网织红细胞计数大多轻度增高，少数可以正常。血红蛋白尿发作频繁者，网织红细胞计数可高达 15% 以上。约半数患者白细胞减少，无血红蛋白尿发作的病例尤为显著。中性粒细胞减少，碱性磷酸酶积分低，淋巴细胞相对增多，多数病例血小板减少，血小板多在 $20 \times 10^9/L$ 以上，少数病例可见白细胞、血小板增高，全血细胞减少者占半数。少数患者外周血可见有核红细胞，个别患者血涂片中可见中晚幼粒细胞。

2. 骨髓象

大多数患者骨髓增生活跃或明显活跃，以红系增生明显，易见核分裂、双核和多核红细胞，呈增生性贫血象，15.9% 的患者红系有巨幼样改变；少数不典型病例开始可有骨髓增生不良。血小板减少者可有巨核细胞减少，巨核细胞系可出现病态造血而见小巨核细胞、巨大血小板及血小板生成不良，也有巨核细胞减少甚或全片无巨核细胞者。骨髓铁染色常呈阴性，但经多次输血者可正常或增多。值得提出的是，虽然 PNH 的骨髓增生情况良好，但做骨髓细胞培养可发现 CFU－E、CFU－GM 等的集落数比正常骨髓少，说明 PNH 骨髓造血干、祖细胞的数量和生长能力可能不足，与再生障碍性贫血（AA）有某种程度的相似。在 PNH－AA 综合征患者中骨髓增生低下。

3. 血管内溶血试验

（1）尿潜血：血红蛋白尿发作时呈阳性，但需镜检除外血尿，从尿液中查到血红蛋白是血红蛋白尿的直接证据。

（2）尿含铁血黄素试验（Rous 试验）：血红蛋白在肾小管可发生分解，被释放出来的铁以含铁血黄素的形式储存在肾小管细胞内。当肾小管的细胞脱落时，含铁血黄素颗粒可随同细胞从尿中排出，称为含铁血黄素尿，尿的沉渣经亚铁氰化钾染色后，可见到细胞内和细胞外的蓝色圆形铁颗粒。本试验阳性反映近期内曾有血红蛋白尿，阳性率约为 70%，可疑病例需多次重复检查。

（3）血浆游离血红蛋白测定：血浆游离血红蛋白可增高（正常值为 0.3 ~ 3.1mol/L）。

（4）血浆结合珠蛋白（HP）测定：溶血患者血浆结合珠蛋白因与血浆内游离血红蛋白结合而被消耗，浓度明显低于正常，血浆结合珠蛋白的减少，即使对轻度的溶血也是一个很有价值的指标。不过，血浆结合珠蛋白也可因肝功能障碍合成减少而降低，无论血管内溶血或血管外溶血，血浆结合珠蛋白均减少或降低。

（5）血结素测定：血结素是一种血浆蛋白，能与血红蛋白结合（正常值为

0.5 ～ 1.0g/L)。血结素降低程度与溶血程度成正比，但对轻度溶血不敏感，它是严重血管内溶血的良好指标。

4. 与补体溶血有关的试验

（1）糖水溶血试验（蔗糖溶血试验）：PNH 患者红细胞在等渗低离子强度下易遭补体破坏，通常用蔗糖溶液与血清一起孵育则溶血。本试验对 PNH 的敏感性最高，但特异性稍差。

（2）蛇毒因子溶血试验（CoF 试验）：蛇毒因子是从眼镜蛇毒中提取出的一种物质，本身无溶血作用，但可在血清成分的协同下，经旁路途径激活补体。在 CoF 加正常血清的试验体系中，PNH 患者红细胞溶破，而正常红细胞无溶破。本试验有较强的特异性。

（3）酸化血清溶解试验（Ham 试验）：在 pH 6.4 的条件下，经旁路途径激活补体。正常红细胞在这种体系中不发生溶血，PNH 患者红细胞则被溶解。本试验有较强的特性，被国内外公认为诊断 PNH 的依据。

（4）红细胞补体敏感试验：以抗体抗原反应激活补体，看需多少补体（以血清稀释倍数计算）致使溶血，可将 PNH 患者的红细胞按补体敏感性分为接近正常红细胞的（Ⅰ型）、中等敏感的（Ⅱ型）、高度敏感的（Ⅲ型）三个类型，并可计算出各种类型所占百分数和各型的补体敏感程度。绝大多数患者的红细胞由 2 或 3 个类型红细胞组成，我国患者中同时包含Ⅰ、Ⅱ、Ⅲ型三种细胞者最多，由Ⅰ及Ⅲ细胞组成者次之。临床溶血程度主要取决于Ⅲ型细胞的多少。

（5）红细胞和粒细胞膜 CD59 测定：细胞膜 CD59 是一种被称为反应性溶血膜抑制物（MIRL）的补体调解蛋白，目前多用流式细胞仪检测，PNH 患者多缺失此蛋白，即 CD59（－）红细胞或粒细胞显著增多 [正常参考值：CD59（－）细胞 <5%]，这是目前最敏感、最特异也是能最早期诊断 PNH 的方法，可以对 Ham 试验阴性的患者做出诊断，减少漏诊。

四、类病鉴别

本病有典型血红蛋白尿发作者诊断不难。但要与阵发性寒冷性血红蛋白尿及行军性血红蛋白尿鉴别。对不发组全血细胞减少、骨髓增生低下者注意与再生障碍性贫血鉴别。对有病态造血者与骨髓增生异常综合征（MDS）鉴别。

五、中医论治

（一）治疗原则

据患者有无血红蛋白尿发作，可将 PNH 分为发作期与非发作期。血红蛋白尿发作期，分为气血两虚、湿热蕴结和湿热夹瘀三型；血红蛋白尿非发作期，分为脾肾气虚、肝肾阴虚和气虚血瘀三型。治疗用药，发作期注意补虚与祛邪（湿）兼顾，非发作期则重在补虚。

（二）分证论治

1. 血红蛋白尿发作期

（1）气血两虚证

证候：周身乏力，面色苍白，尿如酱油色，睡醒后明显，少气懒言，心慌气短，活动尤甚，或有腰腹酸痛，自汗，纳差，舌质淡或舌体胖大，舌苔薄白，脉象皆虚滑或数或沉细。

治法：益气养血。

方药：归脾汤加减。常用药物：黄芪、当归、党参、茯苓、甘草、龙眼肉、木香、阿胶、白术、茵陈蒿、郁金、丹参。

加减：纳呆明显者，加砂仁、麦芽、神曲，以运脾消食；若湿热明显，去党参，加茵陈蒿、石韦以清利湿热；若阴虚明显，加鳖甲、枸杞子、制首乌以填精补肾；若兼低热，加银柴胡、知母以清虚热；出血明显者，加小蓟、石韦、三七末以凉血清热止血；盗汗明显者，加浮小麦、地骨皮、煅牡蛎以益气退热止汗。

（2）湿热蕴结证

证候：目黄身黄，周身乏力，尿如酱油色，睡醒后明显，活动后心慌气短，或有腰腹酸痛，或有发热自汗，腹胀纳差，大便不爽，面色苍白，舌质淡，舌苔白或白腻，脉象滑或弦数。

治法：清热利湿，佐以益气养血。

方药：茵陈五苓散加减。常用药物：茵陈蒿、茯苓、猪苓、白术、泽泻、栀子、丹参、夏枯草、甘草、黄芪、当归、郁金、大黄。

加减：发热甚者，加黄芩、败酱草、板蓝根以增清热解毒之效；若腹胀腹痛明显，加延胡索、九香虫以理气止痛；若热邪已去，湿邪轻微，舌苔转白，加党参、阿胶以增补养气血之功。

（3）湿热夹瘀证

证候：周身乏力，尿如酱油色，睡醒后明显，活动后心慌气短，发热自汗，或有腰胀腹痛，腹胀纳差，大便不爽，面色苍白或晦暗，腹部积块，舌质淡可见瘀斑，舌苔白腻或黄腻，脉象弦滑成沉弦。

治法：清热化湿，活血化瘀。

方药：黄连解毒汤合四物汤加减。常用药物：黄连、黄芩、黄柏、大黄、栀子、当归、川芎、赤芍、丹参、紫草、郁金、甘草。

加减：热象不明显者，去黄连、大黄，加茯苓、车前子以健脾利湿；湿邪不著者，去黄柏，加知母、金银花、连翘清热解毒；腰痛腹痛者，加延胡索、牛膝、香附活血祛瘀止痛。

2.非发作期

（1）脾肾气虚证

证候：神疲乏力，腰膝酸软，头晕耳鸣，纳差，滑精，少气懒言，心慌气短，活动尤甚。面色苍白，舌质淡或舌体胖大有齿痕，舌苔白或水滑苔，脉象虚滑或沉细，右脉更甚。

治法：温补脾肾。

方药：右归丸加减。常用药物：熟地黄、山药、山茱萸、枸杞子、菟丝子、鹿角胶、杜仲、肉桂、当归、制附子。

加减：肾阳虚甚见畏寒肢冷、小便清长者，加炮附子、肉苁蓉、杜仲、仙茅以益其温肾壮阳之功；便溏纳呆明显者，去当归，加白扁豆、焦三仙、茯苓以健脾消食；兼血瘀者，加丹参、川芎、鸡血藤以活血祛瘀。

（2）肝肾阴虚证

证候：周身乏力，五心烦热，潮热盗汗明显，腰膝酸软，心慌气短，活动尤甚，或有多梦遗精，或有视物昏花，面色苍白，舌质红或淡红，少苔或薄白苔，脉象细数或沉细。

治法：滋补肝肾，益气养血。

方药：左归丸加减。常用药物：枸杞子、龟甲、菟丝子、熟地黄、淮山药、山茱萸、女贞子、旱莲草、黄芪、牡丹皮、当归。

加减：盗汗明显者，加地骨皮、浮小麦、煅牡蛎以清热止汗；出血明显者，加蒲黄炭、茜草、侧柏叶以凉血止血；若心悸失眠，加合欢皮、远志、煅龙骨以养血安神；阴虚内热明显者，加地骨皮、知母以滋阴清热。

（3）气虚血瘀证

证候：周身乏力，腹部积块，活动后心慌气短，自汗，或有腰胀腹痛，腹胀纳差，或有肌肤甲错，面色苍白或晦暗，舌质淡可见瘀斑，舌苔白，脉象弦滑或沉弦。

治法：补气活血。

方药：补阳还五汤加减。常用药物：黄芪、当归、川芎、熟地黄、人参、白术、丹参、赤芍、桃仁、地龙、鸡血藤、红花。

加减：若腹胀明显，加大腹皮、郁金以行气除胀；兼阴虚者，去人参加枸杞子、天门冬、制首乌以填补肾精，化生血液；便溏者去当归、桃仁、地龙、白术，加茯苓、炒白术以健脾渗湿。

（三）中医特色治疗

1.专方专药

（1）防溶灵（杨梅科植物杨梅根皮提取物）：每次 0.5 ~ 1.5g，每日 3 ~ 4 次，口服。

（2）归脾丸：每次 6g，每日 3 次，口服。用于气血两虚的患者。

（3）知柏地黄丸：每次 12g，每日 3 次，口服。用于发作期偏阴虚的患者。

（4）乌鸡白凤丸：每次 6g，每日 3 次，口服。用于气血两虚和气虚血瘀的患者。

（5）金匮肾气丸或肾气丸：每次 6g，每日 3 次，口服。用于发作期和非发作期偏阳虚的患者。

（6）复方阿胶浆口服液：每次 1 ~ 2 支，每日 4 次，口服。可用于气血两虚的患者。

（7）生脉饮：每次 1 支，每日 3 次，口服。用于气阴两虚的患者。

2. 饮食疗法

（1）枸杞大枣小米粥：枸杞子 20g，大枣 50g，山药 20g，花生米 20g，小米 50g，加水 150 ml，煮粥食用。治疗 PNH 发作期、间歇期血虚而见面色苍白，乏力纳差者。

（2）生地炖黄鼬肉：生地黄 50g，甘草 20g，黄鼬肉 200g，龙眼肉 20g，加水适量，加盐油调味，文火炖 2 小时左右，饮汤食肉。治疗 PNH 发作期、间歇期气血虚损而见面色苍白，乏力，腰膝酸软诸症。阴虚火旺者勿用。

（3）蜜肾丸：将黄狗肾、紫河车按 2：1 的比例共研细末，炼蜜为丸，每丸 10g，每次 1 丸，每日 2 次，口服。用于 PNH 间歇期气血虚见面色无华，乏力，腰痛膝软者。阴虚火旺者勿用。

（4）乌龙汤：乌鸡 1 只，龙眼肉 50g，砂仁 15g，加水适量，加盐油调味，文火炖 2 小时，饮汤食肉。具有补气生血作用。

（5）鲜芹菜适量，冷开水洗净，捣烂绞汁服，每次 100 ~ 200ml，每日 2 次，有较好的清热利湿止血作用。

（6）藕粥：鲜藕 200g，洗净切小块，加糯米 50 ~ 100g，红糖适量，放入砂锅内，加水 500 ml，煮成稠粥，每日 2 ~ 3 次温服，有调和血脉，和胃止血之功。

3. 针灸治疗

（1）体针治疗：主穴取命门、肾俞、关元。配穴取阴谷、太溪、大敦，补肾益精，清肝止血；加足三里、阳陵泉、脾俞、至阳、三阴交，健脾除湿，利胆退黄。每次各选 1 ~ 2 穴，交替进行。虚证则灸治。

（2）耳针治疗：针脾、胆、肾、输尿管、膀胱、外生殖器、骶椎、腰椎、神门、交感、肾上腺、脑、皮质下，每次取 2 ~ 4 穴，留针 10 ~ 20 分钟，每日 1 次。

4. 推拿疗法

患者坐位，医者一手握患者腕部，另手施揉拿手三阴法，点按劳宫、少府、大陵、神门，以泻心火；再以拇指点按小肠俞、膀胱俞，清利下焦湿热；复施提拿足三阴法，点按阴陵泉、三阴交、中极，清利湿热，凉血止血。脾肾阳虚者医者双拇指点按脾俞、膈俞、胃俞、中脘，补脾健胃，补血生血；点按阳陵泉、三阴交，调理脾肾，益气止血。肝肾阴虚者，取仰卧位，采揉拿手三阴法，点按三阴交、血海、复溜、太溪，壮水制火，补益肝肾，清热滋阴，凉血止血。

六、西医治疗

（1）雄激素：可促进红细胞生成，对骨髓增生低下的PNH患者应用雄激素可以减少输血，提高血红蛋白。

（2）输血：对血红蛋白低于50g/L的PNH患者应输给洗涤红细胞。

（3）抗胸腺细胞球蛋白（ATG）或抗淋巴细胞球蛋白（ALG）：适用于骨髓增生低下有中重度血细胞减少的患者。

（4）碱性药物及右旋糖酐：可使溶血暂时好转。

（5）肾上腺皮质激素：常用的药物为泼尼松20～40mg/d，连用3～6周，缓解后逐渐减量。

（6）小剂量化疗：主要适用于血红蛋白尿频繁发作或持续有血红蛋白尿，骨髓增生活跃以上者。

七、转归与预后

综合国内PNH报道资料，患者约有1/4在病程中死亡。主要死亡原因是感染、贫血性心脏病、中枢神经系统出血，其中尤以感染为多。欧美国家中本病死亡原因占首位的是血栓形成，在我国，本病患者在病程中有血栓形成者比欧美少，尤其是发生在脑、肝、肠等脏器，且多发的或反复发生的、严重病例而以发生在肢体血管者为多，因此，很少造成死亡。近年来由于注意对症治疗和改善一般状况，死于贫血及出血者减少，但感染仍是主要威胁。大部分患者虽仍贫血但可长期生存，少部分患者可完全缓解或痊愈，起病后20～30年的估算生存率可达50%以上。日本报道的20～30年生存率也超过50%。因此，进一步减少并发症，加强对症和支持治疗，提高生存质量，则有可能长期生存。

国内PNH病例中约有10%是从再生障碍性贫血转化而来的。但从PNH转为再生障碍性贫血（不再有PNH特点）者则不足1%，再生障碍性贫血经ATG治疗后发生PNH者在国外已屡有报道，国内报道很少。用检测PI连接蛋白的方法发现：约20%小儿再生障碍性贫血患者的血中可查到缺失膜蛋白的异常细胞。这些观察都说明其与PNH关系密切，有导致转化的内在联系。PNH转化为急性白血病的报道在国外不稀少，日本1989年报告160例，其中4例（2.5%）转为急性白血病，但北京协和医院长期观察的182例中没有一例能确定转为白血病。美国学者Hards复习总结了有关文献报道的1760例PNH患者的长期观察结果，16例（1%）发生急性白血病。另外，墨西哥学者Ongora—Biachi等对117例PNH患者长期生存率Cox模型分析表明，成人10年生存率为81%，儿童为55%，成人5年生存率为64%，儿童为55%，差异明显（$P=0.045$）。表明儿童PNH预后不如成人，并发现儿童PNH患者，因血小板减少导致脑出血的危险性高。

关于 PNH 患者的妊娠转归，国内外学者看法不一。有人认为 PNH 患者妊娠对母婴都不利，会造成严重不良后果。但总的来看，妊娠虽可带来一些危险，但注意观察，适当处理，多数仍可求得母婴安全，仅少数发生自然流产、胎死宫内。

八、预防与调护

（1）生活上应注意生活起居、个人卫生和饮食卫生。注意保持室内卫生，避风寒，节劳作，积极预防呼吸道感染、肠道感染及其他感染，避免这些诱发因素，减少溶血的发生。少食辛辣食品，以免耗气伤阴，不可过食油腻，以防湿热内生。戒烟酒，烟酒中的某些化学物质可影响造血，有些可诱发突变。尽量不用可疑有诱发溶血发作的酸性过高的食品、药物及西药中某些解热镇痛药物等。节房事，勿房劳过度，应少生少育，以免耗损肾精。

（2）注意心理调摄：情志失调的各种不良刺激因素，可损及不同脏腑功能，因此正确对待疾病，保持乐观情绪，避免精神紧张、激动及悲观失望，对疾病的康复是非常重要的。应该让患者了解本病的证候特点，认识情志的调摄对疾病转归的重要性，以良好的心态接受，并积极配合治疗。

九、疗效判定标准

1. 主要临床表现分级

（1）贫血分级：血红蛋白 <30g/L 为极重度，血红蛋白 31 ~ 60g/L 为重度，血红蛋白 61 ~ 90g/L 为中度，血红蛋白 >90g/L 为轻度。

（2）血红蛋白尿分级：<2 个月发作一次为频发，> 2 个月发作一次为偶发，观察 2 年无发作为不发（观察不足 2 年未发为暂不发）。

（3）骨髓增生程度：除按有核细胞数划分四级外，尚需注意粒细胞与红细胞比例。低下者需注明单部位抑或多部位。

2. 疗效标准

（1）近期临床痊愈：1 年无血红蛋白尿发作，不需输血，血象（包括网织红细胞）恢复正常。

（2）近期临床缓解：1 年无血红蛋白尿，不需输血，血红蛋白恢复正常。

（3）近期明显进步：按观察期前后的病情分级，凡血红蛋白尿发作频度、贫血严重程度、骨髓增生状况中任何一项进步两级者为明显进步。

（4）近期进步：病情分级中任何一项进步一级者或其他客观检查有进步者。

（5）无效：病情无变化或恶化。

注：观察期多 5 年时可去除"近期"两字。判断治疗效果时，须排除病情的自然波动。

第十五章

珠蛋白生成障碍性贫血

一、概述

珠蛋白生成障碍性贫血原名地中海贫血，又称海洋性贫血，是一组遗传性溶血性贫血疾病，是由于遗传的基因缺陷致使血红蛋白中一种或一种以上珠蛋白链合缺如或不足所导致的贫血或病理状态。缘于基因缺陷的复杂性与多样性，使缺乏的珠蛋白链类型、数量及临床症状变异性较大。根据所缺乏的珠蛋白链种类及缺乏程度予以命名和分类。本病具有低色素小红细胞和靶形红细胞，并有血红蛋白成分的各种改变。本病广泛分布于世界许多地区，东南亚即为高发区之一。我国广东、广西、四川多见，长江以南各省区有散发病例，北方则少见。

珠蛋白生成障碍性贫血属于中医"虚劳""黄疸"等范畴，伴有肝脾肿大者属于"积聚"范畴。自幼贫血，中焦受气，化血不足，更兼禀赋薄弱，阳不生阴，精血匮乏，水谷不能克消，精微反作水湿，阻遏胆液，浸渍肌肤为虚劳发黄之证，若气血阴阳不足，又见外邪客表，则可见虚实夹杂之征。本病临床既有肾精亏虚、气血不足，又有黄疸、积聚，以虚实并存为特点。本病大多婴儿时即发病，表现为贫血、虚弱、腹内结块、发育迟滞等。

二、病因病机

（一）病因

1. 起始病因

（1）禀赋不足，先天遗传：禀赋不足，其根在肾，源于父母。肾为先天之本，主藏精，主骨，生髓。先天肾精不充，则生化无源。先天之精来自父母，若父母本身禀赋有缺，子女必然先天不足、肾精不充。

（2）环境影响，脾胃虚弱：本病多发生于海洋地带，海洋地处潮湿，湿邪极易中伤脾胃，导致脾胃虚弱。脾为后天之本，主运化，为气血生化之源。脾气不足，后天失养，则见贫血乏力。脾胃虚弱，水湿运化障碍，郁久化热，湿热内蕴，则见黄疸，黄疸日久，阻滞气机，气滞血瘀，易成积聚之证。

2. 继发病因

（1）饮食不节，中伤脾胃，运化失司，导致气血亏虚。由于湿热内蕴，久则败伤气血，而出现黄疸、积聚等，形成虚实错杂之证。

（2）治疗失宜：在先天气血虚损基础上，又有药毒所伤，可直接伤及气血，损及阴阳，出现气血阴阳俱虚证候，同时中伤脾胃，气血阴阳化生不足，可使病情进一步加重。

（二）病机

本病发生的起始部位在肾，关键病位在于骨髓，因肾主骨，生髓，髓生血。患者首先出现肾脏虚损证候，而在疾病发生与发展过程中可由肾脏转化到其他脏腑。首先转化的脏腑为脾脏，肾主先天，脾主后天，后天之疾，必损后天之本；其次可出现肝胆疏泄功能失常，加重黄疸症状；疾病严重阶段，受损脏腑为心肺两脏，可见心前区疼痛，活动后心悸、气短等症状。从气血阴阳来看，患者首发证候多为气血两虚或肾阴虚，但到疾病晚期，可转化为阴阳两虚，或病程日久，气血耗伤，又可见血瘀内阻。故早期主要为虚证，疾病晚期见有虚实夹杂证候。

三、辨病

（一）症状

幼年发病，发育迟缓或落后，以及持续存在慢性溶血性贫血是疾病的主要临床表现。贫血程度差别很大，轻者可无明显的临床症状，重者血红蛋白严重低下，常影响正常生活及发育过程。

（二）体征

在发育迟缓的同时，患者可有不同程度肝脾肿大，部分患者有轻度黄疸，脾脏持续肿大可合并脾功能亢进，使贫血加重，并可能有出血倾向和反复感染。重症患者因骨髓极度增生而导致骨骼变形，表现为头颅增大，额部隆起，长骨骨髓腔增宽，皮质变薄，可发生病理性骨折。

（三）并发症

本病可并发黄疸、肝脾肿大、胆石；可并发溶血危象、水肿、腹水、贫血、骨骼改变、生长发育停滞；常并发支气管或肺炎，并发含铁血黄素沉着症，造成脏器损害，并发心力衰竭、肝纤维化、肝衰竭等。

（四）辅助检查

1.实验室检查

（1）血象：由于血红蛋白合成下降而呈小细胞低色素性贫血，外周血涂片可见红细胞大小不等，中央浅染区扩大，红细胞形态改变明显出现异形（梨形、泪滴状、小球形、三角形或靶形）、碎片红细胞和有核红细胞、嗜碱性点彩现象等、嗜多染性红细胞等，网织红细胞正常或增多，通常 ≤ 10%。

（2）红细胞渗透脆性试验：减低，0.40% ~ 0.38%NaCl 溶液开始溶血，在 0.20% 或更低的低渗盐水中才完全溶血，轻型病例可正常。

（3）HbF 测定：这是诊断重型 β 珠蛋白生成障碍性贫血的重要依据。HbF 含量轻度升高（< 5%）或明显增高（20% ~ 99.6%）；HbA2 常降低、正常或中度增高（HbA2 正常值为 3.5% ~ 8.0%）。

（4）血红蛋白电泳：分离出 HbH 或 HbBart 是确诊 α 珠蛋白生成障碍性贫血的重要依据。

（5）肽链分析：采用高效液相层析分析法可测定 α、βγ、δ 肽链的含量，Cooley 贫血时，β/α 比值 < 0.1（正常值为 1.0 ~ 1.1）。

（6）异丙醇试验：呈阳性。如同热不稳定试验一样，可鉴别不稳定血红蛋白和 α 海洋性贫血。

（7）包涵体生成试验：红细胞包涵体和 Heinz 小体可呈阳性。

（8）骨髓象红系增生明显活跃，以中、晚幼红细胞占多数，成熟红细胞形态改变与外周血相同。但 α 珠蛋白生成障碍性贫血静止型骨髓象可正常。

（9）核酸分析：测定血红蛋白肽键的 mRNA 含量或通过 DNA 分子杂交及限制性内切酶技术鉴定患者的珠蛋白基因是否缺失。近年来，应用限制性片段长度多态性（RFLP）连续分析人工合成的寡核苷酸探针杂交及基因体外扩增（PCR）技术间接或直接进行基因诊断，可检测和鉴定突变基因。

2.其他辅助检查

常规做 X 线、B 超、心电图等检查。骨骼 X 线检查，骨髓腔增宽，皮质变薄和骨质疏松，颅骨的内外板变薄，颅骨骨髓腔增大，板障加宽，骨皮质间髓梁有垂直条纹呈短发状改变。短骨由于骨小梁变薄而成花边或嵌花样间隔，以指骨及掌骨出现较早，长骨骨质变薄而髓腔变宽，以股骨端较明显。

（五）诊断

1.β 地中海贫血

（1）重型 β 地中海贫血：临床表现为自出生后 3 ~ 6 个月起出现贫血，肝脾肿大、颧骨隆起、眼距增宽、鼻梁低平等骨骼改变，呈现特殊的"地中海贫血"面容，X线检查可见外板骨小梁条纹清晰呈直立的毛发样；发育滞后。实验室检查：血红蛋白<60g/L，呈小细胞低血色素性贫血，红细胞形态不一、大小不均，有靶形红细胞（10%以上）和红细胞碎片，网织红细胞增多，外周血出现较多有核红细胞。骨髓中红细胞系统极度增生。首诊HbF达30%～90%。遗传学：父母均为β地中海贫血。符合上述条件者可做出临床诊断，进一步诊断需进行α和β珠蛋白链的合成比率测定和基因分析。

（2）中间型β地中海贫血：临床表现为多在2～5岁时出现贫血，症状和体征较重型轻，可有"地中海贫血"面容。实验室检查：血红蛋白60～100g/L，成熟红细胞形态与重型相似，网织红细胞增多，偶见有核红细胞，HbF>3.5%。遗传学：父母均为β地中海贫血。符合上述条件者可做出临床诊断，进一步诊断需进行基因分析和血红蛋白结构分析的结果做出区分。

（3）轻型β地中海贫血：临床表现为无症状或有轻度贫血症状，偶见轻度脾大。实验室检查：血红蛋白稍降低但>100g/L，末梢血中可有少量靶形红细胞，红细胞轻度大小不均。MCV<79fl，MCH<27pg，红细胞脆性试验阳性，HbA_2>3.5%或正常，HbF正常或轻度增加（不超过5%）。遗传学：父母至少一方为β地中海贫血。除外其他地中海贫血和缺铁性贫血。符合上述条件者可做出临床诊断，进一步诊断需进行基因分析。

（4）静止型β地中海贫血基因携带者：无症状。实验室检查：血红蛋白正常，MCV、MCH和红细胞脆性试验常降低，网织红细胞正常。HbA_2>3.5%或正常，HbF正常或轻度增加（不超过5%）。遗传学：父母至少一方为β地中海贫血。确定诊断需做基因分析。

2.α地中海贫血

（1）重型α地中海贫血（血红蛋白Bart's胎儿水肿综合征）：临床表现为胎儿在宫内死亡或早产后数小时内死亡。胎儿苍白、皮肤剥脱，全身水肿，轻度黄疸，肝脾肿大，体腔积液，巨大胎盘。孕妇可有妊娠高血压综合征。实验室检查：脐血血红蛋白明显降低，红细胞中心浅染、形态不一、大小不均，有核红细胞显著增多，靶形红细胞增多。血红蛋白电泳：血红蛋白Bart's成分>70%，少量血红蛋白Portland，可出现微量HbH。遗传学：父母双方均为α地中海贫血。符合上述条件者可做出临床诊断，进一步诊断需进行基因分析。

（2）血红蛋白H病（中间型α地中海贫血）：临床表现为轻度至中度贫血（少数患者血红蛋白可<60g/L或>100g/L），可有肝脾肿大和黄疸，可有"地中海贫血"面容。实验室检查：红细胞形态基本同重型β地中海贫血所见，红细胞内可见包涵体。骨髓中红细胞系统增生极度活跃。血红蛋白电泳出现HbH区带，HbH成分占5%～30%（个别患者HbH成分可<5%或高达40%），也可出现少量血红蛋白Bart's（出生时血红蛋白Bart's可达15%以上）。非缺失型血红蛋白H病可出

现微量血红蛋白 Constant Spring。 遗传学：父母双方均为 α 地中海贫血。符合上述条件者可做出临床诊断，进一步诊断需进行 α 和 β 珠蛋白链的合成比率测定和基因分析。

（3）轻型 α 地中海贫血：临床表现为无症状或有轻度贫血症状，肝脾无肿大。实验室检查：出生时血红蛋白 Bart's 可占 5% ~ 15%，几个月后消失，红细胞有轻度形态改变，可见靶形红细胞，血红蛋白稍降低或正常，MCV<79fl，MCH<27pg，红细胞脆性试验阳性，血红蛋白电泳正常。遗传学：父母一方或双方为 α 地中海贫血。除外其他地中海贫血、缺铁性贫血和慢性疾病。符合上述条件可做出临床初步诊断，确定诊断需做基因分析。

（4）静止型 α 地中海贫血基因携带者：出生时血红蛋白 Bart's 为 1% ~ 2%，随后很快消失，无贫血，血红蛋白电泳正常，红细胞形态常正常（少部分可见 MCV<79fl，MCH<27pg，红细胞脆性试验阳性）。父母中至少一方为 α 地中海贫血。确定诊断需做基因分析。

3. 遗传性胎儿血红蛋白持续存在综合征

遗传性胎儿血红蛋白持续存在综合征（HPFH）临床无症状。血象正常，红细胞内有高浓度的 HbF 持续存在至成年，血红蛋白电泳：杂合子者 HbF>15%，纯合子者血红蛋白均为 HbF。酸洗脱试验示，红细胞内均有 HbF，HbF 分布于全部红细胞中。父或母为 HPFH 纯合子或杂合子。

四、类病辨别

根据临床特点和实验室检查，结合阳性家族史，一般可做出诊断。有条件时可作基因诊断。本病须与下列疾病鉴别。

（1）缺铁性贫血：轻型地中海贫血的临床表现和红细胞的形态改变与缺铁性贫血有相似之处，故易被误诊。但缺铁性贫血常有缺铁诱因，血清铁蛋白含量减低，骨髓外铁粒幼红细胞减少，红细胞游离原卟啉升高，铁剂治疗有效等可资鉴别。

（2）传染性肝炎或肝硬化：因 HbH 病贫血较轻，还伴有肝脾肿大、黄疸，少数病例还可有肝功能损害，故易被误诊为黄疸型肝炎或肝硬化。但通过病史询问、家族调查及红细胞形态观察、血红蛋白电泳检查即可鉴别。

五、中医论治

（一）治疗原则

总的治疗原则是补益肾精。而在治疗过程中，又可根据脏腑相关变化灵活运用滋肾养肝、补肾健脾、补肾益肺、心肾双补等中医治疗法则，并适当佐以不同药物以治疗。

（二）分证论治

1. 肾精亏虚证

证候：疲乏无力，腰膝酸软，精神不振，面白血少，气息低微，五心烦热，形体瘦弱，体重不足，头颅大，智力差，舌红少苔，脉细弱。

治法：补肾填精。

方药：左归丸加减。常用药物：熟地黄、山药、山茱萸、菟丝子、枸杞子、川牛膝、鹿角胶、龟板。

加减：潮热盗汗者，加地骨皮、青蒿等；口舌生疮者，加黄柏、知母等；遗精者，加桑螵蛸、金樱子等；食欲不振者，加炒白术、焦三仙、陈皮等。

2. 肝肾两虚证

证候：腰膝酸软，潮热盗汗，口干咽燥，头目眩晕，肢体麻木，五心烦热，体消瘦，肌肤不泽，舌红少苔，脉细数。

治法：滋补肝肾。

方药：一贯煎加减。常用药物：生地黄、沙参、麦冬、当归、枸杞子、川楝子。

加减：在应用本方时，若口苦烦躁者，加炒川连、炒黄芩等；若大便秘结者，加瓜蒌、火麻仁等；有虚热盗汗者，加地骨皮、青蒿等；口干少津者，加石斛、沙参等；胸胁胀满，胁下硬积者，加鳖甲、龟板等。

3. 脾肾两虚证

证候：腰膝酸软，疲乏无力，食欲不振，潮热汗出，脘腹胀满，面目虚浮，面黄肌瘦，肢体浮肿，舌淡苔薄，脉象细弱。

治法：补肾健脾。

方药：济生肾气丸加减。常用药物：山茱萸、山药、熟地黄、白茯苓、泽泻、牡丹皮、车前子（包煎）、附子、肉桂（后下）、牛膝。

加减：食欲不振明显者，加炒白术、党参等；纳食不馨者，加石菖蒲、砂仁、陈皮等；脘腹胀满者，加枳实、大腹皮、焦槟榔等；痰湿较重者，加半夏、南星等；湿热较重，全身黄疸者，加茵陈蒿、桂枝、萆薢等。

临证事宜：本证候多由疾病日久引起脾阳受损。虽有脾虚生湿之症，故治疗时勿用寒凉之药，也慎用滋腻大补之品，以免导致脾胃气机阻滞，影响脾胃受纳与运化功能。

4. 心肾两虚证

证候：腰膝酸软，疲乏无力，心悸气短，腰背酸痛，失眠多梦，胸胁满闷，形体消瘦，舌淡苔薄，脉象结代。

治法：补益心肾。

方药：天王补心丹加减。常用药物：生地黄、五味子、当归、天门冬、麦冬、柏子仁、酸枣仁、人参、玄参、丹参、茯苓、远志、桔梗。

加减：若心悸怔忡者，可加龙眼肉、夜交藤等；若遗精滑泄者，加金樱子、芡实等；心肾两虚，血脉瘀阻者，可加川芎、桃仁、红花等；心肾阳虚者，可加泽泻、车前子、防己、益母草等。

（三）中医治疗特色

1.专方专药

（1）河车大造丸：用于虚证之脾虚明显者，每次1丸，每日2～3次。

（2）五子衍宗丸：用于虚证之肾虚明显者，每次1丸，每日2～3次。

（3）大黄䗪虫儿：用于实证瘀血积块明显者，每次1～2袋，每日2～3次。

2.名老中医经验

周霭祥、麻柔认为，本病属中医"虚劳""积聚""疳症"范畴，辨证分为肝肾阴虚、脾肾阳虚、湿热血瘀三个类型。但治疗时以补肾贯穿各型治疗的始终，肾虚是本病的根本。周氏补肾喜用大菟丝子饮为主，加减化裁，补肾阴常用熟地12g，枸杞子15g，山萸肉15g，何首乌15g，女贞子12g，旱莲草15g，阿胶20g，菟丝子15g，补骨脂12g；补肾阳常用巴戟天12g，淫羊藿12g，仙茅10g，肉苁蓉12g，锁阳12g，菟丝子12g，补骨脂12g；阴阳双亏者用以上两方合方；兼以气血虚者，周氏常合用当归补血汤：黄芪30g，当归15g。

六、西医治疗

1.驱除高铁治疗

若反复输血出现患者机体铁负荷过重时，可在中医辨证施治基础上选用。

（1）去铁胺（deferoxamine）：每次35～40mg/kg，皮下注射，每晚1次，每周连用6次，长期应用或12～13mg/（kg·d）肌内注射，每月4～6次或每月1～2次，每次1～2g，静脉注射。

（2）二乙烯三胺五乙酸（DT-PA）：每次1～2g，加入每次输血中。

（3）维生素C：可促进去铁胺的排铁作用。

2.脾肿大治疗

在临床中重型β珠蛋白生成障碍性贫血及HBH患者切脾后可明显延长输血间期及减少输血量。其指征为：①明显脾功能亢进；②输血需要量大，间隔短；③巨脾并有明显压迫症状。

3.基因活化法治疗

重型β珠蛋白生成障碍性贫血采用一些化学药物可以使γ球蛋白基因重新活化，使其尽可能合成γ链，代替β链生成HbF，减少游离α链生成包涵体。

七、转归与预后

本病为遗传性疾病，在疾病发生与发展过程中，随着疾病进展，其由疾病始发部位肾脏可发展到其他脏腑，临床多见肝肾两虚、脾肾两虚与心肾两虚证候。从外在表现分析，本病可由单纯肾精亏损而发展到气血阴阳俱虚或阴竭阳微证候；也可以由脏腑亏虚或气虚阴阳亏虚而导致其他变生疾病或证候，如湿热证候、痰湿证候、血瘀证候等。临床上，证候简单者，临床转归较好，证候复杂多变者，临床转归较差。本病预后决定疾病发生的时间与严重程度。幼年发病，临床症状（证候）及并发症状多者预后较差；老年患者机体功能减低，疾病恶化较快，病死率较高；成年发病，临床证候较少，且并发症少者，预后较好。

八、预防与调护

1. 预防

球蛋白生成障碍性贫血为一组常染色体不完全显性遗传性慢性溶血性贫血，可以通过遗传咨询，禁止男女双方基因携带者结婚；对于已婚的基因携带者在妊娠期间可以通过羊水细胞基因或胎血肽链分析，对产前重型珠蛋白生成障碍性贫血诊断提供帮助，以决定是否中止妊娠。对于父母有遗传危险因素的新生儿或幼童应进行及早检查，发现患有珠蛋白生成障碍性贫血应及时治疗，以防疾病加重。

2. 调护

因本病主要为溶血导致的贫血，因此，其主要措施应围绕贫血症状加强护理，包括起居生活规律、适当高营养、节制房事、心理调节、情志护理等。康复包括多方面，如对于临床无症状患者应加强锻炼，增强体质，预防疾病进展；针对心理状况，进行适当康复指导，以及轻度贫血的药物治疗与康复等措施。

九、疗效判断标准

（1）显效：输血依赖型经治疗血红蛋白达 70g/L 以上，不再需输血，维持 1 年以上。非输血依赖型经治疗血红蛋白上升 20g/L，维持 1 年以上。

（2）有效：输血次数减少，间隔时间延长，血红蛋白可上升。

（3）无效：无变化。

第十六章

白细胞减少症和粒细胞缺乏

一、概述

成人外周血液白细胞计数持续 $< 4 \times 10^9$/L，统称白细胞减少症，主要为中性粒细胞减少。外周血液中性粒细胞的绝对值成人 $< 1.8 \times 10^9$/L，儿童 $< 1.5 \times 10^9$/L，婴儿 $< 1.0 \times 10^9$/L，称为粒细胞减少症。中性粒细胞极度缺乏，绝对值 $< 0.5 \times 10^9$/L，甚至消失，称粒细胞缺乏症。

白细胞减少症是由于各种病因引起的外周血白细胞计数持续低于正常（4×10^9/L）的综合征，临床类型不同，其临床表现很不一致，且缺乏特异性，少数无症状，多数常自觉乏力、头晕、倦怠、易诱发感染而有发热等症状，甚至导致败血症而致命。10%~25% 患者出现血液感染，其中大多数为有长期或严重中性粒细胞缺乏的患者，而血液感染的实际发生率可能更高。近年来由于肿瘤患者增多，放化疗普遍开展及各种化学制剂和化学药物的广泛应用，使白细胞减少症发病率明显增多，为临床常见急症之一。造血系统恶性肿瘤患者白细胞减少尤其是中性粒细胞缺乏伴感染相关死亡率高达 11.0%。

本病临床一般呈慢性过程，少数可无症状而在体检时发现；多数有乏力、头晕、精神委靡、食欲减退、记忆力减退、心慌，或见低热等症状，部分患者可反复感染，如口腔炎、上呼吸道感染、支气管炎、肺炎、中耳炎、泌尿系感染等，常反复发作，不易治愈；但部分患者却无反复感染的表现。本病起病缓、病程较长，多见虚衰诸证，属于"虚劳"范畴；若兼见劳热日久，不易骤退者称"虚劳伏热"；也有腹中块物，癥积胁下，日久不移，谓"虚劳癥积"；粒细胞缺乏症，起病急，多见热盛邪实诸证，则归属"温热病"的范畴；若兼见咽喉肿痛、口糜舌痛之邪热邪毒诸症，称为"温毒"；若热势缠绵，渐见黄疸，脾湿内蕴者，归属"湿热证"。

二、病因病机

（一）病因

1. 内因

（1）禀赋不足，形气不足：男精女血结合，乃能受孕成胎。若父母不能谨守聚精养血之道，或恣情纵欲，或房室不节，均可损伤肾气，戕伐生机，暗耗精血；或母体受孕之后饮食不节，损伤脾胃，精血无以生化，致使胎中失养，即生之后，及至长大，则脏腑不健，体质虚弱，且易为病邪所损，而发本病。亦如清代何炫《何氏虚劳心传·虚证类》所云："有童子患此者，则由先天禀受之不足，而禀于母气者尤多。"故精气虚衰是形成本病的主要原因，复由后天脾胃之气失调，导致营卫不和，诸邪毒之气乘虚浸淫骨髓，损肾及脾，发为本病。

（2）久病劳倦，耗伤精血：后天失于调理，或忧思不解，或劳倦过度，损伤心脾，气血亏虚，血亏则心火独旺，相火妄动，暗灼肾阴，心肾失交；或房劳过度，虚败精液，真元耗散，精髓不得滋化气血；或大病久病，失于调理，精血耗损，皆致脏腑功能失调，阴阳气血俱虚，逐为温热之邪侵袭或因接触有毒之品（如化学药物、X线及有机毒物），入里伤髓，而发本病。且病久不愈，脉络痹阻，正虚血瘀，致病无愈期。亦如《诊家四要·病机约论》所云："曲运神机则劳心，尽心谋虑则劳肝，意外过思则劳脾，遇事而忧则劳肺，色欲过度则劳肾。"

（3）饮食不节，脾胃受损：脾胃为后天之本，气血生化之源。饮食不节，或暴饮暴食，或嗜欲偏食，或饮酒过度，皆可损伤中焦脾胃；久则脾胃功能衰退，不能化生气血，致使气血亏虚，内不能调和五脏六腑，外不能洒陈营卫经脉，渐至表里俱虚，阴阳失调，因而易受外邪或毒物从口鼻或肌肤侵入，更伤气血，甚或损及精髓，乃发本病。亦如清代唐大烈《吴医汇讲》引汪缵功"虚劳论"所云："盖精生于谷，饮食多自能生血化精……若脾胃一弱，则饮食少而血不生，阴不能以配阳，而五脏齐损。"

2. 外因

（1）正气虚弱，外感六淫：营卫不和之体，易感六淫之邪，时邪侵入机体，邪正交争日久，正虚邪进，营卫俱虚，脏腑气血功能失调，则发本病。若迁延失治，病邪久羁，正气更伤；或病邪入里，损及营血，伤及骨髓，生血之源被遏，终致病情加重，且缠绵难愈。亦如清代陈念祖《医学从众录·虚痨续论》所云："虚痨之人，必有痰嗽，亦最多感冒。"

（2）用药不当，脏腑损伤：素有痼疾需久服药者，药物蓄积；或长期服用有毒药物，或误服毒药，直接损伤气血；或形气不足之体，妄投苦寒、金石之类，败伤脾胃，损及肝肾，皆致生血之源被抑，精血耗损，而发本病。亦如明代汪绮石《理虚元鉴·虚症有六因》所云："因医药者，本非劳症，反以药误而成。"

（3）邪毒直中，骨髓受损：长期工作或居住在有毒环境影响之地，或长期接触有害毒物，邪毒直中，耗气伤血，损及阴阳，伤及脾肾，波及骨髓，气血精髓失其化源，乃发本病。亦如清代吴澄《不居集·上集》所云："惟有一种先因劳倦所伤，外邪乘虚，直伤中气，但觉困惫，饮食无碍，只不知味，面带阴惨，肌肤萧索，有类于阴乎，又有类乎气血两虚。"

（二）病机

1.发病

尽管本病原因各异，但根据临床特点，其病发于内，因由禀赋薄弱，形气不足，易为病邪所损，以致精不化气，阳不化阴，逐见气血亏虚；也由后天失调，因劳倦过度，情志抑郁，饮食不节所致者，损及脾胃，或先伤其气，后及血病，或先损其血，血病累气，以致气血不协，营卫失和，易为病邪侵入机体，属正虚受邪。一旦邪气侵入，邪正交争，乃至脏腑气血功能失调而发病。

2.病位

本病病位主要涉及病之气血虚实及脏腑失调所在。凡气血之虚，五脏不足，损于形质，总属阴虚，无论阴损及阳或阳虚及阴，其病位归属于肾，肾为真阴所居，藏生精髓，髓为血海。本病肾阴亏致使髓枯血虚，肝失所养或肺失滋源，或心火不降，更耗肾阴，故病主脏属肾，虚损及肝，或肺肾同病或心肾失交；肾阳虚则脾失温煦，气血精髓失其化源，常见脾肾俱损，气血亏虚。凡辨气血虚实者，无论气实血虚或气虚血瘀，多为血病于肝，其损在脾或血结于心，故为肝脾同病或心病系脾，乏源于脾，病本于肾。

3.病性

本病起病缓慢者，日久不愈，以正虚为主，兼见标实，常为标本虚实错杂互见，形质受损，气血不足，多以肾精亏虚为本，但有偏于阳盛阴亏，精不化血，或偏于阴盛阳衰，气不化精，或为阴阳俱虚，血失滋化；也有因正虚邪干于内，以致实火、痰湿、瘀血为标，更损其本。若本病急暴者，以标实者常见温热、湿火、邪毒蕴结，则以阳邪居多，精气内耗。

4.病势

本病慢性者居多，因劳倦过度，饮食失节，或药物之毒损伤脾胃，中焦运化失司，导致摄入的水谷之物难受气于脾以化生精微为血，血亏则心失所养，心脾两亏；又因心主火生血，血亏则不能制火，火盛更能耗血，以致脾虚血亏，心火偏旺；若因肝郁、血瘀或邪毒搏结或湿热内蕴，日久不愈，致使脾胃受损，气血生化乏源，邪结益深，脾虚更甚，脾虚及肾，气虚不能化精，精失所藏。也有因禀赋不足，复由后天失调，脾失健运以致脾肾俱虚，若偏于肾阴亏，则肝失滋养，而为肝脾肾俱虚，心肾失交而为心脾肾俱损；肾阴亏虚，年久不复，损及肾阳，由肾及脾，阴阳俱虚；因先损其阳者，肾阳虚则脾失温煦，而为脾肾阳虚。急性者多见温热邪毒乘虚侵入，由表入里，损及脾胃或直入营血，瘀热内结，邪毒深入骨髓，肝肾受损，甚则脾肾衰败，耗竭精气。

5. 病机转化

本病慢性者，因由劳倦、饮食及毒物伤脾，则以脾虚为主，或由房劳伤肾，则以肾虚为主，或始为湿热，伏邪瘀毒，病久不愈，邪实伤正，则转化为虚实夹杂，逐渐以正虚为主，损及脾肾。因此本病转化重点在于脾肾失调，阴阳盛衰及正虚邪实之间的相互关系；脾虚及肾者，先伤脾土，血亏火旺或温热伏邪引动相火，以致阴精亏虚不能化血；肾虚及脾者，先见伤肾，后因饮食不节，损其脾胃，以致气血化生乏源或阴损及阳，命门火衰，脾失温煦，气阳虚衰无以化精，逐见脾肾气血阴阳俱损。凡病久不愈，皆可导致正虚血瘀，或夹温热邪毒，但总以正虚为主。本病急性者，多见温热邪毒，其病机转化取决于邪正盛衰，粒细胞缺乏严重程度及调护施治是否得当，若由精气虚而温热邪毒为甚，且又因粒细胞极度缺乏，以致邪热弥漫三焦，甚则陷入心营，毒损骨髓，耗竭精气，以致阴阳离决而死亡；若精虚不衰，邪热未得深陷，且有外达之机，则热势消退，正气渐充；也有邪气渐衰，正气不复者，取决于阴阳气血盛衰而转化，有素体阴亏，又因邪耗精血，正虚不易骤复，一旦邪热已除，便转化为肝肾阴虚为主；有先损脾胃之气，虽见邪热伤阴，然祛邪之后转化为气阴亏虚，在病机转正虚虽有偏于气虚或阴虚之不同，但终至气阴不足或气阳虚衰，脾肾俱损。

三、辨病

（一）症状

（1）白细胞减少症：白细胞减少症患者自觉症状不多，常以疲乏、头晕为最常见，此外还有食欲减退，四肢酸软，失眠多梦，低热，畏寒，腰酸，心慌等症。易见口咽部肿痛及黏膜溃疡，反复感冒，尚可有中耳炎、支气管炎、肺炎、肾盂肾炎等继发感染；继发于其他疾病者有原发病等临床表现。

（2）粒细胞缺乏症：大多起病急骤，畏寒或寒战，高热出汗，头痛，关节痛，全身疲乏，严重者或见吞咽困难，谵妄，甚或昏迷。一旦细菌入侵，发生继发感染时再度寒战、高热、头痛及咽痛，口腔、咽峡、肛门、阴道等黏膜处均有坏死性溃疡，甚至可迅速发生败血症或脓毒血症而死亡。

（二）体征

早期可见口腔咽部溃疡，其后发生黏膜坏死变化，扁桃体红肿，常有灰白色覆盖物，也可触及颌下、颈部淋巴结肿大。

（三）辅助检查

1. 血常规

白细胞减少症，外周血红细胞、血红蛋白与血小板多数正常，白细胞一般为（2.0~4.0）×10⁹/L，伴有不同程度的中性粒细胞减少，淋巴细胞相对增多。粒细胞缺乏症，外周血红细胞与血红蛋白正常或稍低，也有部分药物如氯丙嗪与抗癌药物所引起者可伴有轻、中度贫血和（或）血小板减少，白细胞低于 2.0×10⁹/L，中性粒细胞锐减，低于 0.3×10⁹/L 或仅剩（0.01~0.02）×10⁹/L，甚至完全消失。粒细胞胞浆中可见中毒颗粒及空泡变性等改变。淋巴细胞、浆细胞和单核细胞可有不同程度增高。

2. 骨髓象

白细胞减少症早期骨髓多属正常，但也有轻度增生者，粒细胞系增生不良或成熟障碍。粒细胞缺乏症骨髓象显示粒系重度成熟障碍或增殖不良、粒细胞总数降低，停留在早幼粒细胞或中幼粒细胞阶段。也有骨髓象中粒细胞系列完全缺乏。红系和巨核系细胞多无明显改变，网状细胞、浆细胞和淋巴细胞可相对增多。恢复期骨髓最先出现原始和早幼粒细胞，相继见到各阶段粒细胞，并逐渐增多。

3. 其他检查

（1）氢化可的松试验：用以检测骨髓粒细胞储备能力。静脉滴注氢化可的松100mg，正常者滴注后 3~6h 粒细胞增加至（4~5）×10⁹/L 均为正常。

（2）肾上腺素试验：意在检测粒细胞边缘池的功能。皮下注射 1：1000 肾上腺素 0.3ml，注射前、注射后 20min 各测外周血白细胞总数及分类计数 1 次。如注射后 20min 白细胞计数增加至正常或较原水平升高 1 倍以上，提示边缘池粒细胞分布过多，若无脾肿大，可诊断为"假性粒细胞缺乏症"。

（3）血清溶菌酶测定：血清溶菌酶主要来自中性粒细胞及单核细胞含溶酶体颗粒的崩解。粒细胞减少或缺乏症如因血液内中性粒细胞破坏过多所致，则颗粒（溶酶体）外逸，血清溶菌酶升高。

（4）其他：可根据需要检查白细胞凝集素、白细胞吞噬功能、白细胞抗人体球蛋白消耗试验、同位素标记粒细胞寿命测定、骨髓干细胞培养及有关原发病所致粒细胞减少的各项检查。

（四）诊断标准及分期分型标准

由各种病因导致外周血白细胞数（成人）< 4.0×10⁹/L 时，称为白细胞减少症。外周血中性粒细胞绝对值 < 2.0×10⁹/L 为粒细胞减少症，< 0.5×10⁹/L 为粒细胞缺乏症。

四、类病辨病

（1）低增生性白血病：临床可见贫血、发热或出血，外周血常呈全血细胞减少，可见到或不能见到原始细胞。骨髓增生减低，但原始粒细胞>30%。而白细胞减少则幼稚细胞少见，且无出血，无明显贫血现象。

（2）再生障碍性贫血：起病或急或慢，多有出血、贫血表现，白细胞减少，尤以中性粒细胞明显，血小板及网织红细胞均明显减少，骨髓呈三系细胞减少。而粒细胞缺乏症则发病急，无出血，贫血不显，白细胞分类以粒细胞极度减少，甚至完全消失，血小板及网织红细胞均正常，骨髓呈粒系受抑，成熟障碍。

（3）传染性单核细胞增多症：可见溃疡性咽峡炎、粒细胞减少，易与粒细胞减少症混淆，但传染性单核细胞增多症血涂片中可发现较多的异形淋巴细胞，且血清嗜异性凝集试验阳性，不难与粒细胞缺乏症鉴别。

五、中医论治

（一）治疗原则

本病分证论治一般不出心肝脾肾四脏，按何脏虚而补之的原则调治。大多是补阴和补阳，补气补血的有机结合，体现了阳生阴长之意。

本病治疗大法依据禀赋不足、后天亏损与邪气盛实、温热邪毒及其邪正关系而定，病位与病性是治疗大法的主要依据。慢性白细胞减少症初期，以本虚为主，脾气虚弱，气血亏损，治宜扶正治本，侧重补益脾胃，以调气血，也有先于伤肾，阴阳失调者，治宜补肾生血，调达阴阳。病程中常见脾肾俱虚，应以培补脾肾为主，调治脏腑气血、阴阳。若本病初起邪实为主，多为夹杂，治宜先祛邪，后扶正气，或祛邪扶正兼施，祛邪应随其寒热、虚实、气血、脏腑之不同特性调治。

急性粒细胞缺乏患者，以邪实为主，因外感温热邪毒乘虚侵入，当按邪之甚微施治，病邪甚者，以卫气营血、三焦辨证为立法依据，并随病邪由表入里、邪恋肺胃或初入营分，治宜透泄清热为主；或邪犯营血，由里及表，应以清营凉血为主，兼以扶正达邪。病邪微者，邪恋气分，热毒内蕴，未入营血，因正气虚而未衰，当以清泄气热与固护正气并重。

（二）分证论治

1. 气血两虚证

证候：面色萎黄无华，乏力气短懒言，语言低微，头晕目眩，失眠多梦。心悸怔忡，纳呆食少，倦怠汗出，易于外感，舌质淡，苔少，脉细微。

治法：益气生血。

方药：归脾汤加减。常用药物：党参、黄芪、当归、龙眼肉、酸枣仁、茯神、远志、大枣、甘草。

加减：纳呆食少明显者加炒麦芽、山楂以健胃消食；自汗较多者加浮小麦、生牡蛎以固表敛汗；体虚易于外感者，加防风以祛风固表；心悸明显者加川芎、麦冬行血和阴；营卫失和，汗出畏风者，加桂枝、白芍、生姜调和营卫，扶助脾气。

2. 肝肾阴虚证

证候：头晕目眩，耳鸣如蝉，腰膝酸软，五心烦热，潮热盗汗，口干咽燥，或虚烦少寐，或梦多遗精，或胁肋隐痛，或月经先期，形体消瘦，两颧潮红，舌红少苔，脉细数。

治法：滋肾养肝，益精填髓。

方药：左归丸或知柏地黄汤加减。常用药物：熟地黄、枸杞子、山茱萸、鹿角胶（烊化）、鳖甲、菟丝子、白术、山药、甘草、怀牛膝、牡丹皮。

加减：阴虚内热，烦热盗汗者，加生地黄、地骨皮养阴泄热；肺胃阴伤，口干咽燥者，加北沙参、麦冬滋养肺胃；心火偏旺，虚烦少寐，加黄连、酸枣仁清心宁神；君相火旺，梦多遗精者，去怀牛膝，加黄柏、牡蛎降火潜阳；肝失柔养，胁痛隐作者，加白芍、川楝子柔肝疏泄；阴血不足，月经量少者，加当归、益母草养血调经。

3. 脾肾阳虚证

证候：形寒肢冷，食少便溏，腰膝冷痛，小便频数，下肢水肿，神疲自汗，或头晕肢软，或脘腹冷痛，面白虚浮，形体肥胖，舌质淡胖，边有齿痕，脉沉细。

治法：温补脾肾，助阳益髓。

方药：黄芪建中汤合右归丸加减。常用药物：黄芪、桂枝、白芍、鹿角胶（烊化）、熟地黄、山茱萸、枸杞子、补骨脂、肉桂、菟丝子、生姜、甘草、大枣。

加减：脾虚明显，乏力纳少者，加人参或党参、白术益气健脾；脾虚久泻或五更泄泻者，去熟地黄，加五味子、肉豆蔻温肾暖脾，固涩止泻；肾虚失固，滑精早泄者，加金樱子、益智仁收涩固精；虚风内扰，头晕耳鸣者，加淫羊藿。

4. 正虚血瘀证

证候：乏力纳少，心悸气短，畏寒肢冷，头晕耳鸣，腹胁积块，腰膝冷痛，或胁下胀痛，或鼻齿衄血，或午后低热，或月经量少、闭经，面色晦暗，肌肤甲错，舌淡暗红，或有瘀斑，舌系带粗而扭曲，脉细涩。

治法：益气补肾，活血化瘀。

方药：拯阳理劳汤合血府逐瘀汤加减。常用药物：党参、黄芪、白术、熟地黄、当归、川芎、肉桂、淫羊藿、补骨脂、桃仁、红花、柴胡、白芍、陈皮、甘草。

加减：湿滞中阻，食少腹胀者，加半夏曲、鸡内金和中消胀；下元虚寒，腰膝冷痛者加菟丝子、巴戟天温肾助阳；肝肾不足，头晕耳鸣者加枸杞子补养肝肾；瘀结腹胁，胁下积块或觉胀痛者，加延胡索、香附行气活血；鼻齿衄血者加茜草、牛膝行血止血；热在阴分，午后或夜间低热者加青蒿、地骨皮清泄伏热；血虚血瘀，妇女经闭者加益母草、丹参调经活血；久治不愈，白细胞过低者，加鸡血藤、虎杖、丹参、穿山甲等。

（三）特色治疗

1. 专方专药

（1）地榆升白片：0.1g/片。口服，一次2~4片，一日3次。用于白细胞减少症。

（2）生血宝合剂：100ml/瓶。口服，一次15ml，一日3次。功效滋补肝肾，益气生血。用于肝肾不足、气血两虚所致的神疲乏力、腰膝酸软、头晕耳鸣、心悸、气短、失眠、咽干、纳差食少；放、化疗所致的白细胞减少者。

（3）复方皂矾丸：0.2g/丸。口服，一次7~9丸，一日3次，饭后即服。用于白细胞减少症。

（4）生血丸：5g/瓶。口服，一次5g，一日3次，小儿酌减。用于脾肾虚弱所致的面黄肌瘦、体倦乏力、眩晕、食少、便溏；放、化疗后全血细胞减少。

2. 针灸

魏赞美等采用针刺足三里的方法提高白细胞减少症患者的外周血白细胞总数。

六、西医治疗

（一）药物治疗

（1）促白细胞生成药物：临床应用种类较多，如维生素 B_6、利血生可用于各种粒细胞减少症。维生素 B_4、鲨肝醇、肌苷、脱氧核苷酸、同坦唑醇等对抗癌药、放疗或氯霉素等因素所致的白细胞减少有较好疗效。在病因治疗的同时，对上述药物可选择其中1~2种。

（2）肾上腺皮质激素：可促进骨髓释放细胞进入外周血循环，当粒细胞减少是因为免疫因素引起，如系统性红斑狼疮所致时，有较好且持久的疗效。

（二）急重症处理

粒细胞缺乏是一种严重的内科急症，严重感染是急性粒细胞缺乏症死亡的主要原因，急性粒细胞缺乏患者能否度过危险期，关键在得力的预防感染措施上。如果控制感染，争取到粒细胞回升的机会，则预后良好。只有全方位控制感染，防止感染引起的后患，才能赢得时间提升白细胞总数及粒细胞绝对值，从而使本病得到治疗。

（1）重组人粒系生长因子：可诱导造血干细胞进入增殖周期，促进粒细胞增生、分化成熟、由骨髓释放至外周血液，并能增强粒细胞的趋化、吞噬和杀菌活性。G-CSF 对周期性粒细胞减少和严重的先天性粒细胞缺乏儿童效果较好，它能加速化疗引起白细胞减少的恢复，亦可用于预防强烈化疗引起的白细胞减少和发热。

（2）抗感染治疗：患者一旦有发热即应做血、尿和其他有关的培养，并立即给予广谱抗生素。待证实病原体后再改用针对性的制剂。如未能证实病原体则广谱抗生素的经验性治疗必须给足疗程，并应注意防治二重感染，如霉菌、厌氧菌等。对急性粒细胞缺乏症者必须给予严格的消毒隔离保护，最宜于置入空气净化的无菌室内，加强皮肤、口腔护理，以防交叉感染。粒细胞缺乏症者抗感染治疗常为抢救成功与否的关键。

七、预防与调护

对于后天获得性粒细胞减少症，重点在于加强防护，如接触放射性物质或苯等化学品者，应加强劳动保护，定期检查血象；慎用各种可能引起白细胞或中性粒细胞减少的药物，尤其是氯霉素、氨基比林、抗甲状腺药及抗癌药等。对过敏体质者用药更应慎重；以往有药物过敏者，严禁重新使用同类药物。

对于先天性粒细胞减少症，重点则在于加强锻炼，增强体质，预防感染。中医预防从内因和外因两方面入手。内应保养正气，提高抗邪能力。注意饮食起居，做到饮食有节，起居有常，劳逸结合；加强身体锻炼，如练气功、打太极拳等；重视精神调养。外宜避虚邪，防止病邪侵害。讲究生活环境和饮食等方面的卫生；避免毒邪侵害，当知"避其毒气"，可以采取加强防范或避免与毒气接触。

八、疗效判定标准

（1）显效：治疗后，白细胞计数及分类上升达 4.0×10^9/L 以上。

（2）有效：白细胞计数上升至 3.0×10^9/L 以上，且粒细胞计数 $> 1.5 \times 10^9$/L 以上。

（3）无效：经充分治疗后，白细胞计数及分类无变化或反见降低。

第十七章

嗜酸粒细胞增多症

一、概述

嗜酸粒细胞增多症（hypereosinophilic syndrome，HES）表现为不明原因的血液和（或）骨髓嗜酸粒细胞（eosi-nopil cell，EC）持续性增多。外周血中嗜酸粒细胞百分比超过正常值 4%，或者绝对值超正常数值 0.35×10^9/L，称为嗜酸粒细胞增多症。根据嗜酸粒细胞增多的程度，临床上分为：①轻度增多：嗜酸粒细胞绝对数 < 1.5×10^9/L，在白血病分类中占 15% 以下；②中度增多：嗜酸粒细胞绝对数为（1.5~5.0）× 10^9/L，在白血病分类中占 15%~49%；③重度增多：嗜酸粒细胞绝对数 > 5.0×10^9/L，在白血病分类中占 50%-90%。近年来随着分子生物学检测技术的发展，一些基因异常被发现，进一步揭示了其发病机制，以伊马替尼为代表的靶向治疗药物在临床成功应用，使嗜酸粒细胞增多的诊断及治疗都有了新的进展。

西医认为，本病往往由多种原因与疾病造成，包括过敏性疾病、消化系统疾病、肿瘤、皮肤病等。其临床症状有咳嗽、咳痰、胸闷、发热、皮疹、食欲不振等。中医无嗜酸粒细胞增多症病名，根据其临床表现及原发病因，可归属中医"哮喘""风湿""咳嗽"等范畴。

二、病因病机

（一）病因

（1）禀赋不足：肺卫不固，感受风寒之邪，外束肌表，邪气侵及肌肤、肺卫，阻于气道，肺失清肃而气逆于上，或肾虚则摄纳无权而发为本病。

（2）情志失调：劳则伤肝脾，脾虚则水液运化失司，而产生湿、痰、饮等病理产物，滞留于三焦而致不同的病证；肝郁则肝失疏泄，气滞血瘀，阻于络脉，积聚成块而成本病。

（3）饮食不节：过食肥甘厚腻之品及不洁饮食，损伤脾胃，脾失健运则水湿内生，积于中焦，中焦蕴热升降失司，上犯于肺则肺失宣肃而致本病。

（4）邪毒：（药毒、虫毒）内侵，暴伤气血，毒及骨髓，或致营卫不和，或邪毒入里，耗伤肺肾，邪逆心包，或直中入土，肝脾同病发为本病。

（5）其他疾病转化：素有痰饮、痰核等痼疾，病久不愈，肺脾肝肾皆虚，则水湿运化输布失司，停于三焦；肝失疏泄，气滞血瘀，瘀血、痰湿内伤骨髓而发病。

（二）病机

本病病因各异，根据其临床特点，由于禀赋不足，肺肾两虚，肺卫不固，易受风邪侵入，内侵肺卫，肾气虚则纳气之功失职而致气逆于上；或因情志不调，起居失常，劳则伤肝脾，或因饮食不节，损伤脾胃；或外感邪毒内侵，最终均导致肺肝脾肾受损以致水湿运化、输布、排泄失司，水湿内停，气机失调，气滞血瘀，属于正虚受邪。总之，无论是病发于内，还是外感邪气，均是邪正交争至脏腑气血功能失调而发本病。本病病位在肺肝脾肾，肺脾受损则水湿运化失司，水湿停于三焦；或肝失疏泄，气机失调而致气滞血瘀；或肾不纳气气逆于上；或外邪内侵直中肺肝脾肾而致病。

病机转化：本病是由于禀赋不足，肺卫不固，外邪侵入则为正虚标实；情志不调，起居失常，损伤肝脾，则为肝脾虚而生瘀血、痰湿，虚实交杂；或因饮食不节，损伤脾胃，或因邪毒入侵，邪实伤正则转化为虚实夹杂。因此，本病转化重点在于肺卫虚衰，肝郁脾虚，脾胃受损，正虚邪实的相互关系。肺卫虚衰，卫气不固，风邪入侵皮肤，又伤肺脏，肺失宣肃；脾肾两虚则水湿运化失常，水湿内停三焦，三焦功能失司；肝郁则气滞血瘀，或脾病及肝，肝热血瘀；又肾不纳气，气逆于上，肺失宣肃；饮食不节，损伤脾胃，湿热蕴结胃肠，胃肠功能失司。因此，凡病久不愈则必使正虚为主，初期以本虚标实为主。

三、辨病

（一）症状

嗜酸粒细胞增多症非独立性的疾病，常继发于多种疾病，其临床表现多由原发病所决定，各不相同。常见证候：咳嗽、咯痰、哮喘、胸闷、发热、皮疹瘙痒、食欲不振、腹痛、头晕、消瘦或贫血。应详细询问病史，包括服药史、寄生虫接触史、过敏史、皮肤病等。

（二）体征

本病可见肝脾肿大，淋巴结肿大。根据原发病系统检查。

（三）实验室检查

（1）血液检查：可见血红蛋白下降，血沉增快，白细胞 $> 10 \times 10^9/L$，嗜酸粒细胞占 30%~70%，血小板或见减少。

（2）骨髓象：骨髓增生活跃，嗜酸粒细胞占 25%~75%，无原始粒细胞增多或其他恶性血液病特点。

（3）注意皮肤病、变态反应性疾病及寄生虫检查。

（4）心电图、超声心动检查：了解心脏病变情况。

（5）免疫系统检查：如抗核抗体、抗 DNA、抗 ENA 等以除外结缔组织病。

（6）过敏原测试及染色体检查。

四、类病辨别

（1）过敏性鼻炎：起病急骤，常表现为鼻黏膜充血和分泌物增多，伴有突发的连续喷嚏、鼻痒、鼻塞、大量清涕，无发热，咳嗽较少，多由过敏因素如螨虫、灰尘、动物毛皮、低温等刺激引起。检查可见鼻黏膜苍白、水肿，鼻分泌物涂片可见嗜酸粒细胞增多，皮肤针刺过敏试验可明确过敏原。

（2）流行性感冒：为流感病毒引起，可为散发，时有小规模流行，病毒发生变异时可大规模暴发。起病急，鼻咽部症状较轻，但全身症状较重，伴高热、全身酸痛和眼结膜炎症状。近来已有快速血清 PCR 方法检查病毒，可供鉴别。

（3）急性气管、支气管炎：表现为咳嗽咳痰，鼻部症状较轻，血白细胞可升高，X 线胸片常可见肺纹理增强。

五、中医论治

（一）治疗原则

本病治疗大法依据禀赋不足、后天失调与邪气盛衰、邪毒及其邪正关系而定，病位与病性是治疗大法的主要依据。因风邪痹阻，侵袭肺脏当治以疏风宣肺为主；因热毒气闭，当治以宣泄肺气，清热解毒；或因痰蕴肺脏，风阳上扰，治宜宽胸化痰，平泄风木；脾胃内伤，或因肝气横逆，治宜疏肝和胃；也有脾虚肝旺，当宜调和肝脾；久病伤肾或肝木失涵，宜肝肾同治，补养精血；脾肾俱虚，治宜调理脾肾，平衡阴阳。

（二）分型论治

1. 风邪郁闭证

证候：身热畏风，皮肤瘙痒，纳少便溏，甚者喘咳，风疹色淡，或丘疹红斑，舌苔薄白，脉浮或浮紧。

治法：疏散风邪，调和营卫。

方药：桂枝麻黄各半汤加减。常用药物：桂枝、白芍、甘草、麻黄、杏仁、大枣、生姜。

加减：皮肤瘙痒可加防风、川芎；风邪挟湿证见风疹色淡，水肿，纳呆胸闷，苔白腻，脉弦滑可见苍术、汉防己、陈皮、薏苡仁等；风疹或丘疹，斑疹或喘咳经治不愈，以其风毒阻于血络，宜加当归、赤芍等。

2. 邪热壅肺证

证候：咳嗽，咯痰痰稠，甚者喘息，口渴喜饮，胸闷痛或腹满胀痛，身热，舌苔黄，脉数。

治法：宣泄肺热，宽胸降逆。

方药：麻杏石甘汤加减。常用药物：麻黄、杏仁、生石膏、甘草、大黄、瓜蒌。

加减：发热较高，咯痰黄稠者，加黄芩、鱼腥草、大青叶、半枝莲；口渴重者，重用芦根，加天花粉、知母、石斛；咳血加茜草、侧柏叶；胸闷胸痛者加郁金、片姜黄等。

3. 痰湿闭阻证

证候：咳嗽阵作，喘息痰鸣，胸闷胸痛时作时止，脘腹胀满，神疲乏力，形瘦纳减，胁部包块，颈腋痰核，舌苔腻，脉弦滑。

治法：祛湿化痰，宣达气机。

方药：二陈汤合麻黄汤加减。常用药物：麻黄、桂枝、甘草、杏仁、白芍、川芎、防风、党参、黄芩、防己、附子。

加减：痰热闭阻，胸闷较甚，大便秘结，可去附子，加鲜竹沥、枳壳、大黄、全瓜蒌等；湿邪较重者加藿香、佩兰、薏苡仁芳香化湿。

4. 痰毒蕴结证

证候：腹痛泄泻或便行不畅，气味臭秽，脘腹胀满，呕吐吞酸，甚者呕血、便血，苔黄腻，脉弦滑。

治法：清热解毒，化湿利肠。

方药：葛根芩连汤合胃苓汤加减。常用药物：葛根、黄芩、黄连、甘草、苍术、厚朴、茯苓、陈皮、白术、泽泻、猪苓、肉桂。

加减：若有表邪，见畏寒发热或皮肤瘙痒，可加防风、羌活；若以便血为甚，可加黄柏、槐角、乌梅、白芍、甘草；呕血可用泻心汤合十灰散。

5. 脾肾亏虚证

证候：倦怠乏力，纳呆便溏，腰膝酸软，心悸头晕，或喘咳时作时止，或风疹瘙痒久发，消瘦，舌淡，苔薄白，脉沉细。

治法：健脾益肾，调补气血。

方药：六君子汤合左归饮加减。常用药物：熟地黄、山药、山茱萸、枸杞子、茯苓、甘草、当归、白芍、党参、白术。

加减：若肺肾气虚而摄纳无权，喘促咳嗽，加五味子、乌梅、麦冬；若皮疹久治不愈，偏气血亏虚，可用玉屏风散加减。

（三）中医特色治疗

1. 中成药

（1）乌梅丸：主要由乌梅、细辛、干姜、附子、桂枝等药物组成。用于治疗寄生虫引起的嗜酸粒细胞增多症。乌梅丸有一定的抗原虫、滴虫的作用，但没有直接杀虫功效，当疼痛缓解后，应予中西医驱虫剂。

（2）当归芦荟丸：主要由当归、龙胆草、芦荟、黄芩、黄连、栀子、黄柏、大黄等药物组成。对轻中度嗜酸粒细胞增多症疗效较好，尤其对大便秘结者更为适宜。

（3）牛黄解毒片：主要由大黄、黄芩、牛黄、冰片等药物组成。可用于轻中度嗜酸粒细胞增多症。

2. 名老中医经验

（1）以宣通三焦为主治法：有学者认为，嗜酸粒细胞增多症肺浸润可致小儿迁延性顽固性咳喘，而用宣通三焦法常能获得较好疗效。张南用基本方：紫苏梗、紫苏子、僵蚕、全瓜蒌、白芍各9g，防风、川厚朴、枳壳、车前子各6g，蝉衣3g，治疗9例小儿嗜酸粒细胞增多症肺浸润。喘咳痰鸣甚去白芍加紫菀10g；腹胀纳呆去紫苏子加藿香梗9g；大便溏去全瓜蒌。

（2）以补肾为主治法：嗜酸粒细胞增多症浸润胃肠道、食管可致慢性腹泻、纳呆、嗳气、胸骨后灼痛。柏云宽等用基本方：枸杞子、甘草各8g，菟丝子、骨碎补、补骨脂、板蓝根、乌梅、白芍、浮萍各12g，黄芪20g。

（3）唐长金等用半夏泻心汤治疗嗜酸粒细胞增多症31例。药用半夏、黄芩、黄连、党参各10g，干姜8g，炙甘草5g，大枣5枚。腹痛甚者加厚朴10g。结果：嗜酸粒细胞均恢复正常，平均用12.3日，腹痛消失时间平均为6.7日。

3. 针灸疗法

（1）艾灸疗法：取定喘、大椎、肺俞等穴位。

（2）体针疗法：取穴大椎、风门、肺俞、风池、合谷、商阳等。平补平泻手法，用于哮喘实证。

4. 食疗

（1）生姜葱白饮：生姜6~7片，带须葱白5~7个，同煎服汤，适用于寒喘。

（2）人参胡桃汤：生晒参3g，胡桃肉2枚煎汤，每晚服用，补肾益气。

（3）丝瓜煎：鲜丝瓜数根连蒂，水煎服，用于热喘。

六、西医治疗

（1）病因治疗：如抗感染、驱虫治疗。急性嗜酸粒细胞白血病按急性非淋巴细胞白血病治疗。

（2）糖皮质激素：特发性高嗜酸粒细胞综合征的治疗目的在于抑制嗜酸粒细胞的生成。一旦出现器官系统损害即应积极治疗。初用泼尼松 1mg/（kg·d）可使约 1/3 的患者得到缓解，用药一般需持续 2 个月，见效后逐渐减量至能控制疾病的最小剂量。

（3）化疗：疗效不佳者可加用羟基脲口服。剂量为 0.5~1.5g/d，维持白细胞计数在（4~10）×10^9/L。长春新碱 1~2mg，每周静脉给药 1 次；苯丁酸氮芥、依托泊苷类药物也可选用。如嗜酸粒细胞计数 > 100×10^9/L，应考虑白细胞单采术。

（4）干扰素：α-干扰素对改善心功能和心肌损害有效。有血栓并发症者可用抗血小板药物或华法林抗凝治疗。

七、转归与预后

1. 转归

本病可因发病原因不同而有不同的临床表现，转归不一，病程长短各异，临床上证有虚实，如能找到致敏原者，则应在辨证基础上加有针对性的药物，一般辨证诊疗合理，均可取得良效。

2. 预后

大多数患者积极治疗后转愈，少数患者病情反复发作，缠绵不愈。原发病治愈者，预后好，反之则差。

八、预防与调护

（1）饮食宜清淡，不可过食肥甘厚腻之品，忌食辛辣及烟酒。

（2）保持良好卫生习惯，避免呼吸道及寄生虫感染，一旦发病应去除病因，采取停药、驱虫等措施，避免接触粉尘和真菌孢子，适宜锻炼，提高机体免疫力。

九、疗效判定标准

根据引起嗜酸粒细胞增多症的原发病的疗效判定标准进行判断，对于单纯嗜酸粒细胞增多，则需外周血嗜酸粒细胞计数恢复正常范围。

第十八章

传染性单核细胞增多症

一、概述

传染性单核细胞增多症（简称传单，IM），是一种由 EB 病毒感染所致的急性或亚急性全身性免疫异常疾病。其临床表现以发热、淋巴结及肝脾肿大、咽峡及周围血中淋巴细胞增多、异型淋巴细胞＞10%、血清中有 EB 病毒 T 特异性抗体为特征。

本病可流行发作，流行地区很广，如欧美、日本、澳大利亚、中国等地。本病一年四季皆可发生，但以晚秋初冬为最多。EB 病毒携带者及患者是主要传染源，经口传播为主要途径，患者从潜伏期至病后半年或更长时间内唾液均可能传播病原体，人群普遍易感，以青少年、儿童居多，以 2~5 岁多见，青少年发病症状较重，幼儿发病症状较轻或表现为隐性感染，男性较易感染，男女之比为 3∶2，此病的临床表现有自限性，一般呈良性过程。

中医无此病名，其临床表现与中医的"温病""痰核""黄疸""喉痹""疫毒""癥积"等有相似之处。古代医家在《诸病源候论·时气令不相染易候》说："夫时气病者，此皆因岁时不和，温凉失节，人感乖戾之气而生病者，多相染易。"传染性单核细胞增多症的淋巴结肿大类似"气毒"之成因。《喉科心法》中说："实火为患，脏腑积热，热甚动风，风火迅速，鼓激痰涎，堵塞咽喉隘也。"传染性单核细胞增多症属温病范畴，其致病因素为"疫毒"，为火热之邪，因而易发生咽喉炎。

二、病因病机

（一）病因

1. 起始病因

（1）外感疫毒疠气：《温疫论》指出"瘟疫之为病……乃天地间别有异气所感"。它在自然界中"其来无时，其着无方""无形可求……况无声复无臭""茫茫不可测"。本病即感染这种疫毒疠气而患病。本病夏秋之季亦可发，因此疫毒常常挟暑、挟热、挟湿，因而证候复杂、多变。

（2）正气虚衰：正气不足，机体难以抵御疠气疫毒的侵袭，因而患病。本病易感人群多为小儿，因小儿脏气娇弱，属稚阴稚阳之体。正气不足，易受疠气或疫毒侵袭。

2. 继发病因

热病之后，余邪未尽，耗伤气阴，复感湿热疫毒疠气，侵入口鼻、肌表，由表入里，不得宣发而致病。

（二）病机

1. 发病

本病起病较急，外感疫毒首犯上焦、肺卫，由表入里，热毒内结，痰瘀交阻而发病。

2. 病位

本病主要邪犯肺胃，也可涉及心脾肝胆、营血。

3. 病性

本病病性为以本虚标实，标实为急，多见风热、湿热疫毒之邪；正气不足，气阴亏虚为本。

4. 病势

病邪由表入里，按卫气营血发展趋势，疾病早期邪入肺卫，中期病邪留恋胃肠，病之后期损及肝肾，伤及气阴，则以阴亏为主，兼有邪恋。其病邪侵犯营血，亦可直入心包，并见邪正盛衰得以转化。

三、辨病

（一）症状

本病潜伏期为4~15日，多数9日后发病，起病急或缓，常有头痛、乏力等症状，轻重不一。2岁以下患儿症状不明显。发热，多呈不规则热，波动于37.5~40℃。多数为中等热度，也可高达41℃。发热高峰常在下午或前半夜，清晨体温下降，发热可持续5~10日，然后急退或渐退，或维持3~4周。

（二）体征

（1）淋巴结肿大：急性淋巴结肿大为本病的临床特征之一，全身淋巴结均可累及，以颈后三角区最为常见。淋巴结中等硬度，不对称，散在分布，移动性好，无明显压痛红肿。恢复期肿大的淋巴结开始消退，但消退得很慢，有的可达数月。

（2）肝脾肿大：脾肿大较多见，占病例数的50%，肝肿大较少见，约占病例数的15%。脾肿大在第二周至第三周更为明显，对个别急骤增大者，出现左上腹胀满，脾区触痛或压痛时，应警惕脾破裂，一般脾大2~3cm，轻度压痛。本病多数有不同程度的肝功能损害，其临床症状轻重不一，10%的患者于2~3周出现黄疸并伴发热，重者可出现肝昏迷。

（3）咽峡炎：1/2以上的患者，起病1周以咽痛为主要症状。咽峡部或扁桃体或悬雍垂充血、水肿或肿大，可引起吞咽困难，甚至发生呼吸困难或窒息，少数有伪膜形成。

（4）皮肤黏膜证候：病程的第4~10日出现形态不一的皮疹，以斑丘疹最常见。本病小儿应用氨苄西林后易发生过敏反应，可提高皮疹发生率，有的可达80%左右，皮疹广泛而持久。有1/2患者在软硬腭交界处有针刺样出血点，亦可见鼻衄及消化道出血。

（5）其他：少见有神经系统症状及心肾受累等。如婴幼儿易患支气管炎、肺炎，少见有心肌炎、心包炎、胰腺炎、肾炎、自身免疫性溶血。急性期前后有的患者出现无菌性脑膜炎或类似多发性神经根炎的神经系统症状，甚至发生呼吸麻痹或脾破裂而死亡。病程后期可发生粒细胞减少症，也常见血小板减少。

（三）辅助检查

（1）血象：早期白细胞正常或稍低，中性粒细胞分叶核增多，第二周开始白细胞增多，一般在20×10^9/L以下，偶尔可更高，淋巴细胞和单核细胞增多，常超过60%，甚至达90%以上，并伴有异常淋巴细胞，大多超过20%。患者年龄越小，异常淋巴细胞之阳性率越高。异常淋巴细胞的形态可分为以下三型：Ⅰ型：胞浆深蓝，出现空泡；Ⅱ型：细胞体积较大，染色较淡，没有空泡；Ⅲ型：核形态较幼稚，染色质细，呈网状，可见核仁。红细胞和血小板一般正常，个别患者可表现溶血性贫血和自体免疫性血小板减少。

（2）骨髓象：骨髓中可见淋巴细胞增多或正常，可有异常淋巴细胞出现，但不及血中所见者多，组织细胞可增生，活检中可发现肉芽肿样改变。

（3）嗜异性凝集试验，本病嗜异性疑集试验为阳性（David-sohn法＞1∶56）。5岁以下幼儿多为阴性，随年龄的增长阳性率有上升趋势，发病1~2周即可出现，3~4周内滴度最高，恢复期迅速下降，不久便消失。本试验呈非特异性，正常人、结核病及白血病患者滴度均高，其中血清病、结核病患者较正常人滴度明显增高，患者血清中嗜异性抗体不被豚鼠肾所吸收而被牛红细胞吸收为本病的特点。

IM单滴试验：用甲醇化稳定的马红细胞代替嗜异性凝集试验的绵羊红细胞，能提高本病检查的特异性和敏感性，符合率明显提高，可达98.5%。

（4）EB病毒及其抗体的检测：EB病毒可以从患者急性发病期和病后数年培养的淋巴细胞中以间接免疫荧光试验和电子显微镜显示出来。EB病毒抗体有多种，其中EB病毒膜壳抗原（viral capsid antigen，VCA）较为常用，其中的IgG部分持续时间长，而 IgM 部分在疾病早期升高，阳性率达 86.8%，以后下降。

（5）免疫球蛋白测定：所有病例 IgM 均高于正常 100%，IgG 高于正常 50%，IgA 轻度增高。

（6）肝功能测定：发病第二周开始有 80% 以上的患者血清转氨酶升高，3~4 周内恢复正常，一般肝脏受累较轻，少数患者可出现黄疸。

（7）其他检查，部分患者可有蛋白尿，尿中有红、白细胞；腹泻时可有黏液便及脓血便；部分病例心电图可有 T 波改变或 P—R 间期延长；当中枢神经受累时，脑脊液可有相应改变。

四、类证辨别

（1）巨细胞病毒性单核细胞增多症：本病发病年龄较大，肝脾常受累，多呈散发性或发于输血后。巨细胞病毒性单核细胞增多症在临床上无法与传染性单核细胞增多症鉴别，需靠巨细胞病毒抗体测定确诊，尿或血中有时可分离到巨细胞病毒，补体结合抗体滴度升高。

（2）传染性单核细胞增多综合征：常见于各种病毒感染，可表现为发热、肝脾及淋巴结肿大和血中异常淋巴细胞增多，此种细胞胞浆嗜碱，体积增大；血清嗜异性凝集试验阴性或抗体能被豚鼠肾所吸附；EB 病毒抗体呈阴性，传染性单核细胞增多综合征可由细菌感染、药物过敏及淋巴瘤等引起，可结合病史加以鉴别。

此外本病还应与急性链球菌感染性扁桃体炎、传染性肝炎、白喉、百日咳、急性白血病、淋巴瘤、恶性组织细胞病、药物疹、胶原性疾病、伤寒等相鉴别。淋巴结内有时会出现 R-S 样镜影细胞，易与霍奇金病相混淆，须鉴别。

五、中医论治

（一）治疗原则

治病必求于本，本病以温热疫毒为患，发热病机贯穿疾病始终，故清热解毒为基本治则。

（二）分证论治

1.风热犯肺证

证候：发热恶寒，头痛咽痛，甚至吞咽不利，口干喜冷饮，咳嗽，咯痰不爽，痰黏稠，胸闷，颈项痰核，大便干燥，小便短赤，脉数，苔薄黄。

治法：清热宣肺解毒。

方药：银翘散加减。常用药物：金银花、连翘、薄荷、竹叶、荆芥穗、牛蒡子、芦根、板蓝根、桔梗、甘草。

加减：咳重者加杏仁 10g，前胡 10g；热甚者加生石膏 15g，知母 12g，黄芩 10g，栀子 12g。

2. 热毒炽盛证

证候：壮热汗出，面赤心烦，口渴引饮，咳喘气急，甚则鼻煽，大便干燥，舌红，苔黄，脉洪大而数。

治法：清气泄热，利咽解毒。

方药：银翘白虎汤加减。常用药物：金银花、连翘、石膏、知母、甘草、粳米、射干、锦灯笼、板蓝根。

加减：咽痛甚者加牛蒡子；咳嗽喘促加炙麻黄、杏仁；高热不退者加柴胡、鸭跖草；大便秘结者加厚朴、生大黄攻下热结。

3. 热伤营血证

证候：身热夜甚，口不甚渴，皮肤斑疹隐隐，可见衄血，尿血，舌红绛无苔，脉细数。

治法：清营透热，凉血生津。

方药：清营汤加减。常用药物：水牛角、生地黄、元参、竹叶心、麦冬、金银花、连翘、黄连、丹参。

加减：出血加白茅根、侧柏叶、小蓟；肝脾肿大加赤芍、丹参、桃仁、红花以活血化瘀散结；神昏谵语者加石菖蒲、胆星。

4. 热毒夹湿证

证候：发热缠绵，体倦无力，脘痞腹胀，恶心呕吐，黄疸，舌红，苔黄厚腻，脉濡数。

治法：清热利湿，疏肝利胆。

方药：茵陈蒿汤加减。常用药物：茵陈、山栀、大黄、柴胡、赤芍、香附、黄芩。

加减：淋巴结肿大者加浙贝、赤芍、昆布活血软坚散结；恶心呕吐明显可加竹茹、半夏。

5. 气阴两虚证

证候：低热盗汗，口微渴，面色苍白，气短神疲，头晕乏力，四肢酸软，舌红少苔，脉细数。

治法：益气养阴。

方药：生脉散加减。常用药物：太子参、麦冬、五味子、生地黄、沙参、竹叶、牡丹皮、白薇。

加减：夜寐盗汗者加碧桃干、浮小麦；发热明显者加青蒿、地骨皮；气虚明显者加黄芪、党参、白术以健脾补气；血虚明显者加黄芪、当归、阿胶补气养血。

（三）中医特色治疗

1. 专方专药

（1）解毒通瘀汤：药用黄芪、青黛、紫草、牡丹皮、黄芩、莪术、当归、桃仁。可用于传染性单核细胞增多症毒热内蕴、气滞血瘀者。

（2）得生汤：药用当归、赤芍、益母草、川芎、木香。用于传染性单核细胞增多症肝脾肿大、气滞血瘀者。

（3）普济消毒饮：药用黄芩、黄连、连翘、板蓝根、玄参、牛蒡子、马勃、薄荷、陈皮、僵蚕、甘草、升麻、柴胡、桔梗。用于发热恶寒、淋巴结肿大者。

（4）清瘟败毒饮：药用生石膏、生地黄、青黛、黄连、栀子、桔梗、黄芩、知母、赤芍、玄参、连翘、牡丹皮、竹叶、甘草。可改善咽峡炎和肝脾、淋巴结肿大。

（5）甘露消毒丹：药用滑石、茵陈、黄芩、木通、川贝母、石菖蒲、藿香、射干、连翘、薄荷、豆蔻。兼表证加淡豆豉、杏仁、柴胡；湿重于热者去木通，加生薏苡仁、茯苓、苍术；热重于湿者豆蔻减量，加栀子、黄连；兼血瘀者加牡丹皮、赤芍、桃仁。

2. 名老中医经验

许华教授认为，传染性单核细胞增多症为感受湿热病邪，从口咽而入，病位在肺、脾胃，邪阻气机、湿遏热伏、邪漫三焦、邪盛毒瘀是其病机特点。治疗以清热、解毒、化湿为主要法则，并视湿热之轻重、病位之浅深、正邪之盛衰分别辨治。共有四法：①化湿为重，宣畅三焦：许教授认为，湿遏热伏为本症病机所在，纵有咽喉红肿溃烂，小便短赤等热毒之征，在解毒化湿的同时，尤应宣畅三焦，湿浊宣化，伏热自除。若不明此理，一味通利，湿热胶着，伏热难清。②质轻灵动，透邪达外：传染性单核细胞增多症初始邪在上焦，证情较轻，症见咽喉红肿，发热，微恶风寒，颈项有痰核，舌红、苔薄，脉浮数。此湿热上受，卫阳不能宣达，气机升降不利，应以轻清之品，如金银花、连翘、荷叶、竹叶、苦杏仁、桔梗、薄荷、牛蒡子等开上焦之肺气，轻灵透邪，辅以厚朴、苍术、枳壳等理气运脾。许教授认为，唯有轻灵之品，开启上闸，方能开宣肺气，托化上焦邪热，佐厚朴、枳壳之类，调脾土，畅气机，芳香宣化，使邪易于达外，又无苦寒攻伐之弊。③清热凉血，谨防变证：方用清瘟败毒饮加减，治疗火热证，表里俱盛者。用于就诊时见壮热烦渴，斑疹隐隐，咽喉红肿，溃烂化脓，舌红绛唇焦，脉数等气分或气营两燔之证。④健脾养血，软坚散结：治当健脾养血，软坚散结。药用醋鳖甲、生牡蛎、全当归、生地黄、赤芍、柴胡、熟地黄、党参、白术、茯苓、甘草。用于传染性单核细胞增多症发热咽痛等邪热诸症悉退，遗留颈部或周身痰核，缠绵难愈者。

杨书来认为，本病为阴虚内热，久而伤阴，治疗应以清热解毒、养阴为主，药用板蓝根、地骨皮、蒲公英、紫花地丁、沙参、生地黄、玄参、甘草。根据不同症状予以辨证施治：发热，加荆芥、白薇、知母；淋巴结肿大，加夏枯草、生牡蛎、瓦楞子；咽峡炎，加牛蒡子、锦灯笼、山豆根、生百合；肝脾肿大，加鳖甲、郁金、竹茹、厚朴、枳实、代赭石、石斛；神经系统症状，加酸枣仁、合欢皮、夜交藤、五味子、蔓荆子、菊花；白细胞增高，可重用甘草至 15g 以上；白细胞减少者，可加太子参、黄芪、山药；贫血，可加鸡血藤、黄芪、当归、阿胶；皮疹，加苍耳子、白鲜皮、蝉蜕；鼻衄，加生地黄、藕节；多汗，加生石膏、知母、生牡蛎；黄疸，加茵陈、滑石、栀子、黄芩、川楝子；周身无力，加葛根。

袁美凤教授认为，传染性单核细胞增多症以卫气营血辨证施治为其纲要，以解毒散瘀法为其基本治法。她认为本病证属热毒伤阴，是温热邪毒侵袭导致脏腑功能失调，热毒炽盛，炼液成痰，痰火热毒内蕴，气血运行受阻，血液瘀滞。而气血的正常与否是由肺主气、心主血脉、脾统血、肝藏血共同作用的结果。故病变涉及多个脏腑，证型复杂多变。邪毒内盛则见发热、咽峡炎，气滞血瘀痰凝，阻于经络而成痰核，瘀结于肝、脾而见胁下痞块，故解毒散瘀法是本病基本治法。另外，小儿脏腑娇嫩，为稚阴稚阳之体，感邪后传变迅速，易化燥伤阴，内陷生变而成为治疗的重点。

张涤教授认为，在儿童传染性单核细胞增多症的治疗过程中，首先需明辨疾病所处病程阶段，随证加减，灵活用药。其自拟方荆石通圣汤，是以银翘散合白虎汤化裁而来。药用荆芥、生石膏、芦根、连翘、紫花地丁、蒲公英、牛蒡子、淡竹叶、知母、玄参、桔梗、甘草。若热毒内蕴、气血壅塞结于颈部出现痰核，则加浙贝母、生牡蛎，佐助玄参清热消痰，软坚散结；若热毒深入营血，外达肌肤发为斑疹，则加板蓝根、大青叶、水牛角清热解毒，凉血消斑。张教授在本病的治疗过程中，注重通过清热解毒、透散外邪的治法，促进病邪的清除，既使热毒得清，又使瘀结得散，邪有出路则邪去正安。

3. 其他特色治疗

（1）针灸：热在卫分者，取少海、外关、曲池、三阴交、大椎、血海，用泻法；热在气分者，取曲池、合谷、血海、太冲、内关、大陵，用泻法；在营血者，十二井或十宣放血，大椎放血，取内关、曲池、水沟，用泻法。

（2）中药提取物

1）痰热清注射液：每次 20~40ml，加入 5% 葡萄糖注射液 250ml 中静脉滴注，1 次 / 日。

2）双黄连注射液：每次 2.4~3.6g，加入 5% 葡萄糖注射液 250ml 中静脉滴注，1 次 / 日。

3）热毒宁注射液：每次 10ml，加入 5% 葡萄糖注射液 250ml 中静脉滴注，1 次 / 日。

4）醒脑静脉注射液：每次 10~20ml，加入 5% 葡萄糖注射液 250ml 中静脉滴注，1 次 / 日，用于高热、神昏时。

5）清开灵注射液：每次 40~60ml，加入 5% 葡萄糖注射液 250ml 中静脉滴注，1 次 / 日。

6）蒲地蓝口服液：每次 10ml，3 次 / 日。

六、西医治疗

（一）治疗原则

本病尚无理想的治疗方法，主要是对症治疗，注意继发细菌感染。本病预后较好，呈自限性，多数在 6 周内痊愈。

（二）药物治疗

（1）抗生素：对本病无治疗作用，主要目的是防治继发细菌感染。

（2）抗病毒药物：更昔洛韦目前已较多应用于传染性单核细胞增多症的治疗，有较多研究显示，更昔洛韦较利巴韦林、利巴韦林等有更好的疗效，而合用丙种球蛋白效果更优，其代谢产物能竞争性抑制三磷酸脱氧鸟苷与病毒 DNA 多聚酶的结合，从而阻断病毒的 DNA 合成及延伸，因其具有起效快、疗效迅速的特点，对 EB 病毒、CM 病毒或人疱疹Ⅵ病毒的作用是现有抗病毒药物中活性最强者之一。但有报道更昔洛韦可导致白细胞和血小板减少，引起肝功能转氨酶升高，产生各种过敏症状，甚至引起中枢神经系统损害。也有不同看法认为，用抗病毒等治疗不能有效缩短患者的病程。

（3）肾上腺皮质激素：无根治作用，能抑制抗体的免疫反应，使高热和淋巴组织增生迅速消退，有缩短病程和减轻症状的作用。首日剂量 40~60mg，分次口服，次日起逐渐减量，给药 5~7 天，病程较重或伴溶血、出血等并发症者可加大剂量或延长疗程。

（4）解热镇痛药物：如有发热、周身疼痛，可用阿司匹林、对乙酰氨基酚等药物处理。

（5）干扰素：有研究表明，基因工程药物 α-1b 干扰素具抗病毒作用，有助于恢复患儿的免疫功能，可阻断病毒颗粒复制，清除 EB 病毒，有较好的抗病毒作用，可明显缩短临床疗程，减轻临床症状，但结论有待进一步验证。

（三）非药物治疗

急性期应卧床休息，脾脏增大者应避免剧烈运动。传染性单核细胞增多症患儿应注意处理便秘，避免增加腹压造成脾脏破裂，触诊时注意手法轻柔。

无特殊饮食禁忌。

七、转归与预后

1. 转归

本病一般预后良好，有自愈现象。病程可达数周，4周后大多可恢复一般活动，有并发症者则时间较长。急性期后，疲乏倦怠。

2. 预后

传染性单核细胞增多症为自限性疾病，患者大多预后良好，其病死率约为1%，多由严重的并发症所致。个别患者正气弱邪气重，并发症严重，邪毒内攻，可神昏、黄疸、胸闷、吐血、便血，预后凶险，亦可导致死亡。

八、预防与调护

平时经常锻炼身体，增强体质，同时，本病流行时期避免去公共场合，防止感染本病。本病流行期，可长期服用板蓝根冲剂预防。

有学者主张急性期应呼吸道隔离，其呼吸道分泌物宜用含氯石灰、氯胺或煮沸消毒，但也有学者认为隔离患者并无必要。患者恢复后病毒血症可能长达数月，故如为献血者，其献血期限至少必须延至发病后6个月。

本病尚无可靠的预防性疫苗。减毒活疫苗的研制因EB病毒可能的致癌作用而受到限制，近年来在探索化学疫苗的研究上已有进展，但离实际应用尚待时日。

九、疗效判定标准

本病疗效判断标准选用张之南、沈悌主编《血液病诊断及疗效标准》第3版。

1. 治愈

（1）症状与体征消失。

（2）血象与肝功能等实验室检查恢复正常（血清抗EB病毒特异性抗体除外）。

（3）并发症治愈。

（4）观察1个月无复发。

2. 好转

（1）症状与体征好转。

（2）血象与肝功能等实验室检查恢复正常（血清抗EB病毒特异性抗体除外）。

（3）并发症好转或治愈。

3. 无效

（1）症状与体征无好转或恶化。

（2）血象与肝功能等实验室检查无好转或恶化。

第十九章

白 血 病

　　白血病（leukemia）是起源于造血干细胞的恶性克隆性疾病，由于受累细胞（白血病细胞）的自我更新增强、增殖失控、分化障碍、凋亡受阻，而停滞在细胞发育的不同阶段。在骨髓及其他造血组织中，白血病细胞大量增生蓄积，使正常造血功能受抑制并浸润其他器官和组织。我国白血病发病率约为 2.76/10 万。恶性肿瘤所致的死亡率中，白血病居第六位（男性）和第八位（女性）。在老年人，由于免疫监视功能减低及长期暴露于致癌物质环境中，恶性肿瘤的发生率显著升高，60 岁以上老年人的恶性肿瘤发生率约为 12%，死后检查增至约 24.8%。根据白血病细胞的分化程度和自然病程，一般将白血病分为急性和慢性两大类。中医学并无白血病这一病名，但对白血病的临床表现，如发热、出血、贫血、淋巴结肿大和肝脾肿大等症状早有记载。白血病属于祖国医学的"温毒""急痨""热痨""血证"范畴。病因多为正气不足，先天"胎毒"内伏，精气内虚，感受温毒之气，致使脏腑受邪、热毒伏营、耗气伤阴，热毒入里不散，阴血不能内守而导致发热、瘀斑、出血。值得一提的是，发热、出血等症不应视为"病"应视为"症"。

第一节　急性白血病

一、概述

　　急性白血病（acute leukemia，AL）是由于造血干/祖细胞恶变，导致某系列白细胞成熟障碍，其幼稚白细胞在骨髓或其他造血组织中恶性增殖，浸润全身组织器官，使正常造血功能受抑，以贫血、发热、出血、肝脾及淋巴结肿大、感染等为主要表现的一组造血系统恶性肿瘤。本病多起病急骤，发展迅速。急性白血病的发病率全世界平均约为 3.1/10 万，欧美国家发病率较高，国内发病率占癌肿发病率的第六至八位，为十大恶性肿瘤之一。男性多于女性，是儿童及青少年最常见的恶性肿瘤。本病可归属于中医学"急痨""虚痨""血证""积聚""痰核""瘰疬"等范畴。病位主要在骨髓，可涉及五脏六腑、四肢百骸，病性总体为虚，而在疾病发生与发展过程中可出现毒邪集聚、血瘀阻滞等一系列实证。

二、病因病机

急性白血病外因为感受邪毒（胎毒、热毒）；内因为正气虚弱，或禀赋不足，劳倦、饥饱、房劳所伤，五脏功能失调，或情志所伤。正气虚弱，热毒内侵或毒自内发，邪蕴骨髓，骨髓受损，热毒之邪自骨髓向外蒸发，弥漫三焦，脏腑壅滞，气分热盛；或伤及营血，营血热炽，高热不退，热毒炼津为痰，痰瘀热毒，交织为患。热毒伤及血脉，迫血妄行；或瘀血内阻，经脉瘀滞，瘀热相搏，血不循经，致出血诸症。邪毒侵袭机体，潜伏经络，阻碍气血运行，气滞血瘀痰阻，结于胁下可形成肿块，表现为肝脾和淋巴结肿大、骨痛等。邪毒深伏骨髓，日久消灼精血，可致阴阳气血亏损。概言之，本病热毒、痰凝、血瘀、正虚互为因果，形成虚实夹杂之证，贯穿于疾病的始终。急性白血病的发病多为因虚致实、虚实夹杂，或因正气不足而外感邪毒，或因邪毒外感而伤及正气，导致邪蕴血瘀，痰凝气结，正邪交争而发病；正气亏虚为白血病发病的内因，外邪侵袭为白血病发病的外因；其病机特点为脾肾亏虚为本，邪毒内蕴为标，瘀、热、痰、湿等可出现在疾病发展中的各个阶段。

三、辨病

（一）症状

（1）发热：是本病常见症状。低热多为本病发热特点，高热常为感染所致。感染发生的部位通常为口腔、呼吸道、泌尿道、肛周及皮肤。

（2）出血：可发生在周身任何部位的皮肤与黏膜，严重者可出现内脏大出血，甚至发生致命性颅内出血。

（3）贫血：绝大多数患者有不同程度的贫血。表现为面色苍白，头晕乏力，心悸气短等。

（二）体征

（1）肝、脾、淋巴结肿大：肝脾肿大是本病较常见的体征，约占50%；淋巴结肿大可高达90%，以急性淋巴细胞性白血病为多见，其次为急性单核，再次为急性粒细胞白血病。

（2）骨及关节疼痛：胸骨压痛是本病有诊断意义的体征。疼痛的部位多发生在四肢骨及关节，呈游走性，局部无红、肿、热现象。此外，少数年轻急性粒细胞白血病患者之扁骨可出现绿色瘤，其特点为质硬并与骨膜相连，肿块呈青色，皮薄处可呈绿色。

（3）皮肤及五官表现：皮肤可见斑丘疹、结节、肿块、皮炎等齿龈肿胀出血、口腔溃疡和咽痛，以急性单核细胞性白血病为显著。眼眶为绿色瘤多发部位，以突眼症为主要表现，重者可出现眼肌瘫痪、失明，心包膜、心肌及心内膜皆可被浸润，但有临床表现者较少见，可表现为心包积液、心律失常及心力衰间竭等。支气管及肺亦可受到白血病细胞的浸润。

（三）实验室及辅助检查

（1）血象：白细胞总数多增多，少数正常或减少。常见 5%~95% 的原始及幼稚细胞。红细胞及血红蛋白、血小板中重度减少。

（2）骨髓象：增生活跃、明显活跃，甚至极度活跃。少数未经化疗即增生低下，且外周血三系减少，称为低增生白血病。分类某系列原始及幼稚细胞 > 30%，形态明显异常，如形态不规则，核染色质粗，分布不均，核仁大而明显，核浆发育失衡，急性粒细胞白血病的幼稚细胞中可见奥氏（Auer）小体，成熟细胞少见；除红白血病外，红系增生受抑；除巨核细胞白血病外，巨核细胞系统受抑，血小板少见。

（3）细胞化学染色：不同类型急性白血病的治疗方案及预后有明显不同，单纯常规染色常难以分类，细胞化学染色有助于鉴别常见急性非淋巴细胞白血病类型。

（4）免疫学检查：利用单克隆抗体可以对临床形态学及细胞化学染色难以区分的急性白血病进行鉴别。在免疫学检查前，首先要经临床及形态学、细胞化学染色确定是否急性白血病；再用 TdT、MPO 及单克隆抗体来鉴别是急性非淋巴细胞白血病，还是 T 或 B 细胞系急性淋巴细胞白血病，进一步再按急性 T 细胞淋巴细胞白血病（T-ALL）与非 T-ALL 的单克隆抗体分亚型。

（5）电镜检查：对白血病的诊断分型采用电子显微镜观察细胞内各种化学物质在超微结构水平上年分布情况，有助于急性白血病的分型，如血小板过氧化物酶（PPO）染色在透射电镜下可将原始巨核细胞与其他原始细胞区分开来，是诊断急性巨核细胞白血病的重要指标；用扫描电镜观察对多毛细胞白血病的诊断具有重要意义。

四、类病辨别

（1）骨髓增生异常综合征：血象可呈全血细胞减少或一二系血细胞减少。骨髓象表现为三系或两系血细胞病态造血，原始细胞和早幼粒细胞 < 30% 是与急性白血病的鉴别要点。

（2）类白血病反应：为非白血病引起的外周血白细胞数增高（ > 50×10^9/L）或出现较早期的幼稚细胞。常有严重感染、中毒、恶性肿瘤、大出血及急性溶血等明确病因，红细胞及血小板一般无变化。幼稚细胞以较成熟阶段为主，中性粒细胞有中毒颗粒及空泡、外周血原始细胞＜15％，骨髓中＜20％。中性粒细胞碱性磷酸酶增高。去除原发病后血象随之好转。

（3）恶性组织细胞病：以发热、衰竭、肝脾肿大为突出，全血细胞减少，可出现黄疸，骨髓中可见到一定数量的恶性组织细胞和巨噬细胞吞噬各种血细胞现象，也可见到多核巨组织细胞。

（4）再生障碍性贫血：呈全血细胞减少。重型再生障碍性贫血常有发热，出血明显，但无肝、脾、淋巴结肿大及胸骨压痛。外周血无幼稚细胞，骨髓增生常低下，原始细胞不增多，以非造血细胞为主，巨核细胞减少。

五、中医分证论治

（一）治疗原则

中医治疗本病的根本原则就是"补其不足，损其有余"，也就是扶正与祛邪。扶正包括补养气血，调补阴阳。祛邪包括清热解毒，活血化瘀，软坚散结。所谓"正气"乃人体正常的功能状态及阴阳平衡的调节能力，也可以说是人体的抗病能力。因此疾病的发生、发展常常由于脏腑功能失调，阴阳失衡，也就是正虚，由于正虚而为外邪侵袭开了方便之门，正所谓"邪之所凑，其气必虚"。中医治病重视整体和内在因素，注意调节人体的阴阳平衡，扶助正气，通过人体内在环境的调节来发挥治病的作用，正所谓"正气存内，邪不可干"。扶正是为祛邪创造条件，同样，祛邪的目的是为了保护正气，也只有祛邪人体才能康复，扶正与祛邪两者是辨证的统一，不可偏废，必须从实际出发，根据患者的正邪盛衰使用之，在临床上起到相辅相成的作用。一般来说，早期患者正盛邪实，应以祛邪为主，佐以扶正，病情进一步发展，出现壮热口渴、出血等实证，且正气尚足，则宜清热解毒、凉血止血、活血化瘀、软坚散结，即祛邪；缓解期患者，因气血耗伤，多有明显虚象，宜扶正为主，用补气养血之品，调补阴阳，佐以清热解毒以祛邪。晚期患者，因邪实正虚，宜攻补兼施或以扶正为主，佐以祛邪。

（二）分证论治

1. 气血亏损，毒热凝积证

证候：语声低微，倦怠自汗，头目眩晕，心悸气短，失眠多梦，面色萎黄，胁下癥积，瘰疬痰核，舌淡苔黄，脉象细弱。

治法：益气补血，佐以清热解毒。

方药：八珍汤加减。常用药物：人参、白术、茯苓、当归、川芎、白芍、熟地黄、甘草。

加减：本方专治气血两虚证，但本证候除有气血亏虚外，尚见有毒热凝积证候，临证时应在方中加入清热解毒之品，如虎杖、白花蛇舌草、半枝莲、龙葵等；如胁下癥积肿块形成者，可加三棱、莪术、地龙等；颈项痰核瘰疬者，可加半夏、胆南星、浙贝母等；脾气虚弱，纳食不香，腹胀明显者，可加茯苓、白术、陈皮、木香、砂仁、大腹皮等；气虚自汗明显者，可加浮小麦、麻黄根等。

2. 气阴两虚，毒瘀内蕴证

证候：语声低微，倦怠自汗，午后低热、咽干舌燥，潮热盗汗，心悸气短，失眠多梦，胁下癥积，瘰疬痰核，舌红少苔，脉象细数。

治法：益气养阴，佐以活血解毒。

方药：生脉散合二至丸加味。常用药物：人参、麦冬、五味子、女贞子、旱莲草。

加减：本方专治气阴两虚证候，临床应用时要在方中加入活血解毒之品，如川芎、丹参、当归、虎杖、金银花、连翘、白花蛇舌草。

3. 阴精亏乏，毒瘀交织证

证候：咽干口燥，五心烦热，潮热盗汗，腰膝酸软，心悸心烦，失眠多梦，肌肤干燥，胁癥下积，瘰疬痰核，舌红少苔，脉象细数。

治法：滋养阴精，佐以解毒行瘀。

方药：七味都气丸加减。常用药物：熟地黄、山萸肉、山药、茯苓、泽泻、牡丹皮、五味子。

加减：本方专治阴精不足证候，临床应用时应在方中加入解毒行瘀之品，如虎杖、白花蛇舌草、半枝莲、丹参、桃仁、红花等；如胁下癥积肿块，可加三棱、莪术、地龙、鳖甲等；颈项痰核瘰疬者，可加半夏、胆南星、浙贝母、玄参等；阴精严重亏虚、盗汗明显者，可加龟板、阿胶、青蒿、牡丹皮、银柴胡等；津液不足，口舌干燥者，可加麦冬、石斛、天花粉等。

4. 阳气虚衰，痰瘀互阻证

证候：畏寒肢冷，腰膝酸软，自汗不止，心悸气促，阳痿不举，关节寒痛，面色黯淡，胁下癥积，瘰疬痰核，舌淡苔白，脉象细弱。

治法：温补肾阳，佐以活血化瘀。

方药：右归饮加减。常用药物：熟地黄、山药、山茱萸、枸杞子、杜仲、肉桂、制附子、甘草。

加减：本方重在温补肾阳，在临床应用时可适当加入活血化痰之品，如川芎、苏木、三七、半夏、陈皮、胆南星、浙贝母等；如有癥积肿块者，加三棱、莪术、地龙等；有颈项痰核瘰疬者，加黄药子、元参、橘核、荔枝核等；脾阳不振，食后腹胀者，加茯苓、白术、炮姜、石菖蒲、焦三仙、砂仁等。

5. 阴阳两虚，瘀毒亢盛证

证候：咽干口燥，五心烦热，夜间盗汗，腰膝酸软，畏寒肢冷，阳痿不举，脘腹冷痛，下利清谷，胁下癥积，瘰疬痰核，舌淡苔少，脉象微细。

治法：滋阴温阳，佐以消癥化痰。

方药：肾气丸加减。常用药物：干地黄、茯苓、泽泻、山茱萸、山药、牡丹皮、附子、桂枝。

加减：本方重在治疗阴阳两虚证候，因本证候虚损严重，而瘀毒亦盛，除补虚治疗外，尚可适当加入解毒活血之品，如丹参、川芎、虎杖、金银花、连翘等；如有癥积肿块者，加三棱、莪术、地龙等；颈项痰核、瘰疬者，可加半夏、胆南星、浙贝母等；阴阳离决者，可同时应用生脉饮。

（三）中医特色治疗

1. 专方专药

（1）单纯砷制剂：哈尔滨医科大学附属第一医院的研究始于 20 世纪 70 年代，张亭栋教授 1984 年首先报道用"癌灵 1 号"（含砒石和轻粉）静脉给药治疗急性粒细胞白血病 81 例，完全缓解（CR）22 例，其中以 M_3 效果最显著。后该药简化纯化为 As_2O_3（亚砷酸）注射液。张鹏等报告用其治疗 APL 72 例，其中初治 32 例 CR 率为 73.3%，有效率为 99.0%；复发难治 42 例，CR 率为 52.3%，有效率为 64.2%。现已有较多的报道，疗效逐年提高。近些年，对砷剂治疗白血病的作用机制方面的研究也达到国际先进水平，已显示该药有细胞毒作用，促使细胞凋亡作用和诱导分化作用。高浓度砷剂能诱导凋亡，低浓度诱导 APL 部分分化，不同浓度的氧化砷皆能降解 PML/RARa 融合蛋白。

（2）青黄散（青黛与雄黄之比为 7~8 ∶ 2~3）：1986 年中国中医研究院西苑医院周霭祥等报道治疗 ANLL 6 例，CR 3 例，其中 2 例为 M_3。

（3）复方青黛片（白血康/复方黄黛片，由青黛、雄黄、太子参、丹参等组成）：1991、1995 年大连血液病中医研究所黄世林等 2 次报告治疗急性白血病 63 例，接近全部 CR。

（4）其他含砷（雄黄）中成药：六神丸、醒消丸、牛黄解毒片、抗白丹（七星丹）、紫金锭、安宫牛黄丸均有报道能缓解、减轻白血病，或经动物实验和细胞培养显示有抗白血病作用。

2. 名老中医经验

梁冰以扶正祛邪、攻补兼施为大法：急性白血病具有发病急、进展快，虚实夹杂，证候多变的特征。梁氏在治疗上多采用扶正祛邪，攻补兼施的治疗法则。其起病出现持续高热症状为主者，发病多凶险，常伴周身疼痛，口腔糜烂，衄血紫斑等，治以滋阴清热、凉血解毒，方以自拟解毒玉女煎：羚羊角粉、玄参、生石膏、生地黄、天冬、金银花、连翘、蒲公英、知母、粉丹皮。起病较急，以低热乏力、头晕目眩，心悸气短等为主要表现者，治以益气养阴、清热解毒，方用自拟参芪杀白汤：党参、黄芪、白花蛇舌草、补骨脂、仙鹤草、生地黄、白茅根、黄药子。有起病以浅表淋巴结肿大为主要临床特征，伴有咽痛鼻衄等，治以清热解毒、化痰散结，方用青蒿鳖甲汤加减。有起病以肝脾大为主，腹中痞块，按之坚硬、脘腹胀满等为主要临床特征，治以活血化瘀、清热解毒，方用自拟解毒化瘀汤：半枝莲、白花蛇舌草、败酱草、生大黄、三棱、莪术、薏苡仁、丹参、鸡内金、茜草，与当归、三七合用有较好的止血效果。并发弥散性血管内凝血时，用丹参注射液静滴，一次2~4ml。尤其是急性早幼粒细胞白血病，治疗开始加丹参注射液常规静脉滴注，大多能起到活血化瘀，改善微循环，替代肝素的作用，且无不良反应。外感温热是白血病发热的主要原因，多用白虎汤、清营汤，高热不退，服羚羊角粉、紫雪散或安宫牛黄丸。

3. 其他治疗

（1）亚砷酸注射液：内含三氧化二砷。诱导缓解期每日用5~10ml，加入5%葡萄糖注射液或生理盐水注射液250ml稀释后静脉注射，连用28~60天。适用于初发急性早幼粒细胞白血病，亦可试用于急性粒细胞白血病等。

（2）六神丸：每日90~180粒，分3~4次饭后口服；不能耐受者，可从小剂量每日30粒开始，能耐受者迅速加量至每日90粒以上。可用于急慢性白血病。

（3）紫金锭：取紫金锭适量，研末，酌加酸醋或温开水，调成糊状，每日2~3次，外涂患处。适用于绿色瘤。

六、西医治疗

（一）一般治疗

积极消除病因、脱离接触，戒除烟酒嗜好，给予富营养、易消化饮食，避免外伤、慎行手术包括拔牙等小手术，加强支持疗法，防治感染和出血，纠正贫血。

（二）药物治疗

1. 化学治疗

（1）诱导：是急性白血病的基本治疗，适当的诱导治疗，可使患者病情趋于缓解，为以后的治疗，为患者的长期无病生存，甚至治愈带来希望。目前认为，诱导缓解的原则应当是早期、足量、联合使用化疗药，并注意个体化，争取在1~2个疗程内达临床缓解。若2个疗程仍不能缓解，应改用其他联合化疗方案。

1）初治 ALL 的常用化疗方案

A.VP 方案：为儿童急性淋巴细胞白血病的基本诱导方案。长春新碱 1.5mg/m^2，静脉注射，每周1次；泼尼松每日 40mg/m^2，分2~4次，口服。每4周为1个疗程，或直到完全缓解（complete remission，CR）为止。

B.VDP 方案：上述 VP 方案再加柔红霉素 30~50mg/m^2，静脉注射，第1~2天，间歇 10~14天，重复第2个疗程。

C.VDLP 方案：即上述 VDP 方案，于第 17~28 天加门冬酰胺酶，6000U/m^2，静脉滴注，每天或隔天 1 次。

2）初治 ANLL 的常用化疗方案

A.DA 方案：柔红霉素 30~40mg/m^2，静脉注射，连用 3 天；阿糖胞苷 100mg/m^2，静脉滴注或分 2 次静脉注射，第 1~7 天。

B.AA 方案：即上述 DA 方案中柔红霉素换成阿霉素，用法用量同上。

C.HA 方案：三尖酯碱 3~4mg/m^2，静脉滴注，第 1~7 天；阿糖胞苷用法用量同上。

D.HAE 方案：即 HA 方案再加足叶乙苷 100mg/m^2，静脉滴注，第 1~7 天。

3）急性早幼粒细胞白血病的诱导治疗：维 A 酸（A-TRA）每日 30~120mg，分 3~4 次，口服，直至完全缓解。

4）难治及复发性白血病的诱导治疗

A. 急性淋巴细胞白血病：难治性和复发性急性淋巴细胞白血病常采用以下方案：

a.NA 方案：米托蒽醌 5~10mg/m^2，静脉滴注，第 1~3 天；阿糖胞苷 1g/m^2，静脉滴注，每天 2 次，连用 3~4 天。

b.NAE 方案：米托蒽醌用法用量同上 NA 方案；阿糖胞苷 0.5g/m^2，静脉滴注，连用 3 天；足叶乙苷 100mg/m^2，静脉滴注，第 4 天 ~8 天。

c.VP16+HDAra-c 方案：足叶乙苷 100mg/m^2，静脉滴注，第 1~5 天；阿糖胞苷 0.5~3g/m^2，静脉滴注，第 1~3 天。

d.VP+HDMTX 方案：VP 方案同前；氨甲蝶呤 800~1500mg/m^2，静脉滴注；然后用亚叶酸钙于 0、4、8、12 小时各用 400mg，静脉滴注解救。

B. 急性非淋巴细胞白血病：难治及复发性急性非淋巴细胞白血病的诱导治疗常采用以下方案：

a.NAE 方案：同难治及复发性淋巴细胞性白血病用法用量。

b.IA 方案：去甲氧柔红霉素 6~8mg/m^2，静脉滴注，第 1~5 天；阿糖胞苷 600mg/m^2，静脉滴注，第 1~5 天。

c.IAE 方案：即 IA 方案，加用足叶乙苷 150mg/m^2，静脉滴注，第 1~3 天。

（2）缓解后化疗：缓解后化疗包括巩固、强化、维持三个阶段，阶段之间无明确界限。目的是进一步减少残留的白血病细胞，延长无病生存期，防止白血病复发。

1）巩固、强化：原则是大剂量、早强化，联合交替用药。每月 1 次骨髓抑制性强化巩固，连续 6 个疗程。急性淋巴细胞白血病可选用原诱导方案或氨甲蝶呤、阿糖胞苷、环磷酰胺、足叶乙苷、长春新碱、泼尼松等，以不同组合、剂量，从完全缓解后 2~3 周开始进行；急性非淋巴细胞白血病白血病可选用原诱导方案或 DA、AA、HA、NA 等方案交替用药，从完全缓解后 3~4 周开始。

2）维持：可用诱导及巩固、强化的几种方案，每个方案用 2 个疗程，交替使用，第1年每月1个疗程，第2年每2个月1个疗程，第3年以后每3个月1个疗程，至5年才可停药观察，但仍须定期随访。

2. 髓外白血病的防治

髓外白血病的防治主要包括中枢神经系统白血病及睾丸白血病的防治，以减少白血病的复发。

（1）中枢神经系统白血病的防治：常用氨甲蝶呤10mg/m²，地塞米松5mg，鞘内注射；或加用或单用阿糖胞苷25~50mg/m²，地塞米松剂量同前，鞘内注射。不能鞘内注射或鞘内注射失败者，可用洛莫司汀100~120mg，顿服。急性淋巴细胞白血病及急性非淋巴细胞白血病白血病M_4、M_5在完全缓解后，即宜进行连续3周，每周1次鞘内注射，以后每1~2个月1次，共6~8个疗程。一旦发生中枢白血病，则每周2次鞘内注射，直至脑脊液中白血病细胞消失，然后逐渐延长间隔时间；还可用头颅放射，剂量不超过2400cGy，2~3周内照完。

（2）睾丸白血病的防治：对于ALL及ANLLM_4、M_5可予睾丸放射治疗。

（三）支持疗法

（1）防治感染：保持环境卫生，包括净化病房空气，防止医源性及交叉感染；注意患者自身清洁，加强护理工作；预防性使用抗生素及早期、足量、联合、静脉使用强力抗生素。

（2）防治出血：鼻腔、口腔等黏膜出血可用凝血酶加去甲肾上腺素填塞或漱口；消化道、呼吸道出血等可用矽磺乙胺、氨甲苯酸静脉滴注；阴道流血不止可用炔诺酮等；血小板 < 15×10^9/L，有眼底或颅内出血倾向者，可输浓缩血小板。

（3）纠正贫血：重度贫血者给予输浓缩或洗涤红细胞，使血红蛋白维持在80g/L以上。

（4）造血因子的使用：在化疗后骨髓抑制期，粒细胞缺乏者，可予G-CSF或GM-CSF皮下注射。除过敏者外，造血因子对于急性淋巴细胞白血病患者无禁忌证；对于急性非淋巴细胞白血病患者，除属低增生白血病或预激方案之外，一般不主张在化疗前用，化疗后使用亦须谨慎，以免刺激白血病细胞生长。

（5）防治高尿酸血症：化疗期可予别嘌呤醇0.1g，加碳酸氢钠1.0g，每日3次口服；同时增加补液量至每天1500~2000ml以水化治疗。对于白细胞 > 100×10^9/L者，可先予羟基脲0.5~1.0g，每日3次口服；或用血细胞分离机单采分离过高的白细胞，使其降低至（30~50）× 10^9/L，再行联合化疗。

（6）其他治疗：营养状况差、低蛋白血症者可输血浆或白蛋白等；化疗期间呕吐者，可予恩丹西酮4~8mg，或格拉司琼3mg，化疗前静脉注射，必要时再口服恩丹西酮4mg。保护肝功能可用葡醛内酯100mg，每日3次，口服；必需磷脂注射液10~20ml，稀释后静脉滴注，或用必需磷脂胶囊2粒，每日3次，口服。

（四）造血干细胞移植

骨髓或外周血造血干细胞移植是目前根治白血病的最有效的方法。一般主张宜在经诱导缓解达完全缓解后再行移植，成功率约为 50%，最好采用异基因移植，以减少复发。缺点是供体难找且费用昂贵，尚不能作为常规治疗手段。适应证如下。

（1）年龄在 45 岁以下，自体骨髓移植可适当放宽。

（2）成人急性淋巴细胞白血病首次缓解（CR1），急性非淋巴细胞白血病首次缓解（CR2）。

（3）儿童高危急性淋巴细胞白血病首次缓解（CR1），标危急性淋巴细胞白血病第 2 次缓解（CR2）。

（4）儿童急性非淋巴细胞白血病首次缓解（CR1）。

（5）脏器功能正常，无影响移植的疾病。

不良反应包括移植物抗宿主病、免疫缺陷性感染、间质性肺炎等，应积极进行相应的治疗。

（五）其他疗法

如免疫治疗，包括胸腺素、白细胞介素（IL）、白血病单克隆抗体等对急性白血病部分有效；白血病基因修饰治疗尚待进一步研究。

七、转归与预后

急性白血病的自然生存期约 3 个月。经系统治疗完全缓解后，5 年无病生存率可达 20%~40%，造血干细胞移植后无病长期生存率达 50% 以上，甚至有望治愈。其预后与下列因素有关：首先与年龄相关，如急性淋巴细胞白血病以 1~9 岁患儿预后较好，1 岁以下、9 岁以上各年龄组预后较差，老年患者预后更差；急性髓细胞性白血病以青中年预后较好；儿童和老年患者预后较差，且老年患者随年龄增长而预后更差。再者与白血病亚型相关，如 M3 型经全反式维 A 酸或砷剂治疗，预后较好；儿童 L1 型经系统治疗，疗效较好；L2~L3 或 M4~M6 型预后较差；M7 型预后更差。其次与治疗前外周血细胞负荷相关，如白细胞 > 50×10^9/L 和（或）血小板 < 30×10^9/L 者，预后较差。再次与染色体异常情况有关，如急性髓系白血病（AML）有 5-、7-、5q-、7q- 和超二倍体者，预后较差；t（15；17）、t（8；21）、Inv（16）者，预后较好；ALL 有 t（9；22）者，预后较差。此外，继发于肿瘤放疗、化疗或慢性白血病急变或 MDS 转化的急性白血病、多药耐药或复发性白血病、心理素质较差且不能正确对待疾病、不能配合治疗者，预后较差。

中医学认为，本病经治疗后邪毒渐退而尽消，正气渐复而康健，其脉细弱和缓，诸症悉除，神清气爽者，为顺证，预后较好；未经治疗或经治疗后邪毒退而难尽，正气复而又衰，其脉数大弦急，神迷气短难续者，为逆证，预后不良。

八、预防与调护

（1）慎避风寒，防止外感：感染是本病的第一位致死原因，故患者应严加保护，积极防治感染，在化疗前后当重点注意五官、肛周、泌尿生殖道、皮肤等部位的清洁卫生，防止褥疮。

（2）注意饮食，劳逸结合：饮食以清淡、富营养、易消化为原则，注意勿损胃气。适当休息，劳逸结合，病情、体力允许时，可配合太极拳、八段锦、散步、广播操等体育锻炼，综合治疗，有利康复。

（3）舒畅情志，增强信心：本病患者应保持情绪舒畅，乐观豁达，正确对待疾病，坚持战胜疾病的信心和决心、恒心，避免不良精神刺激。

（4）谨慎用药，远离毒物：由于化学毒物包括不少药品可诱发急性白血病，故本病患者如有感染、发热、痛证等情况时，尤应注意选择用药。退热止痛宜用中药制剂或冰敷降温。西药首选对乙酰氨基酚或皮质激素，禁用其他解热镇痛药，以免加重病情。

（5）慎行手术，严防出血：出血是本病的第二位致死原因，故一切可能引起出血的治疗操作、手术等，均应谨慎选择。若患者血小板 $< 30 \times 10^9$/L，出血倾向明显者，禁行手术、拔牙、肌内注射、酒精擦浴、针灸、推拿按摩、拔火罐等诊疗操作。

九、疗效评定标准

1987 年 11 月在江苏苏州召开了全国白血病化学治疗讨论会，提出了如下急性白血病疗效判定标准。

1. 缓解标准

（1）完全缓解（CR）：

①临床无白血病细胞浸润所致的症状和体征，生活正常或接近正常。②血象：血红蛋白 ≥ 100g/L（男），或 ≥ 90g/L（女及儿童），中性粒细胞绝对值 $\geq 1.5 \times 10^9$/L，血小板 $\geq 100 \times 10^9$/L。外周血白细胞分类中无白血病细胞。③骨髓象：（原始单核细胞 + 幼稚单核细胞）或（原始淋巴细胞 + 幼稚淋巴细胞）$\leq 5\%$，红细胞及巨核细胞系正常。

（2）部分缓解（PR）：骨髓象（原始单核细胞 + 幼稚单核细胞）或（原始淋巴细胞 + 幼稚淋巴细胞）$> 5\%$ 而 $\leq 20\%$；或临床、血象项中有一项未达完全缓解标准者。

2. 白血病复发

有下列三者之一者称为复发：

（1）骨髓象：（原始单核细胞＋幼稚单核细胞）或（原始淋巴细胞＋幼稚淋巴细胞）＞5％ 又≤ 20％，经过有效抗白血病治疗1个疗程仍未能达到骨髓象完全缓解标准者。

（2）骨髓象：（原始单核细胞＋幼稚单核细胞）或（原始淋巴细胞＋幼稚淋巴细胞）＞20％ 者。

（3）骨髓外白血病细胞浸润。

3. 持续完全缓解

持续完全缓解（CCR）指从治疗后完全缓解之日起计算，其间无白血病复发达3~5年以上者。

4. 长期存活

急性白血病自确诊之日起，存活时间（包括无病或带病生存）达5年或5年以上者。

5. 临床治愈

临床治愈指停止化学治疗5年或无病生存（disease free survival，DFS）达10年者。

说明：凡统计生存率时，应包括诱导治疗不足1个疗程者；诱导治疗满1个疗程及其以上的病例应归入疗效统计范围。

第二节 慢性粒细胞性白血病

慢性白血病，分为慢性粒细胞性白血病和慢性淋巴细胞白血病。慢性粒细胞性白血病简称慢性粒细胞白血病（chronic myelognous leukemia，CML），是临床上一种起病及发展相对缓慢的白血病。它是一种起源于骨髓多能造血干细胞的恶性增殖性疾病，表现为髓系祖细胞池扩展，髓细胞系及其祖细胞过度生长。90% 以上的病例均具有 CML 的标记染色体——ph1 染色体的分子生物学基础则是 ber/abl 基因重排。CML 临床上以乏力、消瘦、发热、脾肿大及白细胞异常增高为主要表现。CML 在世界范围的发病率并不一致。我国的 CML 发病率调查结果为年发病率036/10 万，在我国 CML 约占各类白血病的 20%，占慢性白血病的 95%。发病年龄分布较广，但发病率随年龄的增长有逐步上升的趋势。慢性淋巴细胞白血病，简称慢性淋巴细胞白血病（chronic lymphocytic leukemia，CLL），是机体的淋巴细胞在体内异常增生和积蓄伴有免疫功能低下的疾病。在我国 CLL 发病率低，一般只占白血病发病总数的 10% 以下，居白血病类型的第四位。由于 CLL 患者淋巴细胞寿命极长，并经常伴有免疫反应缺陷，故又称"免疫无能淋巴细胞蓄积病"。

慢性粒细胞白血病

一、概述

慢性粒细胞白血病简称慢性粒细胞白血病，是一种起源于多能干细胞的肿瘤性增生疾病，其主要特点是粒细胞显著增多，脾脏明显肿大，绝大多数具有相对特异的 ph 标记染色体，病程较缓慢，大多以急性变而死亡。该病各年龄均可发生，但以中年最为常见。早期多无明显症状，偶然因发现粒细胞增多或脾肿大而被确诊。慢性粒细胞白血病自然病程可分为慢性期和加速期。大多数患者在慢性期可得到确诊，经过一段慢性期后病程开始进入加速期，此时临床各种症状较为明显。急变期是指慢性粒细胞白血病转变为急性白血病的过程，系大多数慢性粒细胞白血病的终末期表现。急变可发生在慢性期的任何阶段，临床表现与其他急性白血病相似。

中医学并无慢性粒细胞白血病这一病名，白血病的肝脾肿大，属中医"癥瘕""积聚"范畴。

二、病因病机

中医学认为，慢性粒细胞白血病是内伤与外感相互作用所致。《诸病源候论》曰："积聚者，由阴阳不和，脏腑虚弱，受于风邪，搏于脏腑血气所为也。"可见本病的发生乃先天禀赋不足或后天失养引起脏腑亏虚，或由于外感六淫、内伤七情等引起气血功能紊乱，脏腑功能失调，致使毒邪乘虚而入，为气血痰食邪毒相互搏结而引起本病。

1. 情志失调

《济生方·积聚论治》中说："有如忧思喜怒之气，人之所不能无者，过则伤乎五脏……乃留结为五秋"。由于七情内伤，导致气机不畅，肝气郁结，气滞血瘀而发病。

2. 饮食不节

《景岳全书》载有"脾胃不足乃虚弱失调之人，多有积聚之病"。饮食无节，损伤脾胃，痰浊内生，久聚成积。

3. 起居无常

《灵枢·百病始生》说："积之始生，得寒乃生。"起居失常，寒温不调，邪毒侵袭，气血失和而得病。"气寒不通，血壅不流"，气行则血行，气滞则血瘀。正气不足，毒邪入侵，客阻经络，结块成形。毒邪太盛，伤其正气，邪毒内聚，滞留不散，交合成块。可谓"正气存内，邪不可干""邪气所凑，其气必虚"。正气不足为病之根本，邪实瘀毒为病之标，病位在肝、脾、肾，乃虚实夹杂之证。

三、辨病

（一）症状

本病起病缓慢而隐匿，早期可无症状，患者自觉一般情况良好，常因体检或诊查其他疾病检查血象而发现。

（1）全身证候：常有乏力，头昏心悸，消瘦，多汗，纳差，腹胀，腹痛等。

（2）发热：低热常见，一般不超过 38℃，抗感染治疗无效，抗白血病治疗后体温方可下降。

（3）出血：早期一般无出血，后期约 1/3 病例表现不同程度的出血，如鼻衄、齿衄、便血、尿血、阴道出血、眼底出血、紫癜、甚至颅内出血，偶有病例因脾出血和脾破裂急诊而发现本病。

此外，女性可有闭经；男性偶尔出现顽固性阴茎勃起，是本病特征之一，乃白血病细胞浸润阴茎海绵体或血栓形成所致。晚期还可有皮肤浸润和中枢神经系统白血病。

（二）体征

（1）肝脾和淋巴结肿大：脾肿大是本病最突出的特征。脾肿大的程度常与白细胞负荷有关，病情缓解、白细胞下降时，脾脏缩小消失；急变时可急剧增大。肝肿大一般较轻，超过肋下 5cm 者少见。淋巴结肿大在晚期可见。

（2）骨痛：临床约 75% 病例有胸骨压痛，在胸骨中下 1/3 处压痛亦是 CML 的特征之一。胫骨和肋骨压痛也较常见；少数可有关节痛和肌痛。

（三）常见并发症

（1）脾栓塞或脾周围炎：脾区剧痛，发热，多汗，甚至休克，脾区拒按，明显触痛，脾脏可进行性增大，脾区可闻及摩擦音，甚至产生血性腹水。

（2）尿酸性肾病：表现为腰痛、血尿、少尿或无尿，约 50% 患者尿素氮增高，尿肌酐排出减少，二氧化碳结合力下降，血、尿中尿酸含量明显增高。

（四）辅助检查

（1）血象：外周血象中白细胞增高，一般在（100~250）×10^9/L，甚至可高达 1000×10^9/L，分类中可见各阶段粒细胞，以中性中幼粒、晚幼粒细胞和杆状、分叶核粒细胞为主，原始 + 早幼粒细胞一般不超过 10%，嗜碱和嗜酸粒细胞增多。有核红细胞易见。半数病例伴血小板增多，高者可达 1000×10^9/L 以上，少数病例血小板减少。贫血仅轻度，加速期和急变期常见中度或重度贫血。

（2）骨髓象：骨髓增生极度活跃或明显活跃，粒红比例可增至 10~50 ：1。分类中以中性中幼粒和晚幼粒细胞及杆状核细胞为主，常见核浆发育不平衡现象，原＋早幼粒细胞不超过10%~15%，粒系有丝分裂及嗜酸、嗜碱细胞增多。大部分病例巨核细胞增多，血小板成堆分布。约1/3病例于病程不同时期伴有骨髓纤维化。慢性期中性成熟粒细胞碱性磷酸酶活力减弱或缺乏，急变期增高。

（3）细胞遗传学及分子生物学改变：Ph染色体是CML的重要标志。95%以上的CML患者Ph染色体阳性。约5%的CML患者虽然Ph染色体阴性，但有BCR-ABL融合基因阳性。

（五）临床分期

（1）慢性期（chronic phase, CP）：无临床症状或有低热、乏力、多汗、体重减轻和脾大等；外周血白细胞增多，以中性粒细胞为主，可见各阶段粒细胞，以晚幼和杆状粒细胞为主，原始细胞＜2%，嗜酸和嗜碱粒细胞增多，可有少量幼红细胞；骨髓增生活跃，以粒系为主，中晚幼和杆状核增多，原始细胞＜10%；Ph染色体和（或）BCR-ABL融合基因阳性。

（2）加速期（accelerated phase, AP）：具有下列之一或以上者为加速期。①外周血白细胞和（或）骨髓中原始细胞占有核细胞10%~19%；②外周血嗜碱粒细胞≥20%；③与治疗无关的持续性血小板减少（＜100×10^9/L）或治疗无效的持续性血小板增高（＞1000×10^9/L）；④治疗无效的进行性白细胞数增加和脾大；⑤细胞遗传学示有克隆性演变。

（3）急变期（blastic phase or blast crisis, BP/BC）：具有下列之一或以上者为急变期。①外周血白细胞或骨髓中原始细胞占有核细胞≥20%；②有髓外浸润；③骨髓活检示原始细胞大量聚集或成簇。

四、类病鉴别

（1）原发性骨髓纤维化：贫血呈轻、中度并与脾肿大不一致，白细胞减少或增多，但罕见有超过50×10^9/L者，骨髓干抽活检示造血组织为纤维组织取代。无ph1阳性细胞。

（2）原发性血小板增多症：临床上以出血为主，白细胞＜50×10^9/L，血小板显著增高，可见异型血小板，骨髓巨核系增生为主，ph1染色体阴性。

（3）真性红细胞增多症：患者皮肤黏膜呈暗红色、口唇紫暗、红细胞增高显著，中性粒细胞碱性磷酸酶增强，ph1染色体一般均阴性，粒系无核浆发育不平衡现象。

（4）慢性淋巴细胞白血病：多见于老年人，脾肿大程度不如慢性粒细胞白血病，白细胞通常在100×10^9/L，血象及骨髓分类以成熟淋巴细胞为主，偶有原淋、幼淋细胞。

（5）类白血病反应：多有原发病灶，临床上一般无贫血、出血及淋巴结、肝脾肿大，血象中虽见少数幼稚细胞，但以成熟细胞为主，细胞胞浆中有中毒性颗粒及空泡。骨髓增生明显活跃，伴有核左移现象，无明显的白血病变化，中性粒细胞碱性磷酸酶明显增高，ph1染色体阴性。

五、中医论治

（一）治疗原则

（1）标本兼治，急则治标，缓则治本的原则。

（2）扶正祛邪，互为主辅的原则；扶正包括补气养血、益气养阴、调补阴阳等，祛邪包括清热解毒、活血化瘀、化痰散结等。

（3）阴阳调整，补阴、补阳、阴阳双补的原则。

（二）分证论治

1.痰瘀互阻证

证候：颈项腋下瘰疬痰核，或腹内积块，或时有自汗盗汗，精神尚可，饮食如常，舌淡红有瘀斑瘀点，苔薄白腻或黄，脉弦细或细数。

治法：祛瘀化痰，行气散结。

方药：消瘰丸合温胆汤合桃红四物汤加减。常用药物：浙贝母、法夏、陈皮、生姜、竹茹、牡蛎、玄参、枳实、桃仁、红花、川芎、赤芍、当归、生地黄、甘草。

加减：低热明显者，可加地骨皮、青蒿；气阴两虚，自汗盗汗较显者，可加生脉散、糯稻根、煅龙骨；痰瘀交结较深，瘰疬、癥积较甚者，可加鳖甲、三棱、莪术、青黛。

2.气阴两虚证

证候：面色苍白，倦怠乏力，心烦气短，头晕耳鸣，潮热，自汗盗汗，腹胀纳呆，腹中痞块大而坚硬，舌淡嫩或有瘀斑，苔花剥，脉细弱或细数。

治法：益气养阴，兼以化瘀消积。

方药：生脉散合膈下逐瘀汤加减。常用药物：党参、麦冬、五味子、五灵脂、当归、川芎、桃仁、牡丹皮、赤芍、香附、红花、枳壳、乌药、延胡索、甘草。

加减：脾虚湿滞，腹胀、纳呆、便溏者，加神曲、鸡内金、麦芽、陈皮、苍术；出血明显者，加仙鹤草、蒲黄炭、三七末；阴虚内热，盗汗、潮热、五心烦热者，可加青蒿、鳖甲、地骨皮、白薇；脾肾气阴两虚，纳呆，腰膝酸软，耳鸣遗精或闭经，舌淡、脉沉细者，可改用三才封髓丹合膈下逐瘀汤加减。

3.脾肾阳虚证

证候：瘰疬痰核，面色苍白或晦暗，疲乏气短，腹中积块，纳呆便溏，小便清长，腰膝冷痛，肢体不温，阳痿早泄，舌质淡胖而黯，苔白，脉沉细。

治法：温补脾肾，兼化痰瘀。

方药：附子理中丸合菟丝子丸加减。常用药物：人参、干姜、白术、茯苓、山药、莲子肉、熟附子、菟丝子、枸杞子、炙甘草。

加减：肾虚较甚，腰膝冷痛，阳痿早泄者，可加补骨脂、桑螵蛸、覆盆子、姜黄；痰核瘰疬、腹中结块者，可加鳖甲、白芥子、生牡蛎、山慈菇。

4. 肝肾阴虚证

证候：头晕眼花，两眼干涩，心悸失眠，耳鸣耳聋，五心烦热，潮热盗汗，胁下痞块，腰酸肢痛，肢体刺痛，遗精或月经量少，舌暗红少苔，脉弦细涩。

治法：滋补肝肾，祛瘀消积。

方药：知柏地黄丸合身痛逐瘀汤加减。常用药物：熟地黄、山茱萸、山药、知母、黄柏、泽泻、牡丹皮、羌活、茯苓、川芎、桃仁、红花、没药、五灵脂、香附、牛膝、地龙、当归、秦艽、甘草。

加减：虚热明显者，去羌活、香附，加白薇、青蒿、鳖甲；虚火迫血妄行者，去羌活、香附、当归、川芎，加女贞子、旱莲草、侧柏叶；胁下痞块坚硬者，加鳖甲、蒲黄、三棱、莪术。

5. 热毒炽盛证

证候：壮热口渴，咽喉肿痛，口糜口疮，衄血、便血、尿血，胁下积块甚大，或胁下刺痛，或肢体剧痛，腹胀便秘，形体消瘦，兼见神疲乏力，气短懒言，舌质紫红而黯，苔黄燥，脉洪大或细数。

治法：解毒透热，凉血止血。

方药：清营汤合青蒿鳖甲汤加减。常用药物：水牛角、生地黄、丹参、玄参、牡丹皮、竹叶、麦冬、黄连、金银花、连翘、青蒿、知母、鳖甲。

加减：大便干结者，加生大黄、枳实；气阴两虚明显者，加党参、太子参、沙参以益气养阴；肢体疼痛明显者，加鸡血藤、蒲黄、五灵脂、全蝎、蜈蚣；咽痛明显者加板蓝根、山豆根、七叶一枝花、浙贝母。

（三）中医特色治疗

1. 专方专药

（1）抗白丹（七星丹）（中国中医科学院西苑医院方）：雄黄、巴豆、生川乌、乳香、郁金、槟榔、朱砂、大枣。功效：清热解毒，泻腑通便。主治急性白血病。制备方法：将雄黄、生川乌、乳香、郁金、槟榔共研细末，巴豆去外皮，置砂锅中文火炒至微黄色，再去内皮，用双层纸包裹压碎，微热半小时，达到稍去油的目的。将煮熟的大枣去皮与核，与上述药物混合，制丸如黄豆大，朱砂为衣，风干储存备用。用量成人为每日4~8丸；小儿每日1~4丸，晨起顿服，连服3~5日，休1日。从小剂量开始，逐步加量，以保持大便每天4~5次为度。

（2）青黄散（中国中医研究院西苑医院研制）：青黛、雄黄。制成的胶囊或片剂中青黛与雄黄比例有 9∶1、8∶2、7∶3 三种（雄黄比例越大作用越强），每胶囊或每片重 0.3~0.5g，治疗剂量每日 6~12g，分 3 次饭后服，维持剂量为每日 3~6g。但服用后每 1~3 个月用 2- 巯丁二钠 1.0g 溶于 40ml 生理盐水中缓慢静脉注射，连用 3 天，以达到排砷作用。功效：清热解毒，化瘀散积。

（3）清毒饮、养正片（广州中医药大学第一附属医院）

1）清毒饮：七叶一枝花、白花蛇舌草、胡黄连、大青叶、山慈菇、法半夏、竹茹、莪术、制大黄、生地黄、仙鹤草、田七。功效：清热解毒，化痰散结，凉血活血止血。

2）养正片：人参、黄芪、补骨脂、熟地黄、黄精、赤灵芝、女贞子、旱莲草。功效：益气养阴，用于白血病偏于气血两虚者。促进骨髓粒巨噬细胞集落形成单位的增殖，提高中性粒细胞百分数及粒单系造血祖细胞数，增强机体抗感染能力。

2. 名老中医经验

赵绍琴以清热凉血为大法，辨证治疗白血病。赵氏以"伏邪温病"理论指导白血病的治疗，认为其病因为温热毒邪，病位在先天之精形成的骨髓，沿髓、血、营、气、卫的途径，热结、耗血、动血、停瘀并存，应宗清热凉血、滋肾宣郁之法。凉血常用赤芍、茜草根、白头翁、生地榆、鬼箭羽等，配合活血化瘀之品，消除动血造成的瘀血，发散血中郁热，常用片姜黄；育阴滋肾常用生地黄；玄参、沙参、麦冬、知母，为"壮水之主，以制阳光"之义；宣郁一法是治疗营血热盛不可忽视的重要途径，常用药如金银花、连翘、大青叶，尤其善用杏仁开气分之郁，片姜黄行血分之滞，每获良效。赵氏认为青黛是治疗白血病不可多得的良药。以上治法随症加减，神昏加安宫牛黄丸；痉厥加钩藤、菊花、紫雪丹；便秘加大黄。

3. 其他疗法

（1）中成药

1）当归龙荟丸：先每次 6g，每日 2 次，以后再逐渐增至每日 30g，分 3~4 次，口服。适用于热毒瘀结型慢性粒细胞白血病。不良反应为腹痛腹泻。

2）六神丸：每次 20~30 粒，每日 3 次，饭后温开水送服。

3）梅花点舌丹：每日 30 粒，分 3 次温开水送服。

4）牛黄解毒片：每次 3~4 片，每日 2 次，口服。

5）大黄䗪虫丸：每次 0.4g，每日 2~3 次，口服。

（2）穴位敷贴：脾肿大伴有脾周围炎的，可用青黛、紫金锭或如意金黄散等局部敷贴。

（3）砷剂：亚砷酸注射液每日 10ml，稀释后用于 CML 各期的治疗。其主要的不良反应有恶心、纳呆、肝脏损害、心悸、胸闷、精神神经症状等。

六、西医治疗

（一）药物治疗

1. 慢性期治疗

（1）单种药物：白消安仍是目前治疗慢性粒细胞白血病的首选药物，常用量每日 4~8mg，最大不超过 12mg，分 2~3 次服。待白细胞下降后逐渐减量，降至（10~15）×10^9/L 时停用，缓解后以一定量维持白细胞在 10×10^9/L 左右。异靛甲，先从小剂量每日 50mg 开始，以后逐渐增量为每日 75~150mg，分 2~3 次饭后口服。靛玉红每日剂量 150~200mg，分 3~4 次口服。羟基脲对白细胞非常高的病例见效快，每日 1.5~3.0g，1 次或分次口服。维持量每日 0.5~1.0g。二溴甘露醇为白消安无效时的二线药物，每日 0.25~0.5g，分次服用，维持量每日 0.25g 至每周 0.25g，1，2：5，6- 二去水卫矛醇每日 50mg 溶于 20ml 生理盐水中静脉注射，用 7 天间歇 7 天为 1 个疗程，视病情重复疗程，直到白细胞降至 10×10^9/L 左右。6- 疏基嘌呤或 6- 硫鸟嘌呤（6-TG），两药作用相似，剂量每日 2.5~3mg/kg，白细胞下降后改为维持量。嘧啶苯芥适用于白消安复发或无效病例，每日 5~10mg，分次口服，5 天为 1 个疗程，间歇 7 天，2~4 个疗程后改用维持量，每天 5mg，每月连服 5 天。三尖杉酯碱，常用量每日 4~8mg，静脉注射，待白细胞下降至 20×10^9/L 时剂量减半，下降到 10×10^9/L 以内即可停药。

（2）联合化疗：HT 方案：羟基脲 0.5~1.0g，每日 2 次或 3 次，连用 7 天；6-MP 或 6-TG 50mg，每日 2 次或 3 次，连用 7 天。休息 5~7 天重复应用，剂量视血象酌情加减直至完全缓解。COAP 方案：环磷酰胺 400mg，静脉注射，第 1、4 天；长春新碱 1~2mg，静脉注射第 1 天；阿糖胞苷 50mg，静脉注射，每 12 小时一次，连用 5~7 天或 9 天；泼尼松 20mg，每日 1 次，连用 5 天。停药 7~10 天后根据病情可重复应用直到完全缓解。HA 方案：三尖杉酯碱每日 4mg，静脉注射，连用 3 天，阿糖胞苷每日 100~200mg，连用 7 天，静脉注射，休息 5~7 天重复应用，共 2~3 个疗程，以后三尖杉酯碱每日 1mg，静脉注射，连用 20 天。上述方案缓解后改用下列三方案，每半年轮换 1 次，第 1 年每个月 1 次，第 2 年每 2 月个 1 次，第 3 年每 3 个月 1 次。DA 方案：环磷酰胺每日 0.2~0.6g，静脉注射，1 次，连用 3 天；阿糖胞苷 100~200mg/m^2，静脉注射，连用 5~7 天。HA 方案：三尖杉酯碱 2~4mg，静脉注射，每日 1 次，连用 3 天；阿糖胞苷 100~200mg/m^2，静脉注射，连用 5~7 天。DA 方案：柔红霉素 40~60mg，静脉注射，连用 3 天；阿糖胞苷 100~200mg/m^2，静脉注射，连用 5~7 天。

（3）干扰素（IFN）：是天然的细胞因子，有抗病毒、抑制细胞增殖、免疫调节及诱导分化作用。虽然临床可获得较好疗效，但由于价格昂贵，难以普遍推广。目前临床多采用肌内注射或皮下注射，剂量为 IFN-α-2b，（2~5）×10^{6}U/m^2，也有

用 $2 \times 10^7 U/m^2$。近年有人提出 IFN-γ 与 IFN-α 合用，或化疗与 IFN 合用可以提高疗效。

2. 加速期治疗

加速期治疗多选用羟基脲、6-TG 及联合化疗，参照慢性期用法。

3. 急变期治疗

慢性急变的防治仍无理想方法，一旦急变，治疗原则按急性白血病联合化疗方法进行，具体方案根据急变后的细胞类型确定。

（二）非药物治疗

（1）放射治疗：对病情进行性进展，白细胞数急剧增高，脾及淋巴结显著肿大的病例可进行脾区照射，从 5rad 开始，随后增至 100~150rad，每日或隔日 1 次，当白细胞下降至 $20 \times 10^9/L$ 时停止照射，一般总剂量为 1000~5000rad。

（2）脾切除：有下列情况者可考虑脾切除：①巨脾，压迫症状显著；②继发性脾功能亢进；③药物控制不理想或发生顽固性血小板减少者；④脾破裂、出血或栓塞者；⑤能耐受手术治疗者。

（3）白细胞清除术：适用于白细胞过高者，是防止栓塞的应急办法，在短时间内可使过高的白细胞总数下降。

（4）造血干细胞移植：同种异基因骨髓移植，是目前唯一能根除白血病细胞株，达到临床治愈的方法。选择慢性期患者，经预处理后，再接受 HLA 相合同胞的骨髓移植，使临床部分病例长期无病存活。

自体外周血干细胞移植和自体骨髓移植，一般在慢性粒细胞白血病慢性期经治疗缓解后，用血细胞分离器自患者本身外周血中分离出白细胞或 1 次收集足够量的自身骨髓，深低温液氮保存，日后发生急变时经大量化疗和放疗预处理后，再将储存的自身细胞或骨髓复温后回输给患者，使患者再回到慢性粒细胞白血病慢性期。

七、转归与预后

慢性淋巴细胞白血病是一种异质性疾病，病程长短不一，有的达 10 余年，有的仅 2~3 年，多死于骨髓衰竭导致的严重贫血、出血或感染。慢性淋巴细胞白血病临床尚可发生转化，或出现类似幼淋巴细胞白血病血象，如出现大细胞淋巴瘤病理学结构，中位生存期仅 5 个月。临床上有不到 1% 的慢性淋巴细胞白血病向急性白血病转化。

八、预防与调护

目前对慢性粒细胞白血病的病因还未明确，但电离辐射及慢性苯接触已是比较肯定的两个因素，因此对从事放射线工作及接触有毒的化学物品和致癌物质的工作人员，要加强劳动保护，防止和清除环境污染。同时要注意平时的体育锻炼，增强机体免疫力，起居有时，调节情志，避免劳累，以提高人体的抗病和抗癌能力。

九、疗效判定标准

（1）完全缓解

1）白细胞计数 < 10×10^9/L；分类正常，无幼稚粒细胞（原始、早、中、晚幼粒细胞）。

2）血小板计数正常或不超过 450×10^9/L。

3）此病的临床症状、体征消失（如脾大消失）。

（2）部分缓解

1）白细胞计数降至治疗前的 50% 以上，以及至少 < 20×10^9/L。

2）血白细胞计数正常，但仍存在幼稚细胞及脾大。

（3）无效：不能达部分缓解者。

（4）细胞遗传学反应

1）无细胞遗传学反应：ph 染色体持续在所有分裂相中存在。

2）微小细胞遗传学反应：ph 染色体被抑制至占分裂相的 35%~95%。

3）部分细胞遗传学反应：ph 染色体被抑制至分裂相的 5%~34%。

4）完全细胞遗传学反应：ph 染色体细胞消失。

慢性粒细胞白血病由于个体差异、加之治疗方法不同，使就诊后生存期长短悬殊，一般为 21~45.5 个月，长期存活 7~20 年以上病例仅为少数。多因急变而病情加剧恶化，75%~85% 的慢性粒细胞白血病在 1~5 年内由稳定期转入急变期，慢性粒细胞白血病一旦急变，预后不良，半数以上病例在 3~6 个月内死亡，仅极个别病例能超过 1 年，因此急变是慢性粒细胞白血病的终末表现。

第三节 慢性淋巴细胞白血病

一、概述

慢性淋巴细胞白血病（chronic lymphocytic leukemia, CLL）简称慢性淋巴细胞白血病，是以成熟小淋巴细胞在骨髓、外周血、淋巴结及脾脏内增生的恶性血液病，其临床过程较为缓慢，近年来有学者把本病看作一种低度恶性的淋巴瘤。根据慢性白血病的临床淋巴结肿大、肝脾肿大及乏力等特征，属中医"痰核""瘰疬""失营""马刀"范畴。

二、病因病机

1.七情内伤

《丹溪心法》曰:"为人忧郁愁遏,时曰时累……遂成隐核。"由于忧思郁怒,情志不畅,肝气郁结,气滞伤脾,脾失健运所致。

2.饮食失调

饮食不节,或嗜酒过度,损伤脾胃,致使运化失常,正如《卫生宝鉴》中说:"凡人脾胃虚弱,饮食不节,或生冷过度,不能克化,致成积聚结块。"

3.劳倦过度

平素体虚或久病之后,或劳倦过度,致使气阴不足,阴血耗损,精血亏虚,外来毒邪乘虚而入,与邪毒搏结而成。肝喜条达而恶抑郁,情志不畅,肝气郁结,气机不利,气聚成形而成癥积;脾主运化,输布水谷精微,为气血生化之源,后天之本。饮食失调,脾运失司,痰湿内生,痰滞挟气,聚而不散,痰气互阻,流窜经络,脉络壅塞,痰凝气结血瘀,日积月累,终成瘰疬、积块。

三、辨病

(一)症状及体征

(1)起病隐匿缓慢,早期多无症状,往往因体检时发现淋巴结或脾肿大才去就诊。

(2)一般表现:早期常见疲倦、乏力、不适感,随病情进展出现消瘦、发热、盗汗等。晚期常出现贫血和血小板减少。由于免疫功能减退,易反复感染。

(3)淋巴结和肝脾肿大:60%~80%的患者常见淋巴结肿大,以颈部、锁骨上部位常见。肿大的淋巴结较硬,无粘连、压痛,可移动,疾病进展时可融合,形成团块。有50%~70%的患者出现轻至中度脾大,轻度肝大。

(4)自身免疫表现:4%~25%的患者并发自身免疫性溶血性贫血(AIHA),2%出现特发性血小板减少性紫癜(ITP),<1%的患者合并纯红细胞再生障碍性贫血(PRCA)。

(5)其他:部分患者可有肾病综合征、天疱疮及血管性水肿等表现。

(二)辅助检查

(1)血象:持续淋巴细胞增多。白细胞>10×10^9/L,淋巴细胞占50%以上,绝对值≥5×10^9/L(持续4周以上)。中性粒细胞比值降低。随病情进展可出现血小板减少和(或)贫血。

(2)骨髓象:有核细胞增生明显活跃或极度活跃,淋巴细胞≥40%,以成熟淋巴细胞为主；红系、粒系及巨核系细胞减少；溶血时幼红细胞可代偿性增生。骨髓活检，CLL 细胞浸润呈间质型、结节型、混合型和弥漫型，其中以混合型最常见，结节型最少见，弥漫型预后最差。形态与外周血基本一致，原始淋巴细胞不超过 1%~2% 有时呈纯红细胞再生不良，骨髓活检呈淋巴细胞局灶性或弥散性浸润。

（3）淋巴结活检：早期呈淋巴细胞广泛浸润，晚期时淋巴结结构被破坏，与高度分化的淋巴细胞淋巴瘤不易区分。

四、类病辨别

（1）病毒或细菌感染引起的反应性淋巴细胞增多：多呈暂时性，淋巴细胞数随感染控制恢复正常。

（2）淋巴瘤白血病：主要与套细胞淋巴瘤、滤泡性淋巴瘤、脾边缘区 B 细胞淋巴瘤鉴别。鉴别依据有淋巴结和骨髓病理活检及肿瘤细胞免疫表型等。

（3）幼淋巴细胞白血病（PLL）：白细胞常很高，外周血幼稚淋巴细胞 > 55%，脾大明显，病程较 CLL 急，侵袭性高。

（4）毛细胞白血病（HCL）：主要表现为全血细胞减少和脾大，肿瘤细胞有毛发状胞浆突起，抗酒石酸的酸性磷酸酶染色（TRAP）反应阳性等。

五、中医论治

（一）治疗原则

本病由先天禀赋不足或后天失养和外感六淫等引起脏腑亏虚，气血失调，在内虚情况下由致癌因素作为变化条件，通过"内虚"导致发病。致癌因素即为外来之"毒"。因此，内虚是病之根本，为因虚致病，痰瘀内生，在疾病过程中，也可因病致虚，则形成恶性循环，故治疗主要依据邪正的盛衰，相互的消长，把扶正和祛邪辨证地结合起来进行治疗，在补益正气之中，注意消减痰瘀之毒邪。

（二）分证论治

1.痰火郁结证

证候：痰核瘰疬，皮色不变，按之结块，倦怠乏力，头晕心烦，舌质红，苔黄腻，脉弦细或弦滑。

治法：解郁泻火，通络化痰。

方药：四逆散和黄连温胆汤加减。常用药物：柴胡、白芍、黄连、竹茹、法夏、陈皮、茯苓、生姜、枳实、甘草。

加减：痰火耗伤气阴，乏力、头晕明显者，加太子参、党参、麦冬以益气养阴；

痰瘀互结，痞块明显者，加山慈菇、三棱、莪术、郁金、猫爪草等破血化痰软坚。

2.气虚瘀结证

证候：面色苍白，疲倦乏力，形体消瘦，痰核瘰疬，腹中积块，纳呆腹胀，腰膝冷痛，舌质淡胖而黯，苔白腻，脉沉细或弦细。

治法：健脾补肾，化瘀软坚。

方药：右归丸合补中益气汤合失笑散加减。常用药物：熟地黄、山药、山茱萸、枸杞子、杜仲、肉桂、制附子、菟丝子、鹿角胶、当归、黄芪、党参、白术、陈皮、甘草、柴胡、升麻升、五灵脂、蒲黄。

加减：若腹部痞块明显者，加三棱、莪术、山慈菇、鳖甲；形寒肢冷、小便清长、便溏者加用补骨脂、淫羊藿、仙茅、巴戟。

3.阴虚痰瘀证

证候：头晕目眩，耳鸣耳聋，发脱齿摇，痰核瘰疬，腹中积块，腰膝酸痛，或有紫斑，大便干结，舌质瘦红而黯，苔黄腻，脉细涩。

治法：养阴活血，化痰软坚。

方药：大补阴丸合金水六君煎合通幽汤加减。常用药物：黄柏、知母、熟地黄、龟板、半夏、茯苓、陈皮、桃仁、红花、川芎、当归、威灵仙、甘草。

加减：虚火迫血妄行者，可加紫草、女贞子、旱莲草；瘰疬或腹内结块较大者，可加鳖甲、莪术、失笑散。

（三）中医特色治疗

1.专方专药

（1）犀黄丸：每次3g，每日2次，以温开水或黄酒送服，适用于瘀毒内结型慢性淋巴细胞白血病。

（2）小金丹：每次1丸，每日2次，黄酒送服，适用于瘀毒内结型慢性淋巴细胞白血病。

2.名老中医经验

王天恩等在临床上采取中医辨证分型与西药化疗相结合治疗13例慢性淋巴细胞白血病。其中气郁痰结型3例。方药：柴胡、赤芍各10g，玄参15g，夏枯草15g，昆布10g，海藻10g，胆南星10g，黄药子10g；痰瘀巨结型5例，黄芪15g，白术10g，茯苓10g，生熟地各15g，赤白芍各15g，川芎10g，当归10g，红花10g，五灵脂10g，蒲黄10g，贝母10g，昆布10g，海蛤粉15g，牡蛎15g，元参15g；气阴两虚、痰瘀停滞型5例，方药：黄芪15g，当归10g，元参15g，天冬15g，黄精30g，女贞子15g，旱莲草15g，三棱10g，莪术10g，川贝10g，牡蛎15g，丹参10g，鸡血藤15g；痰湿蕴热型1例，方药：茵陈30g，白术10g，云苓15g，泽泻10g，猪苓10g，浙贝10g，牡蛎15g，三棱10g，莪术10g，五灵脂10g。并用苯丁酸氮芥4例，联合COP、COPP方案4例，结果CR2例、PR8例、

NR3 例。配合中药治疗后患者 IgM、IgG、淋巴细胞转化率及 E- 玫瑰花结试验均较治疗前升高，说明用中药扶正固本，增强了机体的免疫功能，同时减轻了化疗的毒副作用，使化疗能顺利进行。

3. 其他治疗

加强体育锻炼，增强体质，视个人情况选择合适的锻炼方式，如气功、太极拳、五禽戏、散步、慢跑等，从而提高抗病能力。

六、西医治疗

目前慢性淋巴细胞白血病尚无根治办法，治疗的目标只能是减少体内淋巴细胞的浸润，改善临床症状，延长生存期，完全缓解很少。至于何时开始治疗目前亦无统一看法，大部分慢性淋巴细胞白血病呈慢性、惰性过程，早期不需要化疗。治疗指征为患者出现下列症状时：6 个月内体重下降 > 10%、极度疲劳、发热（T > 38℃）> 2 周且无明显感染证据、进行性贫血和（或）血小板减少或淋巴细胞增多（2 个月内绝对值增加 > 50% 或倍增时间 < 6 个月）；淋巴结进行性肿大（直径 > 10cm）；脾肿大（超过左肋缘下 6cm）等。

1. 化学治疗

（1）烷化剂

1）苯丁酸氮芥（CLB）：是最常用的药物。有连续和间断两种用法。连续用药剂量 0.1mg/（kg·d），每周监测血象以调整剂量、防止骨髓过度抑制；间断用药，0.4mg/kg，每 2 周 1 次，每次加量 0.1mg/kg 直至最大耐受量 0.4~1.8mg/kg。

2）环磷酰胺（CTX）：CLB 耐药时可选用，2~3mg/（kg·d），连续使用或 20mg/kg，每 2~3 周 1 次。剂量增加或与糖皮质激素联用可提高疗效。

（2）核苷酸类似物：氟达拉滨（F1u）每日 25~30mg/m^2，连用 5 天，静脉滴注，每 4 周重复 1 次。未经治疗的患者反应率约为 70%，CR 率为 20%~40%。克拉屈滨（cladribine，2-CdA）抗肿瘤活性与 F1u 相似，两者存在交叉耐药。喷司他丁疗效不如 Flu 和 2-CdA。

（3）联合化疗：疗效并不优于烷化剂单药治疗。烷化剂、糖皮质激素、蒽环类等药物与核苷酸类似物联用，如 FC 方案（Flu+CTX），可提高后者疗效。

2. 免疫治疗

1）利妥昔单抗（rituximab）：是一种人鼠嵌合性抗 CD20 单克隆抗体，作用于靶细胞表面 CD20 抗原。CD20 在 CLL 细胞表面表达较低，而在血浆中水平较高，故 CLL 细胞对本药欠敏感。

2）阿伦单抗（campath-1H）：是一种人源化的鼠抗人 CD52 单克隆抗体，作用于 CLL 细胞表面 CD52 抗原，清除外周血及骨髓 / 脾脏中的 CLL 细胞。对肿大淋巴结（尤其是直径 > 5cm 者）的回缩效果欠佳。

3. 化疗联合免疫治疗

化疗联合免疫治疗的目的是增强抗肿瘤作用，同时不增加骨髓抑制。

4. 造血干细胞移植

传统化疗不能治愈 CLL，可考虑造血干细胞移植；但造血干细胞移植适用于较年轻患者，而老年患者大多不宜用。

5. 放射治疗

放射治疗仅用于缓解因淋巴结肿大发生压迫症状、痛性骨病、不能行脾切的痛性脾肿大患者，或化疗后淋巴结、脾脏等缩小不满意者，但需要与其他治疗联用。

6. 并发症治疗

因低球蛋白血症、中性粒细胞缺乏及高龄，CLL 患者极易感染，应积极控制。反复感染者可输注免疫球蛋白。治疗无效且脾大明显者考虑切脾。伴痛性脾肿大者也可考虑切脾。

七、转归与预后

慢性淋巴细胞性白血病是一种异质性疾病，病程长短不一，有的达 10 余年，有的仅 2~3 年，多死于骨髓衰竭导致的严重贫血、出血或感染。慢性淋巴细胞白血病临床尚可发生转化，或出现类似幼淋巴细胞白血病血象，如出现大细胞淋巴瘤病理学结构，中位生存期仅 5 个月。临床上有不到 1% 的慢性淋巴细胞白血病向急性白血病转化。

八、预防与调护

对接触放射物质及苯等化学品者，应加强劳动保护，定期检查血象。尽可能避免应用可能导致白血病的药物如细胞毒药物、氯霉素、解热镇痛药等。宜早发现、早诊断、早治疗。一旦确诊，注意保持口腔、肛周、皮肤卫生，慎起居、避风寒以防感染，适当参加体育锻炼，增强体质。本病患者应供给高热量、易消化吸收、高蛋白质的营养丰富的饮食，防止蛋白质的过量分解。加强心理辅导，教育患者对白血病要有正确的认识，树立战胜疾病的信念和恒心，保持心情愉快，并减少不良刺激和过度劳累。

九、疗效判定标准

1. 国内疗效判定标准

（1）完全缓解：临床症状消失，受累淋巴结和肝、脾回缩至正常。外周血白细胞 ≤ 10×10^9/L，淋巴细胞绝对值 < 4×10^9/L，血小板正常。骨髓中淋巴

细胞 < 40%。

（2）部分缓解：症状减轻，累及淋巴结、脾的区域数和（或）肿大体积比治疗前减少 50% 以上，且无新的累及区域出现。外周血白细胞、淋巴细胞绝对值和骨髓中淋巴细胞比例降至治疗前 50% 以下。血红蛋白和血小板正常或较治疗前增加 50% 以上。

（3）无效：临床及实验室检查未达到上述"部分缓解"标准或反而恶化。

2. 国外疗效判定标准（NCI 标准）

（1）完全缓解：无临床症状及淋巴结、肝、脾肿大。血象正常，中性粒细胞 $\geq 1.5 \times 10^9/L$，淋巴细胞 $\leq 4 \times 10^9/L$，血红蛋白 > 110g/L，血小板 > $100 \times 10^9/L$；骨髓增生正常，淋巴细胞 < 30%。

（2）部分缓解：淋巴结和（或）肝或脾缩小 $\geq 50\%$。血象：中性粒细胞 $\geq 1.5 \times 10^9/L$ 或较治疗前增加 50% 以上，淋巴细胞绝对值较治疗前减少 $\geq 50\%$，血红蛋白 > 110g/L 或较治疗前增加 50% 以上。血小板 > $100 \times 10^9/L$ 或较治疗前增加 50% 以上。

（3）稳定：未达到部分缓解标准。

（4）恶化：至少有以下一种，①至少 2 个淋巴结较治疗前增大 50% 以上，或有新的淋巴结肿大；②肝或脾较治疗前增大 50% 以上；③淋巴细胞绝对值增加 50% 以上；④转为幼淋巴白血病或非霍奇金淋巴瘤。

第二十章

恶性组织细胞病

一、概述

恶性组织细胞病是单核巨噬细胞系统中组织细胞的恶性增生性疾病，临床表现以发热、肝脾淋巴结肿大、全血细胞减少和进行性衰竭为特征。恶性组织细胞病多见于青壮年，以 20~40 岁者居多，男女发病为 2~3 ：1。本病按病程可分为急性和慢性型。国内以急性型为多见，起病急骤，病情凶险且病程较短，未经化学治疗者大多数病例在起病 6 个月内因消耗衰竭，肝肾衰竭、胃肠道及颅内出血而死亡。由于症状、体征及实验室检查无特异性，目前国内诊断本病仍主要依靠临床表现、骨髓细胞形态和（或）活体组织病理学检查。早期诊断较困难。

中医学并无此病名，但根据临床表现，可将其归属于"温病""急劳""癥积"等范畴。如温病发病具有起病急骤，来势凶猛，传变快，变证多，且在临床上多有热势较高，伴有口渴心烦，溲黄便干，舌质红，脉数等表现，这与恶性组织细胞病的发病及临床表现极为相似。至于"急劳"的描述，更为形象，如《圣济总录》中说："急劳者……缘禀受不足，忧思气结，荣卫俱虚，心肺壅热，金火相刑，脏气传克，或感变外邪，故暴躁体热，颊赤心积，头痛盗汗，咳嗽咽干，骨节酸痛，久则肌肤销铄，咯涎唾血者，皆其候也。"

二、病因病机

1.病因

外感风热邪毒，或温病伏邪初起，邪在气分，正邪相争，正虚邪盛，透气转营，侵入营血，热灼营阴，迫血妄行。邪毒侵入经络脏腑，热毒煎熬血分，血凝成块，而成瘀血，瘀血癥积，致沉疴难愈。气阴两虚，邪毒久恋，耗伤正气，或热毒炽盛，壮火食气，气虚无以生血，或热耗阴血，或血络损伤，血失过多，或癥积不去，新血不生，终成气阴、气血两亏之证。

2. 病机

本病的病因多由温热邪毒侵袭，或温病伏邪，因外感而引发，其发病特点为起病急骤，来势凶猛，传变快、变证多，符合温病的病理变化及其证候演变规律。本病初起，多系邪毒袭表的卫分证，邪在表卫不解，则传入气分，气分不解，或卫分邪势凶猛，则透气转营，气营两燔，或深入营血，致营血证兼见之候。疾病的后期，则呈热毒余邪久滞，气阴两伤之征。其病位归属于肝、脾、肾，肝藏血、脾统血，疾病进展中瘀血内阻，血热妄行，其损肝脾，故肝脾同病，病本于肾。

本病以邪实为主，邪正交争，日久形质受损，气血不足，遂见正虚，常为本虚标实错杂互见，标实者常见邪毒热盛，癥积瘀血，精气阴血内耗为本虚。

三、辨病

（一）症状

（1）发热：为首发及常见症状，多为不规则高热，少数低热或中度发热，多持续不退，并随病程进展而体温不断升高，可伴有畏寒及寒战。

（2）贫血和出血：由于骨髓被大量恶性组组织细胞病细胞浸润及组织细胞吞噬血细胞作用，加上脾功能亢进及毒素抑制作用，绝大多数患者有进行性全血细胞减少，表现为贫血、感染和出血。

（二）体征

（1）肝、脾、淋巴结肿大：80%以上病例肝脾肿大，尤以脾肿大为显著，50%病例淋巴结肿大。

（2）黄疸：病程后期出现黄疸，主要与肝损害有关，少数系肝门淋巴结压迫胆总管所致。

（3）非造血器官受累：皮肤损害表现为浸润性斑块、结节、丘疹或溃疡，多见于四肢。肺部浸润病变引起咳嗽、咯血。中枢神经系统受累可表现为脑膜炎、失明、截瘫、尿崩症及眼球突出。其他系统损害可有浆膜腔积液，少数病例有腹痛腹泻、上消化道出血等。

（三）辅助检查

（1）血象：全血细胞减少为本病突出表现之一。贫血出现更早，呈进行性。严重者血红蛋白可降至 20~30g/L。白细胞早期可正常或增高。晚期常显著减少，有时可出现少数中、晚幼粒细胞。血小板计数大多减少，晚期更甚。部分患者血涂片可找到恶性组织细胞病细胞。用浓缩血液涂片法可提高阳性率，对诊断有一定帮助。

（2）骨髓象：骨髓增生高低不一，晚期多数增生减低，三系细胞均减少。骨髓中出现异常组织细胞是诊断本病的重要依据，异常组织细胞形态特点可归纳为下列五种：①异常组织细胞（恶性组织细胞）：胞体较大，为规则的圆形。胞浆较丰富，呈深蓝或浅蓝色，可有细小颗粒和多少不等的空泡。核形状不一，有时呈分枝状，偶有双核。核染色质细致或呈网状，核仁显隐不一，有时较大。这种细胞在涂片的末端或边缘处最为多见。②多核巨组织细胞：胞体大直径可达 50 μm 以上，外形不规则。胞浆浅蓝，无颗粒或有少数细小颗粒，通常有 3~6 个胞核，核仁或隐或显。③淋巴样组织细胞：胞体大小及外形似淋巴细胞，可呈圆形、椭圆形、不规则或狭长弯曲尾状。胞浆浅蓝或灰蓝色，可含细小颗粒，核常偏于一侧或一端，核染色质较细致，偶可见核仁。④单核样组织细胞：形态颇似单核细胞，但核染色质较深而粗，颗粒较明显。⑤吞噬性组织细胞：胞体常很大，单核或双核，偏位，核染色质疏松，可有核仁。胞浆中含有被吞噬的红细胞、血小板、中性粒细胞或血细胞碎片等。以上五种细胞，目前认为以异常组织细胞和多核巨组织细胞诊断意义较大。但后者在标本中出现概率较低。单核样和淋巴样组织细胞在其他疾病中也可出现，在诊断上缺乏特异性意义。

（3）细胞化学与免疫细胞化学：恶性组织细胞过氧化酶及碱性磷酸酶均属阴性；酸性磷酸酶阳性；苏丹黑及糖原反应阴性或弱阳性；α 萘醋酸脂酶阳性；ASD 氯醋酸脂酶阴性；萘酚 -AS- 醋酸脂酶阳性而不被氟化钠抑制。中性粒细胞碱性磷酸酶阴性或积分低，对恶性组织细胞病的鉴别诊断有一定价值。S-100 蛋白在恶性组织细胞病细胞中为阳性，而反应性细胞为阴性。

（4）生化检查：有 62% 血清谷丙转氨酶增高；54.3% 尿素氮增高；亦有部分病例乳酸脱氢酶、碱性磷酸酶升高，血清铁蛋白含量明显增高。

（5）47.6% 血沉增快，中性粒细胞碱性磷酸酶减低。

（6）病理检查：淋巴结、皮肤、肝脏、骨髓等病理活检找到恶性组织细胞病细胞。

（7）X 线：胸部 X 线摄片多有改变，如弥漫性或间质性浸润，散在的粟粒状及小结节状阴影，或纵隔肺门淋巴结肿大，胸腔积液等，但 X 线表现一般为非特异性，而经常与并发症同时存在。

（8）CT、MRI 检查：可发现头颅、腹部、肝、脾、腹膜后淋巴结及胸部等病变。

（9）B 超：肝脾淋巴结肿大、胸腔积液、腹水等。

四、类病辨别

本病临床表现变化多端，缺乏特异性，易导致误诊，必须提高对本病的警惕。诊断应以临床表现为线索，以细胞形态学为依据。对有高热、肝脾肿大、全血细胞减少，进行性衰竭等基本临床表现者，须进一步通过骨髓穿刺、淋巴结活检或其他可疑病变的组织活检，找到形态学依据。若发现有较多异常组织细胞，则可确诊。当临床表现不典型，而骨髓中发现少数异常组织细胞时诊断应慎重，需除外由于某些感染性疾病，如伤寒、布氏杆菌病、感染性心内膜炎、病毒性肝炎、败血症、结核病等引起的反应性组织细胞增生症。此外，本病还应与结缔组织病、急性白血病、再生障碍性贫血、粒细胞缺乏症、恶性淋巴瘤等相鉴别。

五、中医论治

（一）治疗原则

本病的治疗宜分清虚实，初期以祛邪为主，针对热毒炽盛，瘀血内结病机，采用清热解毒，滋阴凉血及活血化瘀，消癥散结法治疗。本病常因实致虚，破血动血而致气阴两伤。因此，病程中后期或化疗之后最宜固护正气，治法以益气养阴补血为主，阴液的存亡衰旺，又常常关系着患者的预后和存亡。

（二）分证论治

1. 邪毒炽盛证

证候：高热面赤，烦渴汗出，乏力倦怠，鼻血齿血，便血，尿赤便结，神昏谵语，舌质红绛，脉洪大。

治法：清热解毒，滋阴凉血。

方药：犀角地黄汤合白虎汤加减。常用药物：水牛角（先煎）、生地黄、牡丹皮、赤芍、生石膏（先煎）、知母、蒲公英、金银花、连翘、白花蛇舌草。

加减：若出血症状明显者，可加用茜草、紫草、白茅根、三七粉等止血；若出现神昏、谵语等神志症状者，可加服安宫牛黄丸或紫雪丹。

2. 癥积瘀阻证

证候：肝、脾、淋巴结肿大，低热心烦乏力，口渴不眠，胸胁疼痛，舌质暗红或青紫或有斑，脉弦细数或结代。

治法：活血化瘀，消癥散结。

方药：膈下逐瘀汤加减。常用药物：当归、川芎、桃仁、红花、香附、延胡索、乌药、枳壳、三棱、莪术、夏枯草、牡丹皮、玄参、赤芍、生牡蛎（先煎）。

加减：若胁下癥积肿大明显者，可加服西黄丸或小金丹。

3. 气阴两虚证

证候：面色苍白，头晕心悸，五心烦热，自汗或盗汗，口干纳差，腰膝酸软，消瘦乏力，舌淡或淡红，少苔，脉细数或无力

治法：益气养阴，补血解毒。

方药：十全大补汤合青蒿鳖甲汤加减。常用药物：党参、白术、茯苓、黄芪、

甘草、当归、白芍、熟地黄、川芎、大枣、生姜、鳖甲（先煎）、牡蛎（先煎）、青蒿、玄参。

　　加减：若心悸失眠者加酸枣仁、远志、夜交藤；皮肤发斑者，加侧柏叶、茜草根；腹中癥块明显者，加用三棱、莪术。

（三）中医治疗特色

　　（1）西黄丸：功能清热解毒，消肿散结，每次 2~3 粒，每日 3 次，温开水送服。

　　（2）小金丹：功能散结消肿，化瘀止痛，每次 0.6g，每日 2 次，温开水送服。

　　（3）紫雪散：功能清热凉血，熄风镇惊。每次 3g，每日 3 次。主治壮热心烦，时有惊惕，斑疹隐现者。

　　（4）犀黄丸：功能清热解毒，散结消肿。每粒 0.25g，每次 2~3 粒，每天 3 次。主治肝、脾、淋巴结肿大明显者。

　　（5）八珍丸：功能补气益血。每次 1 丸，每日 3 次。主治病情相对稳定而气血亏虚者。

　　（6）杀癌七号方：白花蛇舌草 75g，薏苡仁 30g，龙葵 30g，黄药子 9g，乌梅 9g，田三七 1.5g，浓煎，每日 2 次口服。

六、西医治疗

　　目前尚缺乏有效的治疗方法，现采用的主要措施是抗癌药物的联合化疗。郁知非等报道，用米托蒽醌加环磷酰胺、洛莫司汀（环己亚硝脲）、长春新碱和泼尼松联合化疗恶性组织细胞病数例，多数患者获得完全缓解，2 例已无病生存分别达 10 年和 10 年以上。1990 年 Sonneveld 等报道 12 例恶性组织细胞病，4 例治疗前死亡（生存期 8 天至 2 个月）；6 例用 CHOP 方案（环磷酰胺、柔红霉素、长春新碱、泼尼松）；2 例并做了脾切除，经多个疗程后，结果 4 例分别存活 > 11 个月、> 30 个月、> 83 个月、> 85 个月。国内谢丽蓉等（1983）对 1 例有巨脾者行脾切除，术后采用 CHOP 方案，病情相对稳定，提出巨脾切除可纠正脾功能亢进，除去大部分的肿瘤病灶，有利于化疗的进行。1993 年姚达明报道，以 CHOP 方案治疗 5 例恶性组织细胞病，3 例完全缓解，其中 1 例已存活 1 年。此外，也有报道用同种异体骨髓移植治疗恶性组织细胞病成功的病例。这些治疗方法与近年来国外采用的治疗方案都与治疗非霍奇金淋巴瘤的化疗方案相近。

　　（1）支持治疗：包括降温治疗，采用物理措施降温，必要时适当应用皮质激素；注意预防和治疗继发感染；患者往往有高热、大汗，注意水电解质平衡；纠正贫血，可输新鲜全血或充氧血；预防出血，血小板过低可输注血小板悬液。

　　（2）化疗：不管应用单药化疗或联合化疗，效果均不满意，难以得到持久的完全缓解。一般可采用治疗恶性淋巴瘤或治疗急性白血病的化疗方案治疗，少数缓解期可达 6~12 个月。

重症病例病程进展快。未经治疗的自然病程为 3 个月。轻型起病缓，进展慢，未经治疗可存活 1 年以上。对治疗有反应者，获得缓解的患者，生存期可延长。

七、转归与预后

本病大多发病急、病程短。Ishii 等报道，在 14 例恶性组织细胞病患者中，血清 TNF 浓度 ≥ 50pg/ml 者，病情严重，预后极差。而凝血状态和血清乳酸脱氢酶、铁蛋白和 IL-1 的血清浓度与预后无关。综合国内报道病例 808 例，观察到死亡者 669 例，87.1% 生存期 < 6 个月；7.9% 生存期为 6 个月至 1 年；仅有 5% 生存期 > 1 年以上（最长 1 例 14 年）。在作者综合的 1458 例中有 8 例发生白血病（0.55%）。恶性组织细胞病死亡原因最多见为全身衰竭；其次为出血（主要是胃肠道，其次为颅内）；再次为严重感染；少数由于肝肾衰竭或心力衰竭致死。单纯累及皮肤而无内脏器官侵犯者预后较佳，可存活 10 多年。侵犯内脏的病例，预后都很差，与年龄、性别、侵犯部位等因素无关。

八、预防与调护

（一）预防

（1）协助患者日常生活，降低耗氧量，减轻心、肺负担。

（2）保证患者充足的休息和睡眠时间，保持环境安静，舒适，避免不必要的操劳，减少干扰因素，如噪音，探视者，注意保暖，避免受凉。

（3）经常与患者一起讨论能够预防或减轻疲劳的方法，如尽量避免诱发因素，保持病情稳定，降温，止痛，及时更换汗湿衣裤，被服。

（4）指导患者使用全身放松术，如深呼吸，听音乐，放松全身肌肉，减轻疲劳。

（5）鼓励患者多进食，增强营养，补充能量和水分，以补充疾病的消耗。

（二）调护

注意室内消毒，保持空气疏通，患者皮肤、口腔、肛门、外阴要经常清洗，保持清淡、新鲜、易消化饮食，禁食辛辣刺激之品，食具要消毒；起居有节，注意保暖，预防感冒，减免探视；保持心情舒畅，树立自信，配合治疗，积极向疾病作斗争。

九、疗效判断标准

（1）完全缓解：症状及不正常体征均消失，血象正常，血细胞分类正常，骨髓涂片找不到异常组织细胞。

（2）部分缓解：自觉症状基本消失，体温下降或稳定一段时间，肿大的肝、脾、淋巴结明显缩小（肝、脾最大不超过肋下 1.5cm），血象接近但未达到完全缓解标准，骨髓涂片中异常组织细胞和血细胞被吞噬现象基本消失或极少量。

第二十一章

恶性淋巴瘤

一、概述

恶性淋巴瘤是起源于淋巴结和淋巴组织的免疫系统恶性肿瘤，其发生大多与免疫应答过程中淋巴细胞增殖分化产生的某种免疫细胞恶变有关，包括霍奇金淋巴瘤（HL）与非霍奇金淋巴瘤（NHL）两大类，两者组织病理学特点不同，且在分期与临床上有类似之处，所以传统上把它们同置于淋巴瘤一类中。

我国淋巴瘤的发病率为（3~4）/10万，死亡率为1.5/10万；占所有恶性肿瘤死亡率的第11~13位。男性多于女性；任何年龄均可发病，但以青年人多见；与欧美相比，HL的发病率较低（占淋巴瘤的8%~11%，而欧美为25%），NHL的发病率明显高于欧美；在NHL的病理类型中，T细胞淋巴瘤及结外淋巴瘤的发病率较高，滤泡型少见。

中医虽无恶性淋巴瘤的病名，但对淋巴结肿大的叙述与证治并非少见。"瘰疬"就是指淋巴结肿大而言，其中如"筋瘰""失荣""石疽""恶核"的症状各异，又有"瘰疬、筋疬、痰疬之殊，连接三五枚……痰疬者，饮食冷热不调，饥饱喜怒无常，多致脾气不能传运，遂成痰结。"《外科心法要诀》中说："石疽生于颈项旁，坚硬如石，色照常，肝郁凝结于经络……"《外科证治全生集》中云："阴疽之证，皮色皆同，然有肿与不肿，有痛与不痛，有坚硬不移，有柔软如棉……不痛而坚，形大如拳者，恶核失荣也……"这些病证的肿块共同特点是皮色不变、无痛无痒，皆属中医阴疽的范畴。

二、病因病机

恶性淋巴瘤是发生于五脏六腑、四肢百骸的一类恶性疾病，多以正气内虚、脏腑功能失调为本，外感四时不正之气，六淫之邪、感受邪毒、情志怫郁、宿有旧疾等为诱因而发病，使脏腑功能失调，气血津液运行失常，产生"虚、毒、瘀、滞"等病理产物。虚包括气虚、阳虚、阴虚；毒包括痰毒、癌毒、热毒、湿毒；瘀为瘀血阻滞；滞包括气滞、郁滞。本病属本虚标实之证，涉及脏腑以肝、脾、肾为主，脾主运化，脾所化生的水谷精微，为生命活动的物质基础，气血津液赖此充养。脾气虚则气血俱亏，五脏受损，诸病之所由生；而脾又为生痰之源，脾虚则痰凝结滞，乃淋巴瘤复发之隐患。肾为先天之本，脾阳有赖肾阳激发温养，且肾藏精主水，肾虚则水聚痰凝，火旺灼津成痰。肝主疏泄，调节情志，由于疾病的消耗和接受多疗程放化疗治疗后，易损伤气血、阴液，出现肝肾阴虚。

1. 虚

本虚为本病的内因及关键，"正气存内，邪不可干"，正气亏虚，易感邪气。本病分为气虚、血虚、阳虚、阴虚。气虚证多见神疲乏力，少气懒言，大便稀溏，舌淡，脉弱无力等；阳虚证多由气虚证发展而来，故可见气虚见症，畏寒肢冷，舌淡胖，边有齿痕，苔白滑，脉沉迟无力；阴虚证多见咽干，五心烦热，盗汗，舌红少苔，脉细数；血虚证以面、睑、口唇、舌质、爪甲色白为主症；正虚为本病发生的根本，故治疗上当治虚以扶正，即"虚则补之"，但气虚、阳虚易导致痰湿内生，阳虚寒凝，阴虚易导致内热，血虚生风，故本病临床中多表现为虚实夹杂证候，治疗上多以攻补兼施。正气亏虚不仅是本病发生的根本，在疾病的发展过程中也扮演着重要角色，如"正盛邪退""正虚邪恋"。故疾病早期、中期、后期均需益气、温阳、养阴、养血，补虚之法贯穿疾病治疗始终。

2. 湿毒、痰毒、热毒

饮食不节，脾失健运；外感寒湿，困遏脾阳；热毒炽盛，煎熬津液成痰；或脾肾阳虚，无力运化水湿，故多为外感或内伤致肺脾肾及三焦机能失调，气化不利，水液代谢障碍，水液停聚而成。痰湿作为病理产物，反过来作用于人体，进一步影响机体脏腑功能。痰饮为有形之邪，可阻碍气机，妨碍血行，痰凝血瘀，形成瘰疬痰核，阴疽流注等。所谓"无痰不成核"，痰饮一旦产生，可随气流窜全身，外至经络、肌肤、筋骨，内至脏腑，全身各处，无处不至，容易播散蔓延，故本病多为全身性疾病，易复发转移。湿毒、痰毒多见全身多个肿核，甚至融合成团块，或有腹部结块，推之不移，形体胖，大便溏，舌边齿痕，舌苔白腻，脉濡滑。《内经》云："诸湿肿满，皆属于脾"，故治痰不仅见痰治痰，还需健脾化湿、化痰，以绝生痰之源。患者忧思抑郁，气郁化火，或邪毒内陷，热毒炽盛，形成热毒，热毒多见肿核红肿疼痛，伴口苦，口干，小便黄，大便秘结，舌红苔黄，脉数，治疗上应清热解毒、散结消肿，伴有湿毒者则应清热化湿，加用西黄丸、五海瘿瘤丸等。

3. 瘀血

痰湿阻碍气机，气血运行失常，气滞血瘀，或因虚致瘀，气虚不摄血，离经之血便是瘀，或阳虚失于温煦，寒凝血瘀，形成瘀血。瘀亦为继发病理因素，又常与痰互结，痰瘀搏结，瘀血一旦停滞于某脏腑组织，多难于消散，故包块多刺痛、坚硬，病位固定不移，舌质暗或有瘀斑苔黄，脉弦涩。活血化瘀法分为益气活血、温阳活血、行气活血三种。

4. 气滞

饮食邪气，或七情郁结，或体弱气虚不运导致脏腑、经络之气阻滞不通。肝主疏泄，调节情志，怒则伤肝，致肝失疏泄，气血运行失调，故气滞多见胸胁胀痛，胀满纳差，食后腹胀，大便干结难解，气滞易致血瘀，故行气疏肝尤为重要，气行则血行，气行则痰化，故行气疏肝当贯穿疾病治疗始末。

三、辨病

（一）症状及体征

（1）局部表现：恶性淋巴瘤好发于淋巴结，浅表淋巴结起病占多数，而 HL 又多于 NHL，受累淋巴结以颈部为最多，其次是腋下、腹股沟，一般为无痛性，进行性肿大，中等硬度，早期可活动，晚期多发生粘连及多个肿大淋巴结融合成块，有些 HL 患者淋巴结肿大在某一时间可暂时停顿，甚至缩小，以至于误诊为淋巴结炎或淋巴结核。

深部淋巴结起病，以纵隔淋巴结为多见，肿大之淋巴结可压迫上腔静脉，引起上腔静脉综合征，也可压迫气管、食管、喉返神经而相应发生呼吸困难、吞咽困难和声音嘶哑等症状，纵隔 NHL 并发淋巴肉瘤细胞白血病者较多见，而青年妇女纵隔首发之 HL 多为结节硬化型，对治疗反应常不满意。

原发于腹膜后淋巴结的恶性淋巴瘤，以 NHL 为多见，可引起长期、不明原因的发热，给临床诊断造成困难。

首发于咽淋巴环的淋巴瘤，多见于 NHL，且常伴随膈下侵犯，症状有咽痛、异物感、呼吸不畅和声音嘶哑等。

恶性淋巴瘤肿大的淋巴结多数无痛、表面光滑、质韧饱满，早期大小不等、孤立或散在，后期互相融合、与皮肤粘连、固定或破溃。HL 和惰性淋巴瘤的淋巴结增长缓慢，高度侵袭性淋巴瘤增长迅速。恶性淋巴瘤的肿大淋巴结经抗炎、抗结核治疗后，可以有所缩小，甚至自行消退。

（2）结外起病：除淋巴组织以外，身体任何部位都可发病，其中以原发于胃肠最为常见，胃及高位小肠淋巴瘤可有上腹痛、呕吐等症状，小肠淋巴瘤好发于回盲部，常有慢性腹泻，也可发生脂肪泻，还可引起肠梗阻。

（3）全身症状：常有全身无力、消瘦、食欲不振、盗汗及不规则发热，少数 HL 可有周期性发热。

恶性淋巴瘤可伴有一系列的神经系统和皮肤的非特异性表现。神经系统病变可表现为运动性周围神经病变、多发性肌病、进行性多灶性脑白质病、亚急性坏死性脊髓病等。

恶性淋巴瘤诊断时 10%~20% 可有贫血，患者可有白细胞或血小板增多、血沉增快、类白血病反应，乳酸脱氢酶升高与肿瘤负荷及不良预后相关。免疫功能异常的患者表现为自身免疫性溶血性贫血、Coombs 试验阳性、血清单克隆免疫球蛋白异常增高、淋巴细胞转化率及巨噬细胞吞噬率降低等。

（二）临床分期

目前，国内外公认的分期标准采用 Ann Arbor（1966 年）根据淋巴瘤的分布范围提出的 HL 临床分期方案（NHL 也参照使用）。

Ⅰ期：病变仅限于一个淋巴结区（Ⅰ）或单个结外器官局部受累（$Ⅰ_E$）。

Ⅱ期：病变累及膈同侧两个或更多的淋巴结区（Ⅱ），或病变局限侵犯淋巴结以外器官及膈同侧一个以上淋巴区（$Ⅱ_E$）。

Ⅲ期：膈上下均有淋巴结病变（Ⅲ），可伴脾累及（Ⅲs），结外器官局限受累（$Ⅲ_E$），或脾与局限性结外器官受累（$Ⅲ_{S+E}$）。

Ⅳ期：一个或多个结外器官受到广泛性或播散性侵犯，伴或不伴淋巴结肿大。肝或骨髓只要受到累及均属Ⅳ期。

分期记录符号：E，结外；S：脾脏。

各期按全身症状有无分为 A、B 两组。无症状者为 A，有症状为 B。全身症状包括三个方面：①发热 38℃以上，连续 3 天以上，且无感染原因；②6 个月内体重减轻 10% 以上；③盗汗，即入睡后出汗。

Ann Arbor 分期没有考虑肿瘤大小和肿瘤侵犯淋巴结区域范围对预后和治疗选择的影响，对肝脾受侵的定义不明确。因此 1989 年英国 Cotswolds 会议上对 Ann Arbor 分期做了一些修改，主要有以下几方面的变化：①肝脾受侵定义：肝脾肋下可触及或两种影像诊断证明肝脏或脾脏有局灶缺损，即可诊断为临床肝、脾受侵，但肝功能可以正常；②大肿块或大纵隔定义：大肿块定义为肿瘤最大直径 > 10cm，用下标 X 表示；大纵隔为纵隔肿块直径 > T_5~T_6 水平胸廓内径的 1/3；③新的治疗反应分类：用完全缓解未定（CRu）表示在治疗后疗效评估困难时的持续性影像学异常；④对Ⅱ期患者用下标表示受侵淋巴结数目。

Ⅰ期：一个淋巴结区域或淋巴样结构（如脾、胸腺或韦氏环）受侵（Ⅰ期）；或一个淋巴结外器官或部位受侵（$Ⅰ_E$）。

Ⅱ期：横膈一侧两个或两个以上淋巴结区域受侵（Ⅱ）；或者一个淋巴结外器官 / 部位局部延续性受侵合并横膈同侧一个或多个区域淋巴结受侵（$Ⅱ_E$）。淋巴结受侵区域的数目用下标注明（如 $Ⅱ_3$）。

Ⅲ期：横膈两侧的淋巴结区域受侵（Ⅲ），可合并局部结外器官或部位受侵（$Ⅲ_E$）；或合并脾受侵（Ⅲs）；或结外器官和脾受侵（$Ⅲ_{S+E}$）。Ⅲ1 期：有脾门、脾、腹腔、肝门淋巴结受侵。Ⅲ2 期：伴有腹主动脉旁淋巴结、盆腔淋巴结和肠系膜淋巴结受侵。

Ⅳ期：同时伴有远处一个或多个结外器官广泛受侵。

（三）辅助检查

（1）病理检查：恶性淋巴瘤应由病理检查证实，由于在显微镜下不但要观察细胞的形态，而且需要观察整个淋巴结的结构和间质细胞反应，所以最好切取完整的淋巴结送检。必要时可做皮肤活检及肝穿刺活检的病理检查。同时，必须做免疫组化检测。

（2）血液和骨髓检查：血象早期一般无特别，贫血见于晚期或合并溶血性贫血者，白细胞除骨髓受累之外一般正常，嗜酸粒细胞增多，以 HL 常见。

可疑骨髓受侵时，予以骨髓穿刺或活检，骨髓涂片找到 R-S 细胞是 HL 骨髓浸润的依据，活检可提高阳性率。一部分患者的骨髓涂片中可找到淋巴瘤细胞。晚期并发急性淋巴细胞白血病时，可呈现白血病样血象和骨髓象。

（3）影像学检查：可根据病情选择 X 线、超声、CT、MRI、胃肠造影等影像学检查手段，对了解肿瘤侵犯的部位和程度、临床分期、制订治疗计划、判断预后、动态观察治疗效果、随访和及时发现复发病变，都有重要的临床意义。放射性核素镓（Ga）扫描对治疗后纤维化和肿瘤残存或复发病变可起到鉴别作用，正电子发射断层扫描（positive emission tomography，PET）在这方面的作用也得到了越来越多的肯定。

（4）实验室检查：血生化、血沉等实验室检查，对了解病情、判断机体状况和预后也有价值。

（5）其他检查：对疑难病例必要时可行剖腹探查，同时做脾切除送病理检查，对肯定脾脏是否受累十分重要。

此外，淋巴瘤细胞分化抗原检测、染色体易位检查有助于 NHL 进一步分型诊断。确诊淋巴瘤有疑难者可应用 PCR 技术检测 T 细胞受体（TCR）基因重排和 B 细胞 H 链的基因重排。

四、类病辨别

（1）与局部淋巴结肿大的疾病鉴别：淋巴瘤所致的局部淋巴结肿大与非特异性淋巴结炎、结核性淋巴结炎和恶性肿瘤淋巴结转移所致淋巴结肿大易混淆，要注意区别。

（2）与发热的疾病鉴别：淋巴瘤可引起发热，此时须与结核病、败血症、结缔组织病、坏死性淋巴结炎和恶性组织细胞病等鉴别。

此外，结外淋巴瘤须与相应器官的其他恶性肿瘤相鉴别。R-S 细胞对 HL 的病理组织学诊断有重要价值，但近年报道 R-S 细胞可见于传染性单核细胞增多症、结缔组织病及其他恶性肿瘤。因此在缺乏 HL 的其他组织学改变时，单独见到 R-S 细胞不能确诊 HL。

五、中医论治

（一）治疗原则

淋巴瘤早期多属实证，以祛邪为主，中期多虚实夹杂，需扶正祛邪相结合，晚期以扶正为主，佐以祛邪。

以化痰祛瘀为基本原则，随不同证候而施治。"其起之初，不在脏腑，不变形躯，正气尚旺，气郁则理之，血郁则行之，肿则散之，坚则消之。久则身体日减，气虚无精，顾正消坚散结，其病日深，外耗于卫，内夺于营，坚硬不化，温通气血，补托软坚，此三者，皆郁则达之义也，不但失荣一症，凡郁证治法具在中矣。若治不顾本，必为败症。"扶正培本是很重要的，在治疗过程中还应注意保护胃气。

（二）分证论治

1. 寒痰凝滞证

证候：表浅淋巴结肿大，多在颈项部、耳下、腋下或腹股沟，不痛不痒，皮色如常，坚硬如石，形寒肢冷，胃纳欠佳，多不伴发热，兼见面色少华，神疲乏力，舌淡红苔白厚，脉沉细或弦细。

治法：温化寒痰，软坚散结。

方药：阳和汤加减。常用药物：熟地黄、肉桂、炮姜、麻黄、鹿角胶（烊化）、白芥子、夏枯草、皂角刺、生牡蛎（先煎）、瓦楞子（先煎）、土鳖虫、甘草。

加减：气短、乏力明显者，可加党参、白术；怕冷明显者，加附子，更甚者加细辛；有气虚表现者加黄芪以托毒外出；疼痛难忍者加延胡索以理气止痛。

2. 气滞痰凝证

证候：颈项、耳下、腋及腹股沟等处肿核累累，脘腹结瘤，皮下硬结，不痛不痒，皮色不变，头晕耳鸣，口苦咽干，烦躁易怒，胸闷不舒，兼见两胁作胀疼痛，纳呆，大便干结，舌质红，苔微黄，脉弦数。

治法：疏肝解郁，化痰散结。

方药：柴胡疏肝散加减。常用药物：柴胡、白芍、枳壳、郁金、香附、青皮、牡丹皮、栀子、土贝母、海藻、白花蛇舌草、土鳖虫、生牡蛎、夏枯草、甘草。

加减：便干加大黄、玄明粉；面赤喜怒加牡丹皮、栀子；气逆明显，胸闷腹胀嗳气者，可加旋覆花、半夏、陈皮等；头晕加钩藤；耳鸣加磁石；口干加沙参、石斛。

3. 肝火犯肺证

证候：颈项、耳下，或腋下、腹股沟有多个肿核，胸胁疼痛，咳嗽气逆，烦躁易怒，口苦咽干；兼见胸闷气短，心悸喘息，头晕乏力，舌红，苔薄白或微黄，脉弦数。

治法：清肝泻肺，解郁散结。

方药：黛蛤散合泻白散加减。常用药物：青黛、海蛤粉、桑白皮、地骨皮、象贝母、昆布、玄参、夏枯草、生牡蛎、黄芩。

加减：胸闷加瓜蒌、半夏等；气逆咳嗽加旋覆花、款冬花等；如热毒壅盛、痰热结滞，发热烦躁，口干欲饮，苔黄脉数者，酌加金银花、连翘、天葵子、重楼、板蓝根等；咳嗽痰多加杏仁、炙枇杷叶；口干加麦冬、石斛、沙参。

4. 肝肾阴虚证

证候：颈项肿核累累，坚硬如石，五心烦热，腰膝酸软；兼见头晕耳鸣，口干咽燥，两胁疼痛，遗精或月经不调，舌质红苔少，脉细数。

治法：滋补肝肾，软坚散结。

方药：杞菊地黄汤加减。常用药物：熟地黄、山茱萸、山药、泽泻、牡丹皮、茯苓、菊花、枸杞子、象贝母、白花蛇舌草。

加减：腰膝酸软加黄精、牛膝、杜仲；阴虚火旺加知母、黄柏、地骨皮；盗汗甚者加牡蛎、浮小麦等。

5. 气血两虚证

证候：颈项、腋下肿核累累，坚硬如石，推之不移，或有腹内结块，神疲乏力，形体消瘦，头晕目糊，心悸气短；兼见面色无华，唇甲色淡，纳呆食少，失眠多梦，舌质淡苔薄白，脉细弱。

治法：益气养血。

方药：八珍汤加减。常用药物：党参、白术、茯苓、炙甘草、熟地黄、当归、白芍、川芎、何首乌、龙眼肉、白花蛇舌草。

加减：贫血明显者，可加阿胶等；纳差食少者，可加焦三仙等；脘腹痞闷，便溏苔腻者，可加苍术、厚朴、砂仁、白蔻仁等；脾虚便溏加山药、扁豆；神疲乏力加黄芪、黄精。

6. 血瘀癥积证

证候：颈项、耳下，或腋下、腹股沟处有多个肿核，形体消瘦，腹内结块；兼见腹胀腹痛，纳呆食少，恶心呕吐，胸闷气逆，午后潮热，大便干结或黑便，舌质黯或有瘀斑苔黄，脉弦涩。

治法：活血化瘀，软坚散结。

方药：鳖甲煎丸加减。常用药物：鳖甲、赤芍、玄参、丹参、太子参、川芎、三棱、莪术、穿山甲、蜈蚣、土鳖虫、白花蛇舌草、槟榔。

加减：腹痛明显者加白芍、甘草等；伴呕吐者，加半夏、竹茹等；出血明显者，加仙鹤草、三七等；腹胀明显者，加大腹皮、枳实等；瘀血疼痛加延胡索、香附；伴腹水者加茯苓、泽泻、椒目。

7. 虚火痰结证

证候：颈项、耳下，或腋下有多个肿核，不痛不痒，皮色不变，头晕耳鸣，或兼见口苦咽干，或黄白痰，胸腹闷胀，大便干结，小便短赤，舌质红绛苔黄，脉弦数。

治法：化痰降火，软坚散结。

方药：消瘰丸加减。常用药物：生牡蛎、玄参、土贝母、南星、夏枯草、半夏、白术、穿山甲。

加减：无汗骨蒸者，加牡丹皮、黄柏、知母；衄血、吐血者，加白茅根、仙鹤草；痰多者，加陈皮、茯苓。

（三）中医特色治疗

1. 专方专药

（1）吴氏消瘤散：太子参、白术、薏苡仁、枳实、漏芦、山慈菇、墓头回、石打穿、石见穿、石上柏、蛇六谷、急性子、炙龟板、炙鳖甲、地鳖虫等。对于化疗疗效不佳的淋巴瘤患者，加用本方治疗尤为适宜。

（2）四物消瘰汤：当归、川芎、赤芍、生地黄、玄参、山慈菇、黄药子、海藻、昆布、夏枯草、牡蛎、蚤休。

（3）六君二母汤：浙贝母、知母、黄芩、黄连、黄芪、党参、茯苓、白术、陈皮、清半夏、川芎、当归、白芍、生地黄、三棱、莪术、桃仁、红花、石见穿、猫爪草、全蝎、蜈蚣、乌梢蛇，用于化疗后的早期干预，祛邪扶正兼顾。

（4）逐瘀消瘤散：煅龙骨、煅牡蛎、夏枯草、三棱、莪术、水蛭、半夏、浙贝母、白芍、茯苓、半枝莲、白花蛇舌草、猫爪草，以消瘀散结。

（5）瘰消饮：玄参、牡蛎、贝母、姜黄、蝉衣、僵蚕、地龙、全蝎、桔梗、生甘草。

2. 名老中医经验

（1）陈锐深诊治经验：陈锐深教授认为，恶性淋巴瘤的综合治疗方案应该是包括中医中药的综合治疗方案，这样才能更好地达到延长生存期，提高生存质量的目的。他认为，脾虚在恶性淋巴瘤的发病中尤显重要，脾虚则运化失常，精微失布，水湿停蓄，凝而不散，聚而生痰，久则发为本病。"痰"既是病理产物，又是致病因素。因此，治疗首要健脾化痰，同时在此基础上，根据患者具体情况，结合理气活血治法，可药半功倍。因疾病发展过程中会不同程度地夹杂着"瘀"的表现，常用的药物有青皮、枳实、田七、乳香、没药、丹参、三棱、莪术等。

（2）朴炳奎诊治经验：朴教授认为，恶性淋巴瘤以肺脾肾亏虚为发病之本，以痰毒瘀郁结为发病之标，病理因素可归结为"虚""痰""毒""瘀"，其中"虚"为病理因素之本，"痰""毒""瘀"为病理因素之果，若将其置于整个疾病过程中，则又为临床诸证之因。临床中各种淋巴瘤多是先有虚，而致脏腑功能失调，代谢产物堆积，而后才出现痰、毒、瘀。

朴教授认为，本病临床辨证应以气血津液辨证为主，结合脏腑辨证、经络辨证等法，初步分为五型：①阳虚痰湿型：临床多见颈项、腹股沟淋巴结肿大，或分散或结聚成块，质硬，无痛，头面部或双下肢水肿，舌淡边有齿痕、苔白，脉沉迟而细。治宜温阳化痰、利水祛湿，方选黄芪防己汤或真武汤加减，药用防己、黄芪、党参、薏苡仁、白术、苍术、干姜、陈皮、茯苓、半夏、附子、生姜、升麻、柴胡、仙鹤草等。②毒瘀互结型：临床可见身体各部皮下硬结，无痛，质硬，活动性差，伴见形体消瘦，面色黯黑，皮肤枯黄，舌质暗红，苔多厚腻乏津，脉弦涩。治宜活血化瘀、解毒散结，可选和营软坚丸加减，药用蒲公英、半枝莲、白花蛇舌草、夏枯草、玄参、生地黄、山慈菇、三七、莪术、三棱、鸡内金、穿山甲、蜈蚣、天龙、猫爪草、露蜂房等。③气滞痰凝型：胸闷不舒、两胁作胀、颈腋及腹股沟淋巴结肿块累累，脘腹结瘤，皮下硬结，消瘦乏力，舌质淡红、苔白，脉弦滑。治宜舒肝解郁、化痰散结，可选逍遥散加减，药用当归、芍药、柴胡、茯苓、白术、贝母、玄参、郁金、麦芽、焦三仙、陈皮、半夏、夏枯草、牡蛎、海藻、昆布等。④血燥风热型：症见颈项部皮下淋巴结肿硬，红斑，皮肤瘙痒，伴见口咽干燥，恶寒发热，大便燥结，小便黄短，舌质红、苔黄，脉细弦。治宜养血润燥、清热疏风，可选防风通圣散加减，药用防风、川芎、当归、芍药、大黄、薄荷、麻黄、连翘、芒硝、石膏、黄芩、桔梗、滑石、荆芥、白术、栀子、生地黄等。⑤肝肾阴虚型：症见浅表部位淋巴结肿大，临床伴见午后潮热，五心烦热，盗汗，腰膝酸软，倦怠乏力，形体消瘦，舌质暗红、苔少，脉细数。治宜滋补肝肾、解毒散结，可选六味地黄丸加减，药用茯苓、泽泻、牡丹皮、山药、山茱萸、地黄、枸杞、地龙、山慈菇、夏枯草、玄参、猫爪草等。

（3）周岱翰诊治经验：常见的临床证型可有：①脾湿痰凝：颈项或腋下肿核，皮色不变，不痛不痒，咳嗽短气，乏力纳差，面白少华，或见大便溏薄，舌苔白腻，脉濡细，治拟健脾祛湿，除痰散结，用四君子汤（党参、茯苓、白术、甘草）合夏枯草、薏苡仁、川贝母、连翘、海藻、昆布、守宫、僵蚕、露蜂房加减；②痰结蓄瘀：颈项或体表肿核硬实累累，推之不移，隐隐作痛，或见两胁癥积（肝脾肿大），胸闷气促，发热恶寒，口干苦，大便干结，消瘦乏力，舌绛、苔黄，舌下青筋，脉滑数，治拟消痰散结、解毒祛瘀，用海藻玉壶汤（海藻、昆布、贝母、连翘、陈皮、法半夏、当归、川芎、青皮、独活、甘草）、犀黄丸（牛黄、麝香、乳香、没药）合大黄、生南星、生半夏、守宫、僵蚕、露蜂房等加减；③痰毒虚损：颈项或体表多处肿核不断增大，硬实如石，钉着肉间，表皮紧张，寒热盗汗，消瘦神疲；乏力短气，颜面㿠白，口干纳呆，或见胁下痞块，舌质晦暗，脉细数无力，治拟解毒涤痰、扶正补虚，用人参养营汤（人参、甘草、当归、白芍、熟地黄、肉桂、大枣、黄芪、白术、茯苓、五味子、远志、橘皮、生姜）、犀黄丸合女贞子、桑椹子、枸杞子、菟丝子、守宫、僵蚕、露蜂房、土鳖虫等加减。

如恶性淋巴瘤放疗中出现热伤胃阴的症候群，治宜养阴清胃，选用沙参、百合、天冬、麦冬、茅根、竹茹、女贞子、旱莲草之属；化学药物多为峻猛霸道的毒药，能使中焦运化功能失调，故恶性淋巴瘤化疗中常见脾虚蕴湿的症候群，治宜健脾祛湿，选用香砂六君子汤（香附、砂仁、党参、茯苓、白术、甘草）加鸡内金、白芍、糯稻根、法半夏、佩兰。

恶性淋巴瘤放疗中随着放射量的增加，热毒蓄积可使机体出现阴虚血热的症候群，治宜滋阴凉血，用大补阴丸（知母、黄柏、熟地黄、龟板、猪脊髓）合杞菊地黄丸（枸杞子、菊花、熟地黄、山萸肉、淮山药、茯苓、牡丹皮、泽泻）加减；恶性淋巴瘤多次或大面积放疗后，或晚期患者全身化学药物治疗中，皆能使机体耗气伤阴劫血，出现脾肾亏虚的症候群，治宜益脾气、补肾精，用归脾丸（人参、白术、黄芪、当归、甘草、茯神、远志、酸枣仁、木香、龙眼肉、生姜、大枣）合左归丸（熟地黄、淮山药、山萸肉、枸杞子、菟丝子、川牛膝、鹿角胶、龟板胶）加减。

在造血系统不良反应的分证论治中，按血细胞不同成分的减少，其辨证用药可有所侧重，如白细胞减少用黄芪、黄精、女贞子、枸杞子、菟丝子；红细胞减少用人参、党参、当归、大枣、龙眼肉、阿胶、枸杞子；血小板减少用女贞子、山萸肉、龟板、大枣、黑大豆等。

（4）黄振翘诊治经验：中医药治疗淋巴增殖性疾病及淋巴瘤，常用方法：疾病初期从肺脾论治，以治肺为先，兼顾治脾，拟疏风化痰，健脾化湿。治风使痰邪能祛除，疏泄气机使邪有出路。脾为生痰之源，脾虚痰邪内生，风热火毒侵入肺脏，治拟健脾化痰，疏风清肺中热毒。疾病中期扶正祛邪兼顾，本病之形成往往先有肺脾肾亏损，正所谓"正气存内，邪不可干""邪之所凑，其气必虚"。故治疗当扶正祛邪兼顾。主要注重调理脾胃，补益肾精，调治气血，平衡阴阳。标实主要表现在风、痰、瘀、毒，拟祛风化痰，解毒化瘀，通络除湿。本病多因痰作祟，故在治疗本病时多围绕治痰。并且谨守"治痰必先治风，化痰适当通络"的原则。疾病后期从肾论治，因疾病后期症状多样，往往可以肝肾阴虚，肺肾阴虚，脾肾阴虚，甚至阴损及阳，阴阳两虚。治疗则不忘从肾论治。久病伤肾或肾精亏虚，肝木失涵，拟肝肾同治，滋肾养肝；肝经火旺，脾肾亏虚，用调治脾肾，清泄风木，使水升火降，达到阴阳平衡。治本调理脏腑，平衡阴阳，主要注重调理脾胃，脾胃内伤，肝气横逆，治拟疏肝和胃，扶脾抑肝以调气血。

对于淋巴瘤，反复淋巴结肿大或发热，采用分步骤治疗，首先，滋肾泻火之品，主要针对先有精气亏虚，再有少阴伏热；再则，邪毒、病毒、药毒之风火热毒，入侵骨髓，损精伤髓，瘀毒互结，则治肝调血，清其瘀毒，扶正补益肝肾。他认为，该病由风邪侵入，从风痰、风寒、瘀毒来辨病用药，所涉脏腑肺、脾、肾，采用清肺降气、健脾化湿、滋补肾阴、温补肾阳、治肝化瘀解毒等法则，辨证时关注三焦，分别采用不同法则，如上焦选用疏风清热、清肺化痰；中焦选用和胃降逆、燥湿化痰、解毒清泻、健脾化湿；下焦选用清利湿热、滋肾养肝、化瘀解毒等。

另外，来求中医诊治的患者，都经过反复放化疗，大都属疾病中后期，此类患者均归属"痰毒""虚劳"，患者以虚为主，正虚邪恋，反复药毒伤及骨髓，致使阴精及气血受损，拟扶正为主，或佐以祛邪，化疗后，以扶正为主，促进脏腑气血阴阳恢复，祛邪为辅，防止疾病复发。对于晚期患者，治疗的目的主要在于提高患者的生存质量，延长生存期。

（5）李萍萍诊治经验：李萍萍教授认为，恶性淋巴瘤临床以局部淋巴结肿大及累及相应组织器官的损害为特征，根据其临床表现，可归属于"痰核""石疽""失荣"等范畴；以"痰湿、血瘀、气滞"为主，虚实夹杂较为多见，主要影响肝脾肾三脏，注意扶正，兼顾治疗的不同时期，结合病史及症状、体征，配合西医治疗的不同阶段进行中药治疗是中西医结合治疗本病的基本法则。化疗期间，中药的主要作用是减轻化疗药毒副作用，缓解临床症状，保证化疗顺利进行；化疗间歇期，消化道反应及骨髓抑制缓解，多见疲乏、自汗盗汗、腹胀胃酸等正气损伤，以健脾扶正为主；康复期，放化疗、靶向治疗及生物治疗结束，李教授认为，这一阶段无明显症状，以调节阴阳平衡，增强免疫力为主，有临床症状的应分清痰湿、血瘀、气滞等，化痰除湿，活血化瘀，疏肝理气，补益阴阳。因各种治疗手段对机体攻伐太过，无论何种治法均毋忘健脾扶正，顾护后天之本。

（6）孙桂芝诊治经验：孙教授认为，脾为后天之本，肾乃生命之根，对于恶性淋巴瘤的治疗应从肾论治，常以补肾生髓培本扶正之法，常用方剂有知柏地黄丸、济生肾气丸等，药有桑寄生、桑椹、桑螵蛸、杜仲等补肾填髓之品。

结合上述病因病机和临床经验，孙教授将恶性淋巴瘤辨为以下四种常见证型。①阴虚痰热型：症见身体各部皮下硬结，无痛，坚硬如石，活动性差，或腹内结块，胸闷气短，五心烦热，骨蒸潮热，时有牙痛，伴形体消瘦，口干咽燥，面色黯黑，皮肤枯黄，大便干结或有黑便，舌质红，苔薄黄，脉细数。治宜滋阴降火，消瘰散结，可选知柏地黄丸加减，药用知母、黄柏、熟地黄、山药、山萸肉、泽泻、牡丹皮、露蜂房、土鳖虫。②阳虚水停型：症见颈项耳下肿核，或腹内结块，不痛不痒，皮色不变，难溃难消，形寒怕冷，神倦乏力，腰膝酸软，遗精梦泄，失眠多梦，食少便溏，不伴发热，舌质胖淡，齿痕，苔白厚，脉沉细。治宜温补肾阳，化痰散结。临床多选用济生肾气丸加减，药用牛膝、桑寄生、肉桂、熟地黄、山药、山萸肉、泽泻、牡丹皮、防风、土茯苓、炒白术、当归、远志、龙眼肉、鹿角霜、莲须、炮山甲。③血瘀痰阻型：症见肩上颈部淋巴结肿大，皮色不变，日久渐大，头晕头痛，咳嗽咯血，咽干口燥，大便秘结，失眠多梦，舌暗红，苔薄黄，脉细数而涩。治宜滋阴养血，化痰散结。方用自拟二黄鸡枸汤加减，具体药物为黄精、生黄芪、鸡血藤、枸杞子、菟丝子、女贞子、阿胶珠、甘草、鳖甲、炮山甲、生牡蛎、生龙骨、夏枯草、半枝莲、浙贝母、白花蛇舌草。④气血双亏型：症见全身多处淋巴结肿大，坚硬如石，推之不移，按之不动，疲乏无力，头晕目眩，纳少胃呆，四肢虚肿，心悸气短，面色无华，唇甲色淡，舌淡胖齿迹，薄白苔，脉细弱无力。治宜益气生血，扶正散结。方用十全大补汤加减治疗。具体药物为黄芪、何首乌、当归、太子参、土茯苓、白术、熟地黄、白芍、肉桂、浙贝母、甘草、半枝莲、鳖甲、炮山甲、生牡蛎、生龙骨。

（7）王沛诊治经验：王沛教授认为，治疗非霍奇金淋巴瘤应抓住"气""痰""虚"三个病机，需要分证型、分时期来论治，治疗大法始终不离"阴""阳"二字。气滞痰凝是本病的基本病机，故绝大多数非霍奇金淋巴瘤都能以行气化痰、疏肝解郁为其基本治法。

1）早期患者：用大剂有小毒的化痰药先截住传变病邪使之没有去路，加之行气药使之消于无形。

2）中期患者：因痰邪未得到良好控制，容易夹寒、夹热、夹瘀，其中夹寒者"益温益通"、夹热者"益清益渗"、夹瘀者"益攻益破"。所以大部分痰浊凝滞的患者属于阳虚体质，一般多伴有形寒肢冷、面色白、小便清利、浅表淋巴结肿大且多在颈部、腋下，质硬、难消难溃，舌质淡、苔白或腻、脉沉缓等。要治疗该类患者，就需要改变其长期的阳虚体质，断绝肿瘤滋生的"寒性土壤"。即温药需要与行气药和补益药同用，才能增加其热性，使寒痰等阴浊之邪无遁身之地。夹热者"益清益渗"，由于痰湿虽为阴邪，郁而日久容易化热，从而出现局部肿块变大、皮肤转红、皮温升高、疼痛固定，或有全身发热、苔黄腻、脉弦数。但其夹热者所夹之"热"往往为局部热，全身体质仍偏于阳虚，故以肝肾阴虚为标，脾肾阳虚为本，故"夹热"患者需要寒温同调，不要呆板地清热解毒，治疗的同时还需要淡渗利湿，让邪有出路。夹瘀者"益攻益破"，瘀血的产生多是病情日久，气滞血凝而成，这种证型不单独出现，往往伴随着夹热患者会有肌肤甲错或舌上瘀斑瘀点、舌下脉络迂曲。凡出现瘀象者需要"攻""破"兼施，因为顽痰与瘀血凝滞者非攻坚破积的虫类药不能取效。

3）晚期患者：该期患者脏腑已经亏损，阴阳气血严重失调，或放化疗后癌瘤或已转移。通过对多位患者的症状分析，放疗后的患者出现肝肾阴虚的比例较高，而化疗后及肿瘤远处转移的脾肾阳虚患者占绝大部分，所以该期患者要牢牢抓住脾、肾两脏，再加上痰的产生与肺、脾、肾三脏关系密切，所以补益脾肾可以获得良好效果。

临床王沛教授将非霍奇金淋巴瘤分为以下不同的证型：

气郁痰凝证：症见胸胁胀痛、性情暴躁、口苦咽干、全身淋巴结肿大、无痛或走窜痛、苔白、脉弦滑或缓。方药：小柴胡汤合当归芍药散。方用：柴胡15g，黄芩10g，生半夏（先煎）15g，党参20g，牡丹皮15g，当归10g，赤芍15g，白芍15g，夏枯草15g，香附15g，郁金15g，山慈菇15g，甘草5g。

寒痰凝滞证：症见形寒肢冷、面色㿠白、小便清冷、浅表淋巴结肿大、肿块难消难溃、舌质淡、苔白微腻、脉沉细。方药：阳和汤合消瘰丸。方用：熟地黄10g，鹿角胶10g，白芥子10g，肉桂6g，炮姜9g，麻黄6g，玄参15g，土贝母15g，浙贝母15g，猫爪草15g，胆南星15g，夏枯草15g，生牡蛎（先煎）15g，甘草10g。

痰热瘀毒证：症见肿块增大，伴或不伴红、肿、热、痛，皮肤变红、肤温升高、痛处固定不移，舌质紫暗或有瘀斑、苔黄、脉弦数。方药：消瘰丸合失笑散加减。

方用：土贝母 15g，浙贝母 15g，生牡蛎（先煎）15g，玄参 15g，蒲黄 10g，炒五灵脂 10g，夏枯草 15g，荷叶 10g，牡丹皮 10g，半枝莲 15g，土元 15g，生何首乌 15g，紫草 15g，三棱 15g，莪术 15g，地龙 10g，猪苓 20g，茯苓 20g。

肝肾阴虚证：症见头晕腰酸，潮热盗汗，食欲不振，乏力，消瘦明显，全身多处淋巴结肿大，质地坚硬，舌红苔薄黄，脉沉细数或沉缓。方药：青蒿鳖甲汤合二至丸加减。方用：知母 15g，黄柏 15g，炙龟甲（先煎）30g，炙鳖甲（先煎）30g，生地 15g，玄参 15g，牡丹皮 15g，地骨皮 15g，夏枯草 15g，紫草 15g，女贞子 15g，墨旱莲 15g，生半夏（先煎）15g，生何首乌 15g，山茱萸 15g。

气血亏虚证：症见气短乏力、食少纳呆或便溏、面色苍白无华、全身淋巴结急剧增大、疼痛剧烈、舌淡红苔薄白、脉缓。方药：当归补血汤加减。方用：生黄芪 25g，炙黄芪 25g，当归 10g，党参 15g，香附 10g，赤芍 15g，白芍 15g，熟地黄 15g，生地黄 15g，夏枯草 15g，白花蛇舌草 15g，干蟾皮 10g，生半夏（先煎）15g，猪苓 30g，茯苓 30g，补骨脂 15g，威灵仙 30g，焦三仙各 15g。

（8）周仲瑛诊治经验：在淋巴瘤的诊治中，周教授创立复合病机辨证理论。他认为，复合病机是指由于不同病因（如外感六淫或者脏腑功能失调）所产生的病理因素（主要包括风、寒、湿、热、火、痰、瘀、气、水、饮、毒等）之间相互兼夹、相互转化、复合为患，从而表现为复杂的发病特点。在淋巴瘤的病理因素上，尤重"痰、瘀、郁、毒、虚"五端。而"痰"尤为重要。在脏腑病位中，尤重肝、脾、肾。在气血阴阳辨证中，周教授认为，应该抓住气血阴阳之间的互生关系，并结合脏腑病位具体分析。在临证遣方用药中，主张运用复法大方，方能主次兼顾，思虑周全。同时，周教授擅于运用经典小方、药对，照顾兼证，主次分明，详略得当。在药物的选择上，根据其功效结合现代药理研究，常常选择具有多种功效的药物，一药多用，以应复合病机的需要，如八月扎解毒抗癌的同时可理气止痛，泽漆利水消痰的同时具有抗癌散结作用，生薏仁具有抗肿瘤作用且能健脾化湿。

结合患者西医的治疗情况，分阶段地把握中医治疗的优势及重点，周教授常采取分期治疗。化疗期，患者胃纳差、大便或干或溏、舌苔厚腻，以健脾扶正为主，佐以化痰解毒，顾护脾胃尤为重要；化疗间歇期，患者疲倦乏力，正气未复，治疗以扶正固本为主，培补脾胃，益肾填精，并加用解毒清热类药物。患者经放化疗后往往合并口腔、肛周、咽部等处感染，血象偏低，肝功能损害等，酌加解毒清热的药物可以清化热邪，此即所以虚体易感外邪，扶正佐以祛邪，减轻或重建患者由化疗所致的免疫抑制和骨髓造血抑制，但不可骤进温补之剂，以致闭门留寇、助火生热，使已控制的热毒之邪"死灰复燃"，而犯实实之弊。此期扶正还应兼顾祛邪，即补虚兼顾清除余邪，延长完全（部分）缓解期；治疗平台期，放化疗疗程结束，患者体质逐渐恢复，此时中药逐渐加大解毒抗癌的药物以预防复发。

（9）林洪生诊治经验：林教授在总结前人经验后指出，恶性淋巴瘤是正气内虚，痰、湿、瘀、毒搏结于经脉或五脏六腑所致的恶性肿瘤。在临床辨证时，切不可因标症显著而一味祛邪，忽略了本虚之内因，治宜标本兼顾：在正虚为主要矛盾时，采用扶正为主、祛邪为辅；在邪盛为主要矛盾时，则应采用祛邪为主，但不可一味祛邪致使患者正气不足，少辅扶正药物，使邪气不至留滞，正气不至亏甚，故扶正培本的治疗原则，应贯彻于整个肿瘤治疗过程。林教授在扶正培本法中，尤重固护脾肾，认为脾为水谷运化之所，气血化生之源，脾肾功能旺盛，气血有源，则生命存根；若脾胃亏虚，气血生化乏源，人的抗病能力就会随之减弱，正如张景岳指出："脾肾不足及虚弱失调之人多有积聚。"方药多以黄芪、党参、白术、防风健脾益气固表，脾胃元气不虚，则不能因虚受邪，且常配健脾消食药，如鸡内金、焦山楂、焦神曲等助纳谷运化，或加入生姜、大枣、甘草等温养脾胃之药，以防止损伤脾胃。肾为真水、真火之脏，真水滋养肝木而生心火，真火扶助脾土而生肺金，因此如何培补都应以肾为根本，方中多以川续断、怀牛膝、补骨脂、枸杞子滋水涵木，补益肝肾。

由于恶性淋巴瘤可发生于全身各处淋巴结，决定了恶性淋巴瘤治疗中引经药物应用的重要性。《医医病书》曰："药之有引经，如人之不识路径者用向导也。"林教授指出，"癌毒"病位于鼻咽、颈部者，可加羌活、桂枝、姜黄、桑枝等；病位于纵隔者，加桔梗、桑白皮、北沙参等；病位于腹腔内、肠系膜者，加苍术、白芍、防风等；病位于腹股沟者，加牛膝、杜仲等。

林教授在大量临床和研究基础上，提出了以证候要素为核心的辨证方法，根据淋巴瘤的不同治疗阶段，将其不同的证候要素复合，进行辨证分型，倡导建立不同治疗阶段的复合证候要素辨证分型，将恶性淋巴瘤治疗分为手术阶段、化疗阶段、放疗阶段、单纯中医药治疗阶段。

1）手术阶段

A.气血亏虚：手术后疲乏、精神不振、头晕、气短、纳少、虚汗、面色淡白或萎黄、脱发，或肢体肌肉麻木、女性月经量少，舌体瘦薄，或者舌面有裂纹，苔少，脉虚细而无力者，治宜补益气血，方予黄芪、党参、太子参、防风益气固表；鸡血藤、阿胶珠、当归、白芍，养血育阴；川续断、补骨脂、怀牛膝、天冬补肾固本。

B.脾胃虚弱：术后患者出现食欲不振，腹胀，腹痛，大便或秘结或不成形，治疗重点在于补气健脾，方多予自拟"养胃方"：太子参、焦白术、枳壳、香附，补中益气，健脾行气；半夏、竹茹、猪苓、茯苓，化湿和胃；鸡内金、焦山楂、焦神曲等健脾消食；生姜、大枣、甘草等调养气血。

2）化疗阶段

A.脾胃不和：胃脘饱胀、食欲减退、恶心、呕吐、腹胀或腹泄，舌体多胖大，舌苔薄白、白腻或黄腻。多见于化疗引起的消化道反应。治宜健脾和胃、化痰止呕、滋补肝肾为法，脾胃气虚较明显则用"养胃方"加减：法半夏、竹茹、茯苓、砂仁等针对痰湿蕴结证，用于肿瘤本身引起或化疗治疗过程中有痰湿壅盛的恶心呕吐等；腹胀，以香附、枳壳、大腹皮、露蜂房理气和胃，腹痛加延胡索、川楝子；严重腹泻，常用芡实、诃子、补骨脂、豆蔻温补脾肾止泄。

B.气血亏虚：化疗阶段患者常常表现为不同程度的骨髓移植，外周血象下降。此时用药除在补益气血的基础上，针对白细胞下降患者，酌情加熟地黄、山茱萸、女贞子、枸杞子、菟丝子健脾补肾辅助升白细胞；血小板下降患者，少佐淫羊藿、石韦等辅助升血小板；化疗后出现肝脏毒性者加茵陈、五味子、虎杖等。

C.肝肾阴虚：午后潮热，五心烦热，盗汗，腰膝酸软，倦怠乏力，形体消瘦，舌质暗红、苔少，脉细数。治宜滋补肝肾，方中天冬麦冬、沙参、知母、玉竹滋阴生津润燥；怀牛膝、续断、山茱萸、补骨脂补益肝肾；泽泻、牡丹皮、炒栀子泄热除烦。

3）放疗阶段：中医学认为，放射线性属热毒，久作用于人体，可出现口干喜饮、心烦易怒、口腔溃疡、小便赤涩、大便秘结等气阴两虚或热毒瘀结的症状。

A.气阴两虚：除肝肾阴虚证治宜滋补肝肾、滋阴生津等法外，热毒多伤营血，灵活运用活血解毒中药，如莪术、郁金、蒲公英等药，以缓解患者症状，改善患者生活质量。

B.热毒瘀结：在放射线局部照射的部位，热毒聚集，灼伤皮肤，临床常表现为皮肤红、肿、热、痛，严重者局部破溃不愈。宜清热解毒，方用金银花、连翘、板蓝根、黄芩、黄柏与滋阴润燥之玄参、麦冬、生地黄等药相配，消补兼施。对于破溃日久者，可用生肌玉红膏与纱布蒸热，敷于患处，待患处化脓消失换以四黄膏涂之，疗效显著。

4）单纯中医药治疗阶段：林教授提出辨主症，辨标本虚实的辨证要点，气滞痰结者以醋柴胡、陈皮、香附、枳壳、川芎等行气化痰；痰湿凝结者以半夏、竹茹等化湿健脾，郁金、夏枯草、浙贝母等散结消肿；寒痰凝滞者以熟地黄、附子、肉桂温化寒痰；久病虚损型以牛膝、山药、补骨脂、枸杞子等补益肝肾。同时，在此阶段，林教授强调在不违背中医辨证原则的基础上，有选择性地应用现代药理研究中有抗癌作用的中药，往往收到良好的效果，其中如金荞麦、土茯苓、半枝莲、半边莲、白花蛇舌草、预知子等药的周期性合理应用，对于控制肿瘤发展、转移均收到较好疗效。

（10）王禹堂诊治经验：王教授认为，恶核之痰虽多因脾虚所致，但发病之时已属顽痰，为痰火互结，炼液为痰，日久痰毒入络，故治以清热散结、化痰解毒为大法，健脾为辅。王教授参照历代治疗瘰疬痰核的经验，将化痰散结药物作为处方基础。常用药物包括清热散结消肿的夏枯草、山慈菇、土贝母、黄药子、瓜蒌，燥湿化痰的天南星、法半夏，祛风散结化痰的僵蚕、白附子，顽痰难消者加皂刺、僵蚕、全蝎等取虫类药物可起到搜痰剔络的作用。

王教授临证常将化痰散结药与理气活血药并用。如常选柴胡、郁金等理气药物，对患病日久或化疗后兼有疼痛，肿块巨大，并见舌黯、有瘀斑者，常加用莪术、桃仁、土鳖虫等；主张中西医结合治疗，在化疗期间，中药治疗以益气养血、健脾补肾滋养先后天之本为法，药选炙黄芪、当归、熟地黄、女贞子、枸杞子、鸡血藤、菟丝子、黄精、阿胶、党参等。

临证选方用药上也区别对待。一般来讲，霍奇金淋巴瘤、惰性淋巴瘤进展较慢，病势缓和，用药常选择以化痰祛瘀健脾为法，以健脾化痰为主；对侵袭性淋巴瘤一方面建议患者坚持化疗，中药治疗方面则加强祛痰化瘀力量，除应用虫类药物和破血药物，如全蝎、三棱、莪术等外，还加用清热解毒药物，以缓解癌毒炽盛之势，常用药物有龙葵、蛇莓、白英等。王教授认为，这些类型的恶性淋巴瘤来势凶猛，进展迅速，痰瘀互结日久化热，癌毒炽盛是主要特点，故应加入大剂量清热解毒抗癌药物才能奏效。

3. 针灸穴位应用

庄芝华采用灸疗配合中药治疗 12 例恶性淋巴结肿瘤，取得显著疗效。材料：艾绒、麝香。取穴：天井、光明、小海等，每次取 1 穴单侧。操作方法：将艾绒包裹麝香 0.1g 做成圆锥状共 3 壮。先用 75% 酒精棉球消毒穴位皮肤并将艾绒壮放在穴位上，用火点燃，徐徐灸尽，连灸 3 壮。灸毕用消毒纱布包扎。疗程：灸后每周调换消毒纱布 1 次，以出现炎症→化脓→吸收→结疤为 1 个疗程（约 2 个月）。

常振芳采用经络穴位截根方法配合中药治疗 55 例恶性淋巴腺瘤疗效良好。取足太阳经的肝俞、胆俞、肠俞穴。先将要截穴位常规消毒后注射普鲁卡因局部麻醉，后用手术刀在穴位上切开，切口长约 1cm，然后用单爪钩挂出切口皮下呈白色纤维腺体组织 5~6 根进行切断，用碘酊棉球压迫切口止血后，用无菌纱布敷料保护。疗程：3 次为 1 个疗程，每次相隔 7 天。

冯亚葵在化疗的同时口服益气养血、健运脾胃为主的中药，同时，用艾条灸双侧足三里穴位，发现患者骨髓抑制及消化道反应较前减轻，能提高机体免疫抵抗力及增强机体抗肿瘤能力，可有效提高患者生活质量，延长生存期，防止复发及转移。

六、西医治疗

恶性淋巴瘤的治疗手段包括化疗、放疗、免疫治疗、放射免疫治疗、抗感染治疗等。放疗是早期惰性淋巴瘤的根治性治疗手段，对于某些特殊类型的侵袭性 NHL，如鼻腔 NK/T 细胞淋巴瘤，由于肿瘤对化疗抗拒，Ⅰ～Ⅱ期以放疗为主可取得好的疗效，放疗是主要的治疗手段。化疗和放疗综合治疗是大部分早期侵袭性淋巴瘤的主要治疗手段，如弥漫性大 B 细胞淋巴瘤、Ⅲ级滤泡淋巴瘤、原发纵隔 B 细胞淋巴瘤和间变性大细胞淋巴瘤等，通常采用化疗后放疗模式。对于晚期（Ⅲ～Ⅳ期）恶性淋巴瘤和任何期别的高度侵袭性 NHL，如 T/B 淋巴母细胞淋巴瘤、伯基特淋巴瘤和套细胞淋巴瘤，化疗是主要治疗手段。B 细胞淋巴瘤，如弥漫大 B 细胞淋巴瘤、滤泡淋巴瘤和套细胞淋巴瘤可以采用化疗联合抗 CD20 的免疫治疗和放射免疫治疗。

（一）放射治疗

放射治疗为主要治疗手段的恶性淋巴瘤，包括Ⅰ～Ⅱ期结节性淋巴细胞为主型 HL、Ⅰ～Ⅱ期Ⅰ～Ⅱ级滤泡淋巴瘤、Ⅰ～Ⅱ期小淋巴细胞淋巴瘤和Ⅰ～Ⅱ期结外黏膜相关淋巴瘤,这些疾病通过放疗可以取得非常好的治疗效果。局限期原发皮肤淋巴瘤如蕈样霉菌病、皮肤滤泡中心细胞淋巴瘤、皮肤间变性大细胞淋巴瘤由于病变局限、病程进展缓慢,放疗是主要治疗手段,放射治疗可取得长期生存率。

放射治疗曾经是 I ~ II 期侵袭性 NHL 的主要治疗手段,放疗剂量为 35~50Gy,局部控制率达 90% 以上,5 年生存率为 50%~60%,但无病生存率仅为 40%~50%。多项随机对照研究显示,综合治疗和单纯放疗比较,生存率和无病生存率提高了 10%~20%。因此,化疗后受累野照射已成为早期侵袭性 NHL 的标准治疗原则。 I$_E$~ II$_E$ 期鼻腔 NK/T 细胞淋巴瘤对化疗抗拒,放疗可取得较好的疗效,放疗是主要的治疗手段。由于单纯放疗可治愈约 50% 的早期侵袭性 NHL,对于化疗抗拒或不能耐受化疗的早期,放射治疗仍然是一种根治性治疗手段。

(二)化疗

化疗是大部分早期和晚期 HL 和 NHL 的主要治疗手段,大部分恶性淋巴瘤对化疗敏感。CHOP 方案目前仍然是 NHL 的标准化疗方案。

1. 霍奇金淋巴瘤

目前 ABVD 方案已替代 MOPP 方案成为 HL 的首选方案(表 21-1),因为 ABVD 方案对生育功能影响小,不引起继发性肿瘤,其缓解率和 5 年无病生存率均优于 MOPP 方案。由于维持治疗不延长生存期,而且增加化疗毒性并抑制免疫功能,故主张 ABVD 方案缓解后巩固 2 个疗程(不少于 6 个疗程),即结束治疗。若 ABVD 方案失败,可考虑大剂量化疗或自体造血干细胞移植。

表 21-1　霍奇金淋巴瘤的主要化疗方案

方案简称	药物	用法	备注
MOPP	氮芥	4mg/m^2 静脉注射,第 1 天及第 8 天	如氮芥改为环磷酰胺 600mg/m^2 静脉注射,即为 COPP 方案。疗程间休息 2 周
	长春新碱	1~2mg 静脉注射,第 1 天及第 8 天	
	丙卡巴肼	70mg/(m^2·d)口服,第 1~14 天	
	泼尼松	40mg/d 口服,第 1~14 天	
ABVD	阿霉素	25mg/m^2 4 种药均在第 1 及第 15 天静	治疗 3 个月以上第二种肿瘤的发生率为 3%~5%,不孕率高达 50%
	博莱霉素	10mg/m^2 脉注射 1 次	
	长春碱	6mg/m^2	
	甲氮咪胺	375mg/m^2	
ICE	异环磷酰胺	1.5g/m^2,静脉注射,第 1~3 天	首选方案,疗程间休息 2 周
	卡铂	300mg,静脉注射,第 2 天	
	依托泊苷	100mg/m^2,静脉注射,第 1~3 天	

2. 非霍奇金淋巴瘤

NHL 的治疗在很大程度上取决于分型，特别是来源于 B 细胞的 NHL 除高度恶性外大多对化放疗敏感，缓解期较长，治愈率也较高；而 T 细胞来源的 NHL 除低度恶性外，虽然对放化疗敏感，但较难长期控制，生存率也较低。但这只是就目前的常规治疗而言，高度恶性 NHL 由于增殖比较高，对放化疗敏感程度也高，如能通过骨髓或造血干细胞移植和应用集落刺激因子，采取强化治疗，治愈可在相当程度上提高（表 21-2）。

表 21-2　非霍奇金淋巴瘤的常用联合化疗方案

方案简称	药物	剂量和用法	备注
COP	环磷酰胺	400mg/（m^2·d），口服，第 1~5 天	3 周 1 个疗程
	长春新碱	1.4mg/m^2，静脉注射，第 1 天	
	泼尼松	100mg/（m^2·d），口服，第 1~5 天	
CHOP	环磷酰胺	750mg/m^2，静脉滴注，第 1 天	2 周或 3 周 1 个疗程
	阿霉素	50mg/m^2，静脉滴注，第 1 天	
	（米托蒽醌）	（12~14mg/m^2，静脉滴注，第 1 天）	
	长春新碱	1.4mg/m^2，静脉注射，第 1 天	
	泼尼松	100mg/（m^2·d），口服，第 1~5 天	
EPOCH	依托泊苷	50mg/（m^2·d），持续静脉滴注，第 1~4 天	3 周 1 个疗程
	阿霉素	10mg/（m^2 d），持续静脉滴注，第 1~4 天	
	长春新碱	0.4mg/（m^2·d），持续静脉滴注，第 1~4 天	
	泼尼松	60mg/m^2，每日 2 次，口服，第 1~5 天	
	环磷酰胺	750mg/（m^2·d），静脉滴注，第 5 天	
ESHAP	阿糖胞苷	3g/m^2，持续静脉滴注 2 小时，每 12 小时 1 次，第 24~25 天，用激素眼药水滴眼	3 周 1 个疗程用于复发淋巴瘤
	依托泊苷	40mg/m^2·d，静脉滴注 2 小时，第 1~4 天	
	甲泼尼龙	500mg/（m^2·d），静脉滴注，第 1~4 天	
	顺铂	25mg/m^2，静脉滴注，第 1~4 天	
	阿糖胞苷	2g/m^2，静脉注射滴注 3 小时，第 5 天	
		40mg/m^2·d，静脉滴注 2 小时，第 1~4 天	
		500mg/（m^2·d），静脉滴注，第 1~4 天	
		25mg/m^2，静脉滴注，第 1~4 天	
		2g/m^2，静脉注射滴注 3 小时，第 5 天	

（三）免疫治疗

B 淋巴细胞分化的过程中出现 CD20 表达，最早见于前体 B 细胞，在次级淋巴组织中的成熟 B 细胞达最高水平。抗 CD20 抗体——美罗华治疗 B 细胞淋巴瘤是 NHL 免疫治疗的一大进展。临床 Ⅰ~Ⅱ 期试验证明,许多惰性或侵袭性 B 细胞淋巴瘤单克隆抗体治疗有效,耐受性好。对化疗抗拒的滤泡淋巴瘤应用美罗华治疗有效率超过 50%,但慢性淋巴细胞白血病和小淋巴细胞淋巴瘤应用美罗华治疗的反应率低,和 CD20 低表达有关。越来越多的 Ⅲ 期随机研究证据显示,化疗联合美罗华已成为晚期弥漫性大 B 细胞淋巴瘤、滤泡淋巴瘤或套细胞淋巴瘤等 B 细胞淋巴瘤的标准治疗方案。

(四)化放联合综合治疗

局限期 HL 的治疗原则是放化疗联合,合理的综合治疗可使患者的 5 年无病生存率达到 85%~95%,进展期患者以全身化疗为主,5 年无病生存率可达到 30%~85%。HL 最常用的化疗方案包括 ABVD(ADM,BLM,VLB,DTIC)、Standford V(HN2,ADM,VLB,VCR,BLM,VP-16,PDN)及增加剂量的 BEACOPP(BLM,VP-16,ADM,CTX,VCR,PCB,PDN)等方案。

不伴有巨大肿块的 Ⅰ / Ⅱ 期经典型 HL 患者通常给予 2~4 个周期 ABVD 方案联合受累野放疗(involved field radiation therapy, IFRT),也可以给予 4~6 个周期 ABVD 方案化疗(6 个周期 ABVD 方案化疗或达完全缓解者再给予 2 个周期 ABVD 方案的巩固化疗)。

伴有巨大肿块的 Ⅰ / Ⅱ 期经典型 HL 患者给予 4~6 周期 ABVD 方案化疗,后续巩固放疗。

Ⅲ / Ⅳ 期经典型 HL 患者以化疗为主,通常给予 6 个周期 ABVD 方案化疗,4~6 个周期后评价疗效,达完全缓解或未完全缓解者再给予 2 个周期的巩固化疗。增加剂量的 BEACOPP 可作为 IPS(国际预后评分)≥ 4 分的进展期高危患者治疗的选择。伴有大肿块 Ⅲ / Ⅳ 期患者或治疗结束后 PETCT 未达阴性的患者可给予巩固性放疗。

Ⅰ 期结节性淋巴细胞为主型 HL 患者可给予单纯受累野放疗,如不能耐受放疗也可以选择严密的随诊观察。Ⅱ~Ⅳ 期患者可以选择 ABVD 方案化疗,也有研究表明对 CD20 阳性患者可选择化疗联合美罗华治疗或美罗华维持治疗。对于向 DLBCL 转化的患者可选择 RCHOP 方案化疗。

(五)造血干细胞移植

大剂量化疗联合自体造血干细胞移植(auto-hematopoietic stem cell transplantation, auto-HSCT)已经成为治疗失败患者的标准治疗。也可作为预后差的高危淋巴瘤的初次完全缓解期巩固强化的治疗选择,亦是复发性 NHL 的标准治疗。

(六)手术治疗

合并脾功能亢进者如有切脾指征,可行脾切除术以提高血象,为以后化疗创造有利条件。

七、转归与预后

淋巴瘤的治疗已取得了很大进步，HL已成为化疗可治愈的肿瘤之一，而NHL总体疗效不如HL且个体差异很大，首次治疗争取完全缓解是获得长期生存的重要条件。老年淋巴瘤患者预后一般较儿童及中、青年患者差。

八、预防与调护

1. 预防
由于目前认为EB病毒感染、免疫缺陷、电离辐射等因素与该病毒的发生有关，因此在日常生活和环境中应注意远离这些可能的致病因素，采取有效的措施消除环境中电离辐射污染，积极治疗慢性感染，提高和改善机体的免疫功能。

2. 护理
患者及亲属一方面对治疗结果期望值过高，一方面又害怕治疗失败或担心不良反应，易过度紧张，影响治疗效果。因此，在治疗前，对患者的病情及健康状况进行全面评估，写出预见性护理计划，并制订护理措施，消除患者和家属的疑虑，以平和的心态积极配合治疗和护理，以期达到最佳效果。

九、疗效判定标准

HL和NHL放疗或化疗后部分患者可以达到完全缓解，但仍有部分患者有持续性的影像学异常。在1999年的国际工作组中，对淋巴瘤的近期疗效评价进行了标准化，最近，进一步提出了包括PET检查在内的评价标准（表21-3）。

表21-3　淋巴瘤治疗的疗效评价标准（未包括PET）

反应分类	体格检查	淋巴结	淋巴结肿块	骨髓
CR（完全缓解）	正常	正常	消失	正常
CRu（未定CR）	正常	正常	消失	不肯定
	正常	正常	缩小 > 75%	正常或不肯定
PR（部分缓解）	正常	正常	消失	阳性
	正常	缩小 ≥ 50%	缩小 ≥ 50%	无关
	肝脾缩小	缩小 ≥ 50%	缩小 ≥ 50%	无关
复发/进展	肝脾增大、新发灶	新发灶或增大	新发灶或增大	再出现

第二十二章

浆细胞病

第一节 多发性骨髓瘤

一、概述

多发性骨髓瘤是骨髓内浆细胞异常增生的一种恶性肿瘤。这种异常增生的浆细胞（骨髓瘤细胞）能产生大量的单克隆免疫球蛋白，或 κ 或 λ 轻链蛋白（M 蛋白），引起溶骨性破坏、肾功能损害、造血受损及免疫功能异常等。

多发性骨髓瘤的发病率为（2~3）/10 万，发病年龄多见于中年和老年，以 50~60 岁为多，<40 岁少见。男性多于女性，男女之比为 2∶1。近 10 年来，随着社会老龄化日益明显，本病的发生率有上升趋势，全世界发病率为 4/10 万每年，在亚洲的发病率略低，多发性骨髓瘤在所有肿瘤中所占比例为 1%，占血液肿瘤的 10%。本病的自然病程为半年至 1 年，经治疗后生存期明显延长，中位生存期为 3 年。本病患者死亡的主要原因为感染、肾衰竭和出血。

中医病证名按照本病证候及其演变的特点，具有不同的归属。本病临床表现繁多，起病慢，病程长，以骨痛为主要表现者，属于"骨痹"范畴；若有贫血，面色苍白，或肾阴肾阳亏虚，出现腰酸乏力，浮肿，肾功能不全表现者，属于"虚劳"范畴；若以皮肤瘀斑瘀点，齿衄为主要表现者，可归属"血证"；若有肝脾肿大为表现者，可归属"癥积"范畴。

二、病因病机

（1）禀赋薄弱，精气亏虚：禀赋薄弱，肾气虚，以致不能化精生髓；肾精亏损，又往往易感受外邪，或七情内伤，更伤精气，邪毒侵入骨髓，而引起气血运行不畅，痰毒内结，发为本病。

（2）烦劳过度，伤及肝肾：本病多为中老年人，多因烦劳过度，伤及肝肾。肾主骨，生髓，藏精，肝藏血主筋，肝肾同源，精血互生。中老年人或因情志所伤导致肝血虚少，或房事无度而致肾精亏损，肝肾亏损，骨失所养，瘀毒内结，深达骨髓，发为本病。

（3）思虑过度，损伤心脾：脾主运化水谷精微和主水湿之运化，脾气亏虚，出现气血不足，痰浊内生的一系列表现，日久痰郁化火；思虑过度可致心脾两亏，心气不足，无以推动血的运行，久病必瘀，出现痰瘀交阻，热毒蕴结，而成本病。

（4）饮食不节，湿热内蕴：过食辛辣厚味醇酒，滋生湿热，湿热内蕴，熏灼血络，迫血妄行；饮食不节，损伤脾胃，脾气亏虚，失其统摄之职，血溢脉外；脾虚气血生化乏源，可致气血亏虚，气虚推动无力而成血瘀，发为本病。

（5）外感六淫，邪毒蕴结：因心、肺、脾、肝、肾、脏腑的亏虚，外感六淫，或理化、生物因素侵袭，邪毒侵入脏腑，留连筋骨间，内搏于骨，毒入骨髓，邪正交争，正虚邪盛，而致本病。

（6）久病体虚，阴阳气血亏损：本病常在慢性感染性疾病或自身免疫性疾病的基础上发病，往往久病失于调理，正气亏损难复，如热病日久，耗血伤阴；如寒病日久，伤气损阳；如瘀血内结，新血不生，导致气血阴阳损伤，邪毒入侵，导致本病。

本病病位在肾及骨，但与心肝、脾、肺关系密切。以正虚为本，同时见标实，常为标本虚实错杂互见。早期以邪实为主，后期以本虚为主。本病起病徐缓，早期无症状，易漏诊。出现症状时，病势多严重，且病势缠绵，经中医或中西医结合治疗，则效果较为良好，但也有合并脏腑亏损，病情进展，出现精气衰败，邪毒深陷，导致病情恶化。

三、辨病

（一）症状及体征

本病起病徐缓，可有数月至 10 多年无症状期，早期易被误诊。多发性骨髓瘤的临床表现繁多，主要有贫血、骨痛、肾功能不全、感染、出血、神经症状、高钙血症、淀粉样变等。

1. 瘤细胞浸润表现

（1）骨痛、骨骼变形和病理性骨折：骨髓瘤细胞分泌破骨细胞活性因子激活破骨细胞，使骨质溶解、破坏，骨骼疼痛是最常见早期出现的症状，约占70%，多为腰骶、胸骨、肋骨疼痛，早期症状较轻，为游走性或间歇性，后期骨痛症状加重。骨髓瘤细胞浸润骨骼，骨局部如颅骨、肋骨、胸骨等部位出现骨肿块。由于瘤细胞对骨质破坏，引起病理性骨折，可多处骨折同时存在。

（2）贫血和出血：贫血较常见，为首发症状，贫血轻重程度可不等，与病程有关。血小板减少，出血症状多见，皮肤黏膜出血较多见，严重者可见内脏及颅内出血。白细胞基本正常，偶见增多，或呈类白血病反应。

（3）肝、脾、淋巴结和肾脏浸润：肝、脾轻度或中度肿大，颈部淋巴结肿大，骨髓瘤肾，其他软组织骨髓瘤多见于甲状腺、胸腺、卵巢、心脏等部位。

（4）神经证候：部分患者在早期或后期可出现肢体瘫痪，嗜睡昏迷，复视失明，视力减退。周围神经病变少见。

2. 骨髓瘤细胞分泌大量 M 蛋白引起的症状

（1）继发感染：感染多见细菌，亦可见真菌、病毒，最常见为细菌性肺炎、泌尿系感染、败血症，病毒性带状疱疹也可见。

（2）肾功能损害：50%~70% 的患者尿检有蛋白、红细胞、白细胞、管型，出现慢性肾衰竭、高磷酸血症、高钙血症、高尿酸血症，可形成尿酸结石。脱水、急性感染、静脉肾盂造影及应用肾毒性的抗生素可诱发急性肾衰竭。

（3）高黏稠性综合征：发生率为 2%~5%，头晕眼花，视力障碍，并可突发晕厥，意识障碍，眼底检查可见动脉缺血，静脉瘀血伴出血。多见于 IgM 型多发性骨髓瘤。

（4）淀粉样变：发生率为 5%~10%，常发生于舌、皮肤、心脏、胃肠道等部位。

3. 体征

Ⅰ期患者无贫血体征，Ⅱ、Ⅲ期患者见贫血貌，睑结膜苍白，有或无淋巴结肿大，心率增快，肝脾轻、中度肿大，胸骨、肋骨、腰椎骨等部位压痛，或骨局部触及骨肿块，伴出血可见皮肤瘀点瘀斑，伴肺部感染时，肺部听诊常有湿啰音闻及。

（二）辅助检查

1. 血象

本病多为正细胞正色素性贫血。白细胞正常，偶见幼粒、幼红细胞或瘤样浆细胞，血小板正常或减少，晚期血小板常减少。

2. 骨髓象

骨髓穿刺和骨髓活检检查很重要，具有特异诊断意义。骨髓象：增生明显活跃，骨髓瘤细胞占 6%~95%，瘤细胞的特点是个体较大，圆形或卵圆形，核仁 1~2 个，核染色质较细致，核周淡染区消失，胞浆内可见嗜苯胺蓝颗粒、鲁塞尔小体、空泡和蛋白质晶体，胞浆量较丰富，嗜碱性强。瘤细胞电镜特点：瘤细胞的粗面内质网显著增多，扩大呈球形，高尔基体增多，线粒体增多，胞浆甚至核内有包涵体。粒系和红系不同程度受抑，数量减少。

3. 其他检查

（1）血液生化及尿检查：血清蛋白电泳，在 β~γ 区域出现特有的 M 蛋白，是单克隆球蛋白，或轻链蛋白（本周蛋白）。正常 γ 球蛋白减少。血清总蛋白超过正常，清蛋白正常或轻度减少，球蛋白增多。近 60%~70% 的患者出现尿本周蛋白，血钙明显增高。肾功能不全患者，尿素氮、肌酐升高，血磷增高，高尿酸血症。尿液检查见蛋白尿、管型尿、血尿。血沉增快。

（2）免疫球蛋白检查：血清中出现大量单克隆免疫球蛋白，IgG、IgA、IgM、IgD 增高，或尿中出现单克隆免疫球蛋白轻链。

（3）X 线检查：可见三 种改变：①弥漫性骨质疏松；②溶骨破坏，即颅骨、骨盆、脊椎骨、肋骨出现大小不等的圆形、卵圆形穿凿样改变；③病理性骨折。

（三）诊断标准及分期分型标准

1.诊断标准

（1）骨髓中浆细胞 >15%，并有异常浆细胞（骨髓瘤细胞）或骨髓活检为浆细胞瘤为最主要诊断依据。

（2）血清中出现大量单克隆免疫球蛋白（M 蛋白），IgG>35g/L；IgA>20g/L；IgD>2.0g/L；IgM>15g/L，或尿中出现单克隆免疫球蛋白轻链，轻链排出 >1g/24h。

（3）无其他原因的溶骨病变或广泛性骨质疏松。

2.临床分型

（1）一般分型，可分为五型：①孤立型；②多发型；③弥漫型；④髓外型；⑤白血病型。

（2）根据免疫球蛋白分型：①IgG 型：多见，占 50%~60%，易感染，高血钙和淀粉样变较少见；②IgE 型；占 25%，高钙血症明显，合并淀粉样变，出现凝血异常及出血倾向机会较多，预后较差；③IgG 型：很少见，仅占 1.5%，瘤细胞分化较差，易并发浆细胞性白血病，几乎 100% 合并肾功能损害，生存期短；④IgM型：少见，易发生高黏滞血症或雷诺现象；⑤轻链型：占 20%，80% 以上有本周蛋白尿，易合并肾衰竭和淀粉样变性，预后很差；⑥IgE 型：很罕见；⑦非分泌型：占 1% 以下，血与尿中无异常蛋白，骨髓中浆细胞增高，有溶骨改变或弥漫性骨质疏松。

（3）特殊类型：①冒烟型：占 1.5%~2%，骨髓中浆细胞 >10%，血清单克隆免疫球蛋白 IgG>30g/L，无贫血，溶骨性损害及肾衰竭，病情能维持 5 年以上不变，故早期不必要治疗；②孤立型：骨髓中浆细胞 <5%，血清 M 蛋白少，常在手术中发现，诊断依据病理；③两种以上 M 蛋白的骨髓瘤，仅占 1%；④半分子 IgA 多发性骨髓瘤，极为罕见。

3.临床分期

本病临床分期常用 Durie-Solmon 分期系统。

（1）Ⅰ期：须符合下列条件：①血红蛋白 >100g/L；②血钙正常；③骨骼 X 线正常或呈孤立性溶骨病变；④M 球蛋白 IgG>50g/L，IgA<30g/L，尿轻链 <4g/d。

（2）Ⅱ期：各项标准介于 Ⅰ期和Ⅲ期之间。

（3）Ⅲ期：符合下列至少一项：①血红蛋白 <85g/L；②血钙 >2.98mmol/L；

③ X 线多处进行性溶骨损害；④ M 蛋白 IgG>70g/L，IgA>50g/L，尿轻链 >12g/d。

以上每期根据肾功能变化又分为两种亚型：①肾功能正常，血肌酐 <176.8mmol/L；②肾功能损害，血肌酐 >176.8mmol/L，尿素氮 >10.7mmol/L。

四、类病辨别

本病需与以下浆细胞疾病相鉴别：

（1）巨球蛋白血症：其特点是血清中 M 成分为 IgM，其含量常 >30g/L。骨髓中为淋巴细胞样浆细胞增生，活检证实为淋巴样细胞浸润。在电子显微镜下可见内质网、线粒体增多，聚核糖体呈管状排列。免疫荧光法检查可见该细胞表面及胞浆内含 IgM。常有肝脾淋巴结肿大，少数患者尿中出现本周蛋白，但很少有骨骼破坏及肾功能损伤。

（2）反应性浆细胞增多症：为淋巴网状系统受到慢性炎症刺激所致的良性反应性增生。多可查到原发病，如类风湿关节炎及其他慢性感染等。其特点为骨髓中浆细胞 >3%，但一般不超过 10%，而且为成熟浆细胞。免疫球蛋白正常或稍增高，一般在 20g/L 以下，其含量稳定或随着原发病的治疗好转而逐渐下降，其升高的免疫球蛋白以 IgG 较为常见。无骨骼损害。

五、中医论治

（一）治疗原则

本病以本虚标实，肾虚为主，毒犯骨髓出现气滞血瘀、痰阻血热等病理表现为标，治疗以补虚治本为主，活血化瘀、清热解毒、化痰散结、疏肝泄热等治疗为标的原则。调整阴阳，扶持人体正气，也是治疗上的重点，但当邪盛势猛时，则以祛邪为先，邪去则正安。

（二）分证论治

1. 气滞血瘀证

证候：胸胁疼痛，腰痛，低热，纳呆食少腹胀，乏力，面黄少华，肌衄，舌质暗红或淡红有瘀斑，脉涩或弦。

治法：活血化瘀，清热解毒。

方药：血府逐瘀汤加减。常用药物：桃仁、红花、当归、生地黄、川芎、柴胡、赤芍、甘草、牛膝、牡丹皮、枳壳、丹参、水蛭、半枝莲、䗪虫。

加减：若口苦目赤心烦加栀子、黄芩，或合用当归龙荟丸清三焦之火；肝郁化火伤阴，头晕，夜寐不安，舌红少津加枸杞子、菊花、何首乌；耗伤气血加黄芪、党参、白术。

2.痰毒瘀阻证

证候：胁痛，肋骨膨出，腰痛，痰核肿大，胁下癥块，神疲乏力，舌质暗红，舌苔腻，脉弦滑。

治法：涤痰散结，化瘀解毒。

方药：涤痰汤加减。常用药物：制半夏、制南星、陈皮、枳壳、太子参、石菖蒲、当归、川芎、桃仁、牡丹皮、赤芍、延胡索、生牡蛎（先煎）、浙贝母、白花蛇舌草。

加减：胁下癥块加鳖甲煎丸消补兼施；伤及气阴，加黄芪、党参、玄参、北沙参。

3.热毒炽盛证

证候：高热，肌衄发斑，甚则神昏，烦渴，头痛，耳鸣，便秘溲赤，舌红有瘀斑，脉大而数。

治法：清热凉血解毒。

方药：犀角地黄汤合清瘟败毒散加减。常用药物：水牛角（先煎）、赤芍、生石膏（先煎）、黄连、栀子、黄芩、连翘、生地黄、玄参、知母、牡丹皮、大青叶、紫草、甘草。

加减：热甚伤阴者，加沙参、石斛；便秘者加当归龙荟丸；热甚神昏，灌服紫雪丹、至宝丹或安宫牛黄丸。若大便秘结，苔黄垢，可加凉膈散。

4.气血两亏证

证候：头晕乏力，心悸气短，动则加剧，胁痛隐隐，面色㿠白，自汗，皮肤瘀点瘀斑，苔薄白腻，舌淡边有齿印，脉小滑重按无力。

治法：补益气血，兼清瘀毒。

方药：八珍汤加减。常用药物：党参、黄芪、白术、当归、白芍、茯苓、熟地黄、黄精、阿胶（烊化）、丹参、蒲公英、半枝莲、炙甘草。

加减：若舌苔腻者，熟地黄改为砂仁；若湿热下注膀胱加八正散。

5.肝肾阴亏证

证候：腰痛，腰酸乏力，头痛，耳鸣，消瘦，颧红盗汗，尿频数色深黄，肢体屈伸不利，肢体麻木，目干，视物不清，舌质暗红，苔薄黄微腻而干，脉弦大而数，重按无力。

治法：滋肾养肝，清热解毒。

方药：三才封髓丹合二至丸加减。常用药物：生地黄、熟地黄、天门冬、太子参、山茱萸、枸杞子、女贞子、旱莲草、怀牛膝、黄柏、砂仁（后下）、牡丹皮、丹参、半枝莲、石见穿。

加减：精血亏竭，耳聋足痿者加紫河车填补精血；加杜仲、牛膝、桑寄生补益肝肾，强壮筋骨；也可加黄芪、川断补益气血。肝阴虚为主加用一贯煎养肝阴，泻肝火。

6. 脾肾阳虚证

证候：面色苍白无华，形寒肢冷，小便清长，大便溏薄，下肢浮肿，气喘不能平卧，头晕乏力，心悸气短，颜面浮肿，舌质淡苔薄，脉沉细。

治法：温肾健脾。

方药：右归丸加减。常用药物：制附子（先煎）、肉桂、熟地黄、山茱萸、淮山药、枸杞子、淫羊藿、杜仲、桑寄生、巴戟天、狗脊、黄芪、白花蛇舌草、益母草、泽兰、桃仁、甘草。

加减：喘促短气，动则加甚，肾不纳气者，可加五味子、补骨脂、蛤蚧；浮肿尿少者，加茯苓、泽泻、白术、车前子。

（三）中医特色治疗

1. 专方专药

（1）黄芪注射液：每日40ml加入5%葡萄糖注射液500ml中静脉滴注，具有补益肺脾，益气升阳功效。

（2）犀黄丸：由犀牛黄、麝香、乳香、没药、黄米饭等组成，为6g重蜜丸，每次1丸，每日2次，米醋送服，具有活血化瘀，清热解毒功效，用于痰火蕴结型。

（3）小金丹：由白胶香、草乌、五灵脂、地龙、制乳没等组成，每日早晚各服1丸，温开水送服，具有温化寒凝，祛瘀通络之效，应用于脾肾阳虚型，表现为形寒肢冷，局部疼痛较甚者。

（4）济生肾气丸：由熟地黄、山茱萸、山药、附子、肉桂、茯苓、泽泻、车前子、牡丹皮、牛膝组成。该药为蜜丸，每丸重9g，每次服1丸，每日2~3次，温开水送服，具有补肾壮阳，强健筋骨之效，用于表现为多处溶骨性破坏，并有腰膝冷痛，神疲乏力，舌淡白，脉沉迟无力者。

2. 中药外敷止痛法

（1）镇痛灵：由生草乌、蟾酥、生南星、生半夏、细辛、花椒各等份，各研细末，将镇痛灵2.5g，混入加热软化后的黑膏药内，和匀后敷贴于痛处，隔日换药。连用7次为1个疗程，具有解毒消肿，温阳止痛，化阴寒痼冷之功效。

（2）癌症镇痛散：由生南星、生附子、生川乌、白胶香、五灵脂、麝香、冰片、蚤休、芦根、黄药子、穿山甲、皂角刺等组成，将上药共研极细末和匀，制成散剂密封储存。寻找痛处或反映于体表的疼痛部位敷药，如感觉模糊不清者，选取痛处周围的穴位敷药。用生理盐水清洁局部皮肤后，取药末5g，以茶水调成糊状外敷，敷药6~8小时，12小时后可重复使用。

3. 名老中医经验

（1）温成平教授认为，多发性骨髓瘤的发展是一个动态的过程，不同时期虚、毒、浊、瘀的表现会有偏颇。因此，在临证时，首先要辨清虚实，理清标本，辨明是以肾虚为主，还是以邪毒、浊瘀为甚，酌定扶正与祛邪药物的药味及剂量，这样才能提高疗效。其次，某些解毒化湿、泌浊逐瘀药物具有一定的毒性及不良反应，这时就应当根据患者的体质、承受能力及脏腑等情况酌情选用，注意顾护脾胃之气，以养后天之本。再者，多发性骨髓瘤临床表现复杂多样，大多数多发性骨髓瘤患者表现为肾虚毒瘀的证候，但有时也会有其他的一些证候。根据肾虚的阴阳偏属，或选用温肾壮阳之药，如杜仲、补骨脂、淫羊藿、巴戟天等；或选用滋养肾阴之药，如熟地黄、山茱萸、枸杞子、炙龟板等；还可以配合牛膝、狗脊、桑寄生、千年健等药物，以达到强筋壮骨之效。在本病后期，多可见阴阳互损的状况，故在温肾之时佐以滋阴之药，滋阴之时佐以温阳之品，以求阴中求阳、阳中求阴，从而达到阴阳互生之效。采用益肾解毒泌浊法治疗多发性骨髓瘤，是基于本虚标实的病理特点，若单纯补虚则碍实，单纯泻实又碍虚，故临床上需要虚实兼顾，标本同治，扶正祛邪，方取佳效。温教授临床常用药物有黄芪、白术、茯苓、杜仲、补骨脂、熟地黄、金银花、白花蛇舌草、半枝莲、石见穿、全蝎等。

（2）魏克民教授认为，多发性骨髓瘤多迁延日久，"久病多瘀，久病入络"，必然会导致气滞血瘀，故常用三棱、莪术、炮山甲、炙鳖甲等软坚散结、化瘀通络，柴胡、枳壳、陈皮、青皮、厚朴、炒木香、广郁金、制香附等理气化滞。肿瘤是一种慢性消耗性疾病，发展过程缓慢，一般都会经历三个阶段，第一个阶段是邪气亢盛为主，第二个阶段是邪正相争，第三个阶段是正气虚弱为主，不管疾病发展到哪一阶段，都是正气虚弱，邪气旺盛的表现。久病必然耗气伤津，气为血之帅，气虚则血虚，脾胃气虚则血失统摄而出血，津液大伤，必然出现阴虚为主的表现，"留得一分津液，便有一分生机"，但凡舌红、苔薄白，脉细数均可采用补气养阴为治疗大法。故魏教授喜用生黄芪、黄精、太子参（男多用）、党参（女多用）、南沙参、北沙参、女贞子（女多用）、杜仲、枸杞子、鲜铁皮枫斗、熟地黄、当归、白芍、赤芍等补气养阴之药。

（3）黄振翘教授认为，老年性多发性骨髓瘤，肝肾亏虚，脏腑亏损，以致肝郁气滞，痰瘀互结，热毒内蕴而成本证，治疗上以标本兼顾，益气活血，平肝清热：药用太子参、骨碎补益气；野葡萄藤、忍冬藤、桑枝、炒黄芩、炒黄柏、猫人参、炒枳壳平肝清热；当归、延胡索活血。之后又以生黄芪、党参、炒白术、制半夏、茯苓、丹参、藤梨根、陈皮、野葡萄藤、骨碎补、炒杜仲、淮山药、猫爪草、生炙草、炒黄柏组方。其功用为补益气血，调治肝肾，化瘀泄浊，清热解毒。

（4）周霭祥教授认为，本病属中医学"骨痹病"，辨治该病仍然不离扶正解毒大法。对于扶正，除重视益气养阴外，还特别重视补肾壮骨，如常加入牛膝、骨碎补等。对于邪实，主要是从痰毒两方面考虑，用药如化痰药土贝母、山慈菇；解毒药如白英、土茯苓、龙葵等。总体上，本病目前主要是配合西药化疗，从临床实践来看，以扶正解毒为主要治法的方药对缓解骨髓瘤患者症状及延长生命有一定疗效。

六、西医治疗

1. 化疗

多发性骨髓瘤早期无临床症状者，或冒烟型多发性骨髓瘤，宜密切观察，暂缓化疗。疾病进展，一般采用各种联合化疗方案：初治患者可选用 MP 方案［美法仑 0.25/mg/（kg·d），第 1~4 天或 0.1~0.15mg/（kg·d），第 1~7 天，口服；泼尼松 2mg/（kg·d），第 1~4 天或 1mg/（kg·d），第 1~7 天，口服］、M2 方案［美法仑 0.1mg/（kg·d），第 1~7 天，口服；泼尼松 1mg/（kg·d），第 1~7 天，口服，减量至 21 天停药；卡莫司汀 0.5mg/（kg·d），第 1 天，静滴；环磷酰胺 10mg/（kg·d），第 1 天，静滴；长春新碱 0.03 mg/（kg·d），第 21 天，静滴），其他还可选 VMCP 方案、VBAP 方案等。在化疗取得完全缓解后，可巩固治疗 2~3 个疗程。多发性骨髓瘤患者多年老体弱，全身情况差，过分化疗并无益处，对完全缓解的患者采用随诊和监视复发，若复发则再予治疗。难治性多发性骨髓瘤可选用 VAD 方案［长春新碱 0.5mg/（kg·d），第 1~4 天，静滴；阿霉素 10mg/（kg·d），第 1~4 天，静滴；地塞米松 100mg/（kg·d），第 1~4、9~12、17~20 天，口服］。

2. 对症治疗

（1）继发感染：细菌感染，应选用抗生素，最好抗杆菌与抗球菌配合，若合并真菌感染，予以氟康唑、制霉菌素等抗真菌。同时提高机体免疫能力，适当应用丙种球蛋白。白细胞减低明显时应给予粒-单系集落刺激因子（GM-CSF）150 万~300 万 U 皮下注射。

（2）高钙血症：增加补液量，多饮水，使尿量每日 >2000ml，促进钙的排泄；利尿用呋塞米 40~80mg；泼尼松（40~60）mg/（m^2·d）；双磷酸盐可有效抑制骨质中晶体溶解，抑制破骨细胞活动并减少其活性，如氨羟丙基双磷酸二钠；光辉霉素 25μg/kg 可减低血钙水平，抑 RNA 合成，直接杀伤破骨细胞。高尿酸血症，可大量补液，口服或静脉注射碳酸氢钠；别嘌醇每次 100mg，每日 3 次，口服。

（3）贫血：可运用雄激素丙酸睾酮每日或隔天 50mg 肌内注射，司坦唑醇每日口服 2~6mg，以及促红细胞生成素；严重贫血，输注红细胞悬液。

（4）肾衰竭：遵循慢性肾衰竭的处理方法，避免诱发肾衰竭的因素，避免使用肾毒性抗生素，严禁静脉肾盂造影。

3. 骨髓及外周血干细胞移植

大剂量化疗与全身放疗后进行异基因移植，适应于 45 岁以下，有供体的患者。自体骨髓或外周血干细胞移植用于耐药的晚期患者，年龄可放宽至 70 岁，但费用高，以及存在移植相关的不良反应。

4. 放射治疗

一般照射剂量可达总剂量 1500~2000cGy 分次照射。用于孤立性骨髓瘤和骨髓外浆细胞瘤，能使肿块消失，解除局部疼病，照射 200~300cGy 骨痛可减轻。

5. 干扰素

临床应用干扰素联合化疗的方法治疗本病，能提高化疗的完全缓解率。用法：（3~5）×10^6U 皮下注射，每周 3 次，用 4~6 周。可作为单独应用或与化疗并用，有效的患者可作为维持治疗药物。

七、转归与预后

多发性骨髓瘤患者早期诊断，分期属 I 级，无肾功能损害，对治疗反应良好，则通过中西医结合治疗可望缓解，获得长期生存；若诊断时分期为 Ⅲ 级，且有肾功能损害，对治疗反应差，这类患者往往并发严重感染，出现败血症，而导致死亡；部分患者合并肾衰竭，或重要脏器出血，或极度贫血，导致心功能不全，甚至多脏器功能衰竭，最终导致死亡。

未经治疗的患者中位生存期为 6 个月，化疗后的中位生存期为 3 年。生存期与年龄、分型、分期及治疗措施等相关。有 25% 的患者能生存 5 年以上，但只有 5% 的患者生存期超过 10 年。I A 期的患者平均生存期为 5 年，Ⅲ B 期的患者为 14.7 月。IgG 型的预后较好。判断多发性骨髓瘤预后的因素有：①浆细胞标记指数；②浆细胞幼稚程度；③ β_2- 微球蛋白水平；④血浆中 IL-6 效价，可溶性 IL-6 受体水平；⑤血浆乳酸脱氢酶水平；⑥C 反应蛋白水平；⑦患者年龄；⑧血浆单克隆蛋白含量；⑨胸腺嘧啶核苷激酶水平；⑩是否出现多药耐药。

八、预防与调护

本病的发生与环境、饮食等因素有关，故预防本病发生，增强患者的体质，积极治疗慢性疾患具有重要意义。远离射线，避免电离辐射，对于接触射线的工作，应严格遵守劳动保护措施，避免不必要的照射；不接触石棉、苯及有毒有害物质，采用机器喷洒农药，实验室操作员应做好个人保护。

劳逸结合，尤其中老年人，注意不要过度劳累，保持心情舒畅，勿使房劳过度，保护肾气；多发性骨髓瘤患者易出现病理性骨折，故应注意卧床休息，避免负重等劳动或运动；注意保暖，避免着凉，室内保持空气新鲜，定期空气消毒。不是卧床不起的患者，可每天散步，接受阳光的照射，保持愉快心情，有利疾病的康复。

九、疗效判定标准

1. 直接指标准

（1）血清或尿中 M 蛋白比治疗前减少 50% 以上。

（2）浆细胞肿瘤两个最大直径之积缩小 50% 以上。

（3）溶骨性损害再钙化。

2. 间接指标

（1）骨髓中浆细胞减少 80% 以上或降至 <5%。

（2）血红蛋白上升 20g/L 或血细胞比容上升 0.06（不输血情况下）持续 1 个月以上。

（3）高血钙（>2.982mmol/L）降至正当。

（4）血尿素氮（>10.71mmol/L）降至正常。

（5）日常生活自理状况改善。

3. 疗效标准

（1）部分缓解：具有如下（1）和（2）两项条件。

1）直接指标至少有一项达到要求。

2）间接指标至少有两项达到要求。

（2）进步：下列各项中至少有一项合乎条件者。

1）只有一项直接指标达到要求。

2）血清或尿中 M 蛋白减少 20%~50%。

3）浆细胞肿瘤缩小 20%~50%。

4）至少有两项间接指标达到要求。

（3）无效：符合以下两项条件者。

1）异常值均未达到进步要求。

2）只有一项间接指标达到要求。

（4）生活自理状况：1 级：有症状，不影响正常生活；2 级：可自理日常生活，但需卧床休息少于半天；3 级：可自理日常生活，但需卧床休息多于半天；4 级：卧床不起，不能自理生活。

第二节　原发性巨球蛋白血症

一、概述

原发性巨球蛋白血症是起源于 B 细胞系的克隆性疾病，是由淋巴细胞和浆细胞无限制地恶性增殖，并产生大量单克隆 IgM 所引起，以高黏滞血症、肝脾肿大为特征的疾病。1944 年，瑞典学者 Waldenstrtröm Jan 首先记载了本病，故本病又称华氏巨球蛋白血症。

原发性巨球蛋白血症以 50~70 岁的老年患者为常见，诊断时中位年龄为 60 岁，男性多于女性，往往因为脑卒中、雷诺现象、眼底出血等表现，就诊于神经科、风湿科和眼科等。本病早期诊断治疗，生存期可达 8~10 年以上，出现恶性进展，生存期为 3~4 年，常死于败血症、颅内出血、充血性心力衰竭等。

中医按照本病证候及其演变的特点，具有不同归属。由于本病引起高黏滞血症为主要表现，故归属"瘀证"范畴，本病老年患病，神疲乏力；面色苍白，日久不复者，归属"虚劳"范畴；若以出血为表现，可归为"血证"；若以肝脾淋巴结肿大为主要表现者，归为"癥积""痰毒"范畴。

二、病因病机

（1）情志失调，气机郁结：肝主疏泄，忧思郁结或暴怒伤肝，肝失条达，疏泄不利，以致肝脾失和，气机阻滞，瘀阻血脉。

（2）饮食不节，痰瘀互结：暴饮暴食，食滞停积，或嗜食肥甘，酿生湿热，或嗜食生冷，寒湿内蕴，聚湿成痰，痰湿内蕴可损伤脾胃，脾虚气血生化乏源，导致气血亏虚；痰、湿、瘀阻遏气机，气滞血瘀，发为本病。

（3）内外寒热，瘀毒蕴结：外感寒邪，寒性凝滞，引起气滞血瘀；热邪蕴毒则煎熬津液，易致血液黏滞，造成或加重瘀血毒结。

（4）禀赋不足，久病失治：先天禀赋不足，肾气亏虚，不能化精生髓，气血亏虚，或久病失治或误治，导致正气亏虚，气虚不能推动血液运行，而致血瘀。

本病肝、脾、肾俱病，主于肾。本病的病性总属正虚为主，兼见标实，标本虚实夹杂。以气虚、血亏、阴损、阳虚为本，出现痰瘀、毒结为标。本病或先正虚，后感邪，或正虚与感邪同时存在，或外邪直中脏腑，出现本虚标实之证。阴损及阳，阳损及阴，后期导致阴阳俱虚。

三、辨病

（一）症状及体征

（1）贫血证候：乏力，头晕，面色苍白，消瘦。

（2）出血证候：齿衄、鼻衄、呕血、便血、肌衄。

（3）高黏滞综合征：头晕目眩，突发晕厥，意识障碍。

（4）中枢和周围神经证候：脑卒中，弥漫性或局灶性脑病，多发性神经炎等。

（5）视力障碍：眼底动脉缺血，静脉瘀血伴出血，视网膜血管扩张呈结节状，伴渗出、出血、视盘水肿。

（6）充血性心力衰竭。

（7）肾功能损害及蛋白尿。

（8）多部位淀粉样变性。

（9）溶骨性病变：较少见，往往容易反复合并感染，表现为高热，咳嗽咯痰，胸痛，具有感染不易控制的特征。

（10）雷诺现象。

（11）淋巴结、肝脾肿大。

（二）辅助检查

（1）血象：不同程度的贫血，为正细胞正色素性贫血，白细胞与血小板正常或减少；血沉增高；血涂片红细胞呈缗钱样排列；血黏度增高。

（2）骨髓象：提示淋巴细胞及浆细胞增多，以及浆细胞样淋巴细胞增多，肥大细胞增加。

（3）淋巴结活检：提示浆细胞样淋巴细胞弥漫浸润。

（4）血清蛋白电泳：在 γ 区带内可见高而窄的尖峰，免疫电泳为 IgM。

（三）诊断标准

1. 临床表现

（1）老年患者有不明原因贫血及出血倾向。

（2）中枢和（或）周围神经系统症状，如脑卒中、弥漫性或局灶性脑病、蛛网膜下腔出血、多发性神经炎等。

（3）视力障碍。

（4）雷诺现象。

（5）淋巴结、肝脾肿大。

2. 实验室检查

（1）血清中单克隆 IgM>10g/L。

（2）可有贫血、白细胞及血小板减少，外周血中可出现少量（一般 <5％）不典型幼稚浆细胞。

（3）骨髓、肝、脾、淋巴结中有淋巴细胞样浆细胞浸润。该细胞似淋巴细胞，核质紧密，线粒体增多，聚核糖体呈管状排列。免疫荧光法检查可见该细胞表面及胞浆含 IgM。

（4）血液黏滞度增高。

（5）眼底出血或静脉曲张。

发病年龄大，血清中单克隆 IgM>10g/L 和骨髓中淋巴细胞样浆细胞浸润是诊断本病的必要依据。

四、类病辨别

（1）原发性（良性）单克隆免疫球蛋白增多症：仅仅血清中出现单克隆 IgM

增多，且在 1~2 年内 IgM 量无变化，也不伴有血象、骨髓象异常或淋巴结、肝脾肿大。

（2）与 IgM 型多发性骨髓瘤的鉴别：浆细胞形态特点在两者的鉴别诊断上有一定的意义。当单克隆 IgM 升高患者有典型多发性骨髓瘤临床表现和恶性浆细胞特征者，方宜诊断为 IgM 型多发性骨髓瘤。

五、中医论治

（一）治疗原则

本病为本虚标实，虚实夹杂，以禀赋不足，瘀毒蕴结为特点，治疗依本虚标实，治本以益气、补血、滋阴、温阳为主，祛邪以活血解毒，疏通气血，祛瘀止血等法，攻补兼施。

（二）分证论治

1. 气虚血瘀证

证候：神疲乏力，气短心悸，腹中积块，纳差便溏，或半身不遂，或头晕、头痛，或瘰疬，舌淡胖，脉虚细无力。

治法：益气健脾，活血化瘀。

方药：补阳还五汤加减。常用药物：生黄芪、当归、赤芍、地龙、川芎、桃仁、红花。

加减：腹中积块加莪术、鳖甲、泽兰；半身不遂加全蝎、蜈蚣搜风活血通络；瘰疬加牡蛎、浙贝母、猫爪草化痰软坚散结。

2. 血虚血瘀证

证候：面色苍白无华，心悸失眠，腹中积块，肢体麻木，耳鸣，低热，舌淡红，有瘀斑，脉弦细。

治法：养血活血。

方药：四物汤加减。常用药物：当归、熟地黄、赤芍、川芎、制首乌、枸杞子、鸡血藤、丹参、䗪虫。

加减：血热迫血妄行吐血、尿血加郁金、牡丹皮、牛膝；肺热咳嗽，加虎杖、黄芩泄热化痰。

3. 阳虚血瘀证

证候：畏寒肢冷，皮肤青紫，胁下癥块，痰核肿大，四末遇冷青紫，或身目浮肿，腰酸乏力，大便溏薄，舌暗紫或有瘀点，苔白，脉沉细涩。

治法：温肾健脾，活血化瘀。

方药：右归丸加减。常用药物：制附子（先煎）、肉桂、杜仲、山茱萸、菟丝子、熟地黄、山药、枸杞子、当归、鹿角胶（烊化）、姜黄、红花、人参。

加减：阳虚水泛，浮肿尿少者加茯苓、泽泻、白术、车前子利水消肿；喘促，气短，动则加剧，加补骨脂、五味子、蛤蚧补肾纳气。

4. 阴虚血瘀证

证候：盗汗，低热颧红，手足心热，两目干涩，胁下癥块，头晕耳鸣，腰膝酸软，皮肤瘀斑，尿血，消瘦，肌肤甲错，舌红有瘀点，苔少光剥，脉弦细数。

治法：滋阴泻火，凉血活血。

方药：知柏地黄丸加减。常用药物：知母、黄柏、生地黄、山茱萸、茯苓、泽泻、牡丹皮、山药、女贞子、旱莲草。

加减：潮热加地骨皮、银柴胡、秦艽、鳖甲养阴清热；心火偏旺，烦躁不安，口舌生疮加黄连、木通、淡竹叶清心泄热，导热下行；头痛、眩晕、耳鸣，或筋惕肉瞤者加石决明、菊花、钩藤、刺蒺藜平肝潜阳。

（三）中医特色治疗

1. 专方专药

（1）丹参注射液：用丹参注射液 16~20ml 加入 0.9% 氯化钠注射液 500ml 中静脉滴注，每日 1 次。

（2）川芎嗪注射液：用 150~200mg 加入 0.9% 氯化钠注射液 500ml 中静脉滴注，每日 1 次。

（3）参麦注射液：用 20~40ml 加入 0.9% 氯化钠注射液 500ml 中静脉滴注，每日 1 次。用于气阴两虚型。

2. 名老中医经验

（1）本病发病率较低，因而单纯中医治疗本病的报道不多。本病以血液中出现较多的异常免疫球蛋白为主要特点，本病系恶性疾病之列，以痰瘀为主要病机，血中异常球蛋白增高在中医为痰湿内阻，日久阻络则血液黏滞，临床治疗时中药以逐瘀化痰为主，应同时选择具有抗癌作用的药物，以期辨病与辨证相结合，提高临床疗效，在辨证处方基础上选用：三棱、莪术、山慈菇、半夏、巴豆、苦参、青黛、白花蛇舌草、半边莲、卷柏等。

（2）郭子光教授认为，本病在中医辨证治疗上应当始终把握肝失疏泄这一基本病机，因为疏泄不及，气机不舒，故郁久化热，内传于营，营热瘀滞，在上表现为口腔出血，在中部表现为脐周胀痛，在全身表现为血小板减少，食欲减退，睡眠较差。对于大量浆细胞样淋巴细胞恶性增生，血中巨球蛋白数量异常升高，尿中出现大量蛋白，郭教授认为是肝疏泄太过所致。所以针对这一病机，在治疗上，一方面使用青黛清泄肝热，抑制肝的疏泄，对于肝热盛且营热瘀滞较重者，可使用当归龙荟丸增强凉肝泄热的功效；另一方面，由于肝长期疏泄失调，耗伤气血，故使用薯蓣丸调节肝之疏泄，补土益木。郭教授认为：第一，凡脾胃受困当先理脾胃，待湿热分消后，再予其他治疗；第二，凉肝泄热与复其通调，扶正固本应当同时进行；第三，针对患者脾脏肿大，主张不要使用峻攻猛破的药物，以免加重患者贫血和血小板减少的症状，甚至导致大出血的危险，故选用大黄䗪虫丸缓消癥瘕，取其丸者缓也之意，逐渐缩小肿大的脾脏。

六、西医治疗

本病常见的临床特点为高黏滞综合征，可运用血浆置换术清除血管内的 IgM，改善临床症状。对于贫血严重患者，可输注红细胞悬液纠正贫血。对于血黏度很高的疾病进展期患者，采用烷化剂，苯丁酸氮芥 6~8mg/d 口服，2~4 星期，减量至 2~4mg/d 维持，根据血象予以停服。还可选用环磷酰胺、长春新碱、美法仑、泼尼松或 M2 方案（参照多发性骨髓瘤节）治疗。化疗联合干扰素 -α 部分患者可提高疗效。

七、转归与预后

本病经过中西医结合治疗，去除病因，分证论治，使正气恢复，脏腑功能增强，血瘀症状改善，病情好转；若进一步损伤正气，瘀阻脉络，正虚邪盛，气血阴阳俱虚，导致阴阳离绝，气随血脱，则病情恶化。

本病早期诊断，中数生存期可达 5 年，部分患者可 10 年以上。主要死亡原因为造血功能衰竭、感染、栓塞、心力衰竭、颅内出血等。

八、预防与调护

本病的发生与饮食、环境有关，也与慢性疾病有关，故应积极防治有关慢性病，应增强体质，预防疾病发生；中老年人，不要过度劳累，勿使房劳过度，保护肾气；保持心情舒畅，则气机调畅，阴阳平衡。

保持室内空气新鲜，开窗通风。定期空气消毒，室内紫外线照射每日 30 分钟，家具及地面用消毒灵定期消毒；保持室内温暖，采血应在室温 25℃条件下进行转运和分离。抽血前可用红外线照射局部数分钟，使皮肤温度回升。采血后迅速注入 37℃水温的试管内送检验室。

九、疗效判定标准

（1）完全缓解：血清中 M 蛋白成分消失，IgM 定量正常，体格检查、骨髓象及血清黏滞度均恢复正常。

（2）部分缓解：血清中单克隆 IgM 减少 50%，淋巴结缩小 50%，血清黏滞度降低 50%。

（3）未缓解：达不到上述标准者。

第二十三章

脾功能亢进

一、概述

脾功能亢进是一种综合征，临床表现为脾肿大，一种或多种血细胞减少而骨髓造血细胞则相应增生；脾切除后血象正常或接近正常。

引起脾功能亢进的原因很多，可分为原发性和继发性两种。原发性脾功能亢进由于病因不明，很难确定该组疾病是否为同一病因引起的不同后果，或为相互无关的独立疾病。继发性脾功能亢进常见于下列情况：①感染性疾病：为传染性单核细胞增多症及感染性心内膜炎、结核病、布氏杆菌病、血吸虫病等；②充血性肿大：如门静脉高压；③造血系统疾病：遗传性球形细胞增多症、海洋性贫血、慢性粒细胞白血病、慢性淋巴细胞性白血病等；④类脂质沉积症：为戈谢病、尼曼－皮克病等。另外，炎症性肉芽肿、系统性红斑狼疮、结节病、脾动脉瘤等也可继发脾功能亢进。其发病机制一般可由过分阻留吞噬学说、体液学说、自身免疫学说来解释。

本病以腹内结块、或痛或胀为主要症状，属于"癥积"范畴。《景岳全书·积聚论治》曰："积者，积垒之谓，由渐而成者也……是坚硬不移者，本有形也，故有形者曰积。"《会类医学入门·积聚门》中云："有积聚成块不移动者癥，言其坚硬贞固也"，指出了癥积有形，固定不移的证候特征。除表现癥积外，还可见出血倾向，故又可属于"血证"范畴。

二、病因病机

（一）病因

1.起始病因

（1）情志失调：肝气不舒，脏腑失和，气机阻滞，脉络受阻，血行不畅，气滞血瘀，日积月累而成。

（2）饮食所伤：饥饱失宜，损伤脾胃，脾失健运，不能输布水谷之精微，湿浊凝聚成痰，痰阻气机，血行不畅，脉络壅塞，痰浊与气血搏结，乃成本病。

（3）感受寒湿：脾阳不运，湿痰内聚，阻滞气机，气血疲滞，积块乃成。亦有风寒侵袭，复因饮食所伤，脾失健运，湿浊不化，凝聚成痰，风寒痰食诸邪与气血互结，壅塞脉络，渐成本病。

2. 继发病因

素有沉疴宿疾，如黄疸病后，或黄疸经久不退，湿邪留恋，阻滞气血，或久疟不愈，湿痰凝滞脉络痹阻；或感染血吸虫，虫阻脉道，肝脾气血不畅，血络受阻。凡诸因素均可导致本病。

（二）病机

1. 发病

本病病因虽有多端，但主要是气滞而导致血瘀内结，至于湿热、风寒、痰浊均是促成气滞血瘀的间接因素，本病的形成与正气强弱密切相关。

2. 病位

肝司疏泄而主升动，肝性喜条达而恶抑郁，故凡精神刺激，情志不遂，均可致肝失疏泄。有形之血有赖于无形之气的推动而运动不息，肝气郁结，气机不畅，均可致气滞血瘀。脾主运化、统血，凡饮食风寒等导致脾失健运，输布水谷精微失常以致水湿凝聚成痰，阻滞气机，气血瘀滞，故病位主要在肝脾。

3. 病性

一般初病多实，久则多虚实夹杂。后期则正虚邪实。

4. 病势

本病慢性者居多，因情志郁结、饮食所伤、寒邪外袭及病后体虚，或黄疸疟疾等经久不愈，以致肝脾受损，脏腑失和，气机阻滞，瘀血内停或兼痰湿凝滞，而成本病。

5. 病机转化

本病病机演变与正气密切相关，初病多实，久病多虚。若血瘀内结，气机不得宣畅，或正虚邪实，气虚血瘀更甚，则积块增大更快。脾胃运化日衰，影响精血化生，正气愈虚，积块留着则不易消。而血证之由，惟火惟气耳，而虚实之证，在疾病发展过程中，可以相互转化，如开始为火盛气逆，迫血妄行，但在反复出血之后，则会导致阴血亏损，虚火内生；或因出血过多，血去气伤，以致气虚阳衰，不能摄血，因此，导致相应症状的发生。

三、辨病

（一）症状

以脾脏肿大伴有血细胞一系、二系或全血细胞减少，继发性脾亢的临床表现多为原发疾病的临床症状和体征，有时伴有因脾脏增大，脾被膜受牵拉而引起的脾区疼痛。

（二）体征

脾脏肿大。几乎大部分病例的脾脏均增大，可作体检测量。对于肋下未能触到脾脏者应进一步通过其他检查证实是否肿大，因为轻度肿大的脾脏不一定能在肋下触及，而脾肿大与脾功能亢进的程度并不一定绝对成正比。

（三）实验室检查

（1）血象：红细胞、白细胞或血小板可以单独或同时减少，一般早期患者只有白细胞或血小板减少，晚期病例发生全血细胞减少。隐匿性脾亢时，骨髓代偿性增生可以补充损耗的血细胞，可暂不出现血细胞减少，一旦发生感染及药物等因素抑制骨髓造血则易出现单一或全血细胞减少。

（2）骨髓象：造血细胞增生活跃或明显活跃，可有粒细胞系及巨核细胞系不同程度的成熟障碍，例如，分叶核细胞较少，巨核细胞有血小板形成者较少。

（四）其他检查

超声波检查或放射性核素检查及 CT 可测定脾脏肿大程度及脾内病变；^{51}Cr 标记血细胞可作脾脏容积的测定，红细胞生存时间的测定及红细胞破坏部位测定；^{99}Tc 或 ^{113}In 胶体注射后脾区扫描以测定脾脏大小及红细胞在脾脏破坏的情况；氟磷酸二异丙酯（DF^{32}P）作示踪剂，在体内标记白细胞及血小板可测定白细胞及血小板生存时间。

四、类病鉴别

在诊断脾亢时有以下两种情况需要注意：

（1）脾肿大伴有一种或几种血细胞减少也可发生于与脾亢无关的几种疾病，如系统性红斑狼疮、细胞不增多性白血病、慢性布氏杆菌及亚急性细菌性心内膜炎。

（2）即使在有脾亢患者，其血细胞减少可能并不由脾亢直接引起而与原发病有关，所以不能经切脾而好转，如淋巴瘤有骨髓浸润者。因而脾亢的诊断必须通过排除方法。

五、中医论治

（一）治疗原则

依据病机演变，正邪盛衰，分而治之。"初者，病邪初起，正气尚强，邪气尚浅，则任受攻；中者，受病渐久，邪气较深，正气较弱，任受且攻且补；末者，病魔经久，邪气侵凌，正气消残，则忍受补"(《医宗必读·积聚》)。若气滞血阻者，予以理气活血；血瘀为主者，予以活血化瘀散结；正虚瘀结者，应采用补正祛瘀之法。若病久正气大虚者，则又当补益气血培本为主。

病程日久，易损伤气血，故应保护正气，不可滥用攻伐，以免伤正。正如《素问·六元正纪大论》曰："大积大聚，其可犯也，衰其大半而止。"

(二) 急症处理

脾功能亢进患者若出现重度贫血、出血伴血小板低下，可予输注红细胞悬液 1 单位，单采血小板 1~2 单位；若出现粒细胞缺乏，合并严重感染，可予细胞因子 150~300μg，皮下注射升白细胞，并联合抗生素抗感染。同时可配合中成药清开灵 20~40ml 加入葡萄糖注射液 250~500ml 中静脉滴注以提升血小板，防治出血。

(三) 分证论治

1. 气滞血阻证
证候：积块软而不坚，固着不移，胀痛并见，舌红苔薄，脉弦。

治法：理气活血，通络消积。

方药：金铃子散和失笑散加减。常用药物：川楝子、延胡索、五灵脂、蒲黄、当归、柴胡、白术、炙甘草。

加减：胀痛较甚，可加香附、青皮等疏肝理气之品；年老或体虚者，可稍加党参以顾其虚。

2. 瘀血内结证
证候：腹部积块明显硬痛不移，纳减乏力，时有寒热，面黯消瘦，女子或见月事不下，舌边暗或质紫或见瘀点，苔薄，脉细涩。

治法：祛瘀软坚，兼调脾胃。

方药：膈下逐瘀汤加减。常用药物：当归、川芎、桃仁、红花、赤芍、五灵脂、牡丹皮、延胡索、香附、乌药、枳壳、炙甘草、鳖甲。

加减：积块日大，可加川楝子、三棱、莪术等以增强祛瘀之力；虚弱者，可与六君子汤间服，以补益脾胃，攻补兼施。

3. 正虚癥结证
证候：积块坚硬，疼痛逐渐加剧，消瘦脱形，饮食大减，面色萎黄或黧黑，舌淡紫，舌光无苔，脉细数或弦细。

治法：大补气血，活血化瘀。

方药：八珍汤合化积丸加减。常用药物：熟地黄、党参、白术、茯苓、炙甘草、当归、白芍、川芎、三棱、莪术、香附、槟榔、苏木。

加减：舌光无苔，脉象细数，阴伤甚，津亏明显者，可加生地黄、北沙参、石斛。积块坚硬，瘀血尤甚者，可酌加山甲、鳖甲、水蛭等软坚活血祛瘀。

（四）其他论治

（1）健脾益气，宁血止血：宁血络片，每次5片，每日3次（上海中医药大学附属岳阳中西医结合医院）。

（2）化瘀软坚，缩脾：炙山甲片、炙鳖甲各30g，红花、丹参、黄芪、陈皮各25g，三棱、苏木各10g，共为细粉，每日2次，每次7g。

（3）名老中医经验：高杰臣用化瘀逍遥散回缩肝脾，认为肝脾肿大属中医学中痞块范畴，其发病机理是内伤或外邪入侵导致肝失疏泄条达功能，气机不利而造成肝郁气滞，进而导致血瘀而成肝脾肿大。药用：柴胡、当归、白术各15g，白芍、茯苓各20g，甘草10g，丹参25~50g，三棱、莪术各10~15g。

赵兰堂认为，脾功能亢进症与瘀血关系密切，治疗应以活血化瘀为主。报告用软坚缩脾汤治疗脾大7例，其中6例由慢性肝炎引起，1例由黑热病所致。中医辨证分为两型：气滞血阻型：主要表现为肝脾肿大质软而不坚，脾胀矢气，两胁下胀痛；瘀血内阻型：表现为肝脾肿大，质地稍硬，两胁刺痛、钝痛，面黯消瘦，齿或鼻衄，苔薄，舌质红紫或见瘀点，舌边暗，脉细涩。治疗一为软坚缩脾汤：当归15~30g，川芎9~15g，丹参30~50g，柴胡9~15g，青皮9~12g，炒三棱、莪术各9~15g。瘀血内阻型加炒桃仁、红花、五灵脂、生鳖虫、生卷柏等。气滞血瘀型加金铃子、香附、炒枳壳等。出血加小蓟、生地黄、栀子，水煎服，15天为1个疗程。另一方药为缩脾散：五灵脂30g，莪术、三棱各60g，山甲90g，柴胡45g，共研细粉，每次6g，每日服2次。治疗结果7例中5例痊愈，脾脏均缩回正常，血象正常；进步2例，脾脏有缩小，血象未恢复正常。

六、中西医结合治疗

切除脾脏及脾区化疗并不能解除脾亢的原发病，所以一般应先治疗原发疾病，或在切除脾脏后再积极治疗原发疾病。

脾切除指征为：①脾肿大显著，引起明显的压迫症状；②贫血严重，尤其是有溶血性贫血时；③有较严重的血小板减少及出血症状，若血小板数正常或轻度减少，切除脾脏后可能出现血小板增多症，甚至发生血栓形成，所以血小板正常或轻度减少者不宜切除脾；④粒细胞缺乏，有反复感染史。

对切脾患者应进行充分的术前准备，如贫血严重者给予输血，血小板减少者应给肾上腺皮质激素治疗，粒细胞缺乏者应积极预防感染等。

对于继发性脾功能亢进症的充血性患者，任志翔采用中医药配合脾动脉结扎术治疗，疗效甚佳。即通过触摸脾门，找到搏动的脾动脉，在直视下用7号粗丝线在靠近脾门处双层结扎脾动脉。手术后待胃肠功能恢复时给予中药疏肝行气活血，健脾利水治疗。

基本方：柴胡 10g，郁金 6g，川楝子 10g，红花 6g，五灵脂 10g，白参 10g，茯苓 10g，白术 10g，大腹皮 10g，泽泻 10g，甘草 6g。

七、中医特色治疗

1. 中成药

（1）四物合剂：由当归、熟地黄、川芎、白芍组成，每次 10ml，每日 3 次，口服。主治气血两虚型。

（2）小柴胡冲剂：主要由柴胡、黄芩、姜半夏等组成，每次 1 包，每日 3 次，口服，主治肝郁脾虚型。

2. 单方

下瘀血丸处方由京三棱、蓬莪术、藏红花各 10g，穿山甲、陈皮、酒炒川军各 15g，僵蚕、䗪虫各 30g。共研细末，蜜丸如梧桐子大，早晨、中午各服 1 次，每次 3~6g，以微利为度。注意脾功能亢进，若血小板明显减少伴出血倾向者，此丸慎用。

八、护理与康复

宜饮食有节，起居有时。注意气候变化，做好防寒保暖，避免受凉，饮食不宜甘肥、辛辣及过咸，戒烟酒，适当参加体育锻炼，以增强体质。调畅情志，保持心平气和，正确对待客观事物，消除思想顾虑，保持乐观精神。

九、转归与预后

1. 转归
积证始起，若能治疗及时，医护得当，可望痊愈或好转。

2. 预后
若日久气血壅滞更甚，脾失健运，肾失开阖，则有转变成臌胀的可能。

十、疗效判定标准

（1）治愈：治疗后已稳定的血象接近或恢复正常。

（2）好转：治疗后已稳定的血象较治疗前有明显改善，但仍未能接近正常或恢复正常。

（3）无效：治疗后已稳定的血象较治疗前无明显改善。

第二十四章

慢性骨髓增殖性疾病

第一节　真性红细胞增多症

一、概述

良性红细胞增多症，又称原发性红细胞增多症（简称真红，PV），是一种因造血干细胞异常增殖而引起的疾病，其血液学特点为血容量和外周血红细胞绝对增多，常伴白细胞和血小板升高、脾大。由于血容量增加和血黏滞度增加，从而引起中枢神经系统和循环系统症状，表现为皮肤红紫、头晕头痛，目赤耳鸣、视力障碍、脾肿大、手足麻木，易怒失眠、记忆力减退及出血、血栓等并发症。本病较为少见，以老年男性居多。总发病数在我国并不高，患者以31~60岁者最多，男性多于女性，男女之比1.3：1~2：1。

中医学将本病归属于"血瘀""血实""血证""癥瘕"等范畴。主要病因病机有先天不足，后天失养致气血虚弱，气血不足、血流缓慢，日久脉络瘀阻或脾肾阳虚，气血失于温养致寒凝血滞或因素体阳盛，嗜食辛辣，血分郁热，气机不畅，气滞血瘀或肝气不舒，肝郁气滞，气滞血瘀而成本病，或痰浊内阻，气滞血瘀而致。

二、病因病机

（一）病因

1. 起始病因

（1）外感邪毒：外感温热邪毒，或外感风寒邪毒入里化热，伤及血分，热伤血络，迫血妄行，血溢脉外，离经之血便是瘀血，瘀血与热邪互结，发为本病。

（2）七情内伤：情志郁结，五志过极，郁久化热，伤及血分，最终导致血脉阻滞，血热内生；或因瘀血阻络，血溢脉外，则导致鼻衄、齿衄、肌衄、便血、尿血、月经过多等出血诸症，后期的出血可因气不摄血而致。内伤七情，情志郁结导致气血运行不畅，从而出现颜面、唇舌暗紫，目赤，肝脾肿大等气滞血瘀的见症。

（3）烦劳过度：房事不节，伤及肾脏，肾脏虚弱，水不涵木，肝肾阴虚，阴虚火旺、炼液为痰，痰火互结，发为本病。

（4）阳亢体质：素体内热，或过食肥甘厚味、辛辣食物，日久化火，导致火热内盛，或迫血妄行，或痰热互结，出血、瘀血、痰热合邪，本病乃作。

2. 继发病因

脾失统血，溢于脉外；心不主血，血脉瘀阻；肺不主气，血行不畅，肝失疏泄，气滞血瘀；肾不主水，水道不畅，气滞血瘀，种种因素致五脏不能正常各司其职而致血脉痹阻。

（二）病机

本病病位主要涉及气血虚实及脏腑功能失调，或感受六淫之邪，或七情内伤，导致气血运行不畅，瘀血、痰火内生。其病位归属于肝，肝藏血，主疏泄，调畅气机，促进脾胃运化，调畅情志。肝失疏泄，气机不畅，气血失调，瘀血内生或肝肾阴虚，阴虚火旺，迫血动血，上扰清窍或肝郁克脾，肝脾同病。本病多涉及气血，无论气滞、血瘀，应责之于肝，常损及脾肾。起病缓慢，以邪实为主，兼见本虚，常为标本虚实夹杂，或感受外邪，入里化热，伤及血分，热伤血络，迫血妄行或肝郁气滞，气机逆乱，气滞血瘀或肝阴不足，阴虚火旺，虚火上扰则诸窍不利，炼液为痰，痰火互结或素体内热，痰热内生，阻滞气机。本病常见气滞、血瘀、实火相互纠结，以阳邪居多，以肝脏受累为主。本病病机转化重点在于肝肾失调、气血虚实、阴阳盛衰与正邪转化之间的关系。血热引起者，迫血妄行，血液不循常道，溢于脉外，瘀热互结；肝阴不足引起者，肝病传脾，脾失运化，气血生化不足，气血虚弱瘀血引起者，阻碍气机，气滞与血瘀互见，病程日久，肝、脾、肾俱病，正虚血瘀，或正虚夹有温热毒邪，但以正虚为主，气血瘀滞日久，可以出现癥瘕积聚。本病病程之中，或虚火内生，或邪热内传，可以令邪伏骨髓，邪毒内蕴，耗血动血，导致精血亏虚。

三、辨病

（一）症状及体征

本病起病隐匿，常有数月至数年的无症状期，常在血常规检查时被发现。有的病例在出现血栓形成和出血症状后才明确诊断。很多症状和体征与血容量和血液黏滞度增高有关。最早出现的症状常为血液循环障碍和神经系统方面的有关症状。主要临床表现有以下几个方面。

（1）皮肤改变：有特征性。表现为皮肤变红，特别是颜面、颈部和肢端部位。

黏膜充血，呈淡蓝色。Osler 描述其症状为"夏日如玫瑰红，冬日如靛青蓝"。常见毛细血管扩张，齿龈出血和鼻衄。也可见皮肤发绀、紫癜、瘀点、含铁血黄素沉积、酒渣和匙形甲。50% 的患者患有水源性瘙痒，可由沐浴或淋浴促发引起瘙痒，灼热或刺痒感。通常持续 30~60 分钟，与水温无关。也可发生与水无关的瘙痒。血中和皮肤中组胺水平增高。

（2）神经系统：头痛最为常见，50% 的患者均有此表现，可伴头昏、眩晕和耳鸣、疲乏、健忘、肢体麻木、多汗等。严重者可出现盲点、复视和视力模糊等视觉异常。也可有心绞痛和间歇性跛行。少数患者以脑血管意外为首发表现就诊。该组症状主要是因红细胞数增加、全血容量增多和血黏度增高而导致的血管扩张、血流缓慢瘀滞和组织缺氧引起的。

（3）出血：发生率 <10%，主要是由于血管充血、血管内膜损伤、血小板Ⅲ因子减少等，血小板功能紊乱及凝血机制异常导致出血倾向。常见为鼻出血、牙龈出血和皮肤黏膜上的瘀点和瘀斑。也可表现为消化道出血、拔牙后出血、月经量多等。

（4）组胺增高的表现：本症伴颗粒细胞增加，嗜碱粒细胞也增多，后者富含组胺。组胺释放增加可致消化性溃疡，故本病患者消化性溃疡的发生率为 10%~16%，较正常人高 4~5 倍，溃疡所致的上消化道大出血多见，可威胁患者生命。皮肤瘙痒也常见，40% 发生在热水浴之后，10% 可伴荨麻疹。

（5）其他：本病因骨髓细胞过度增殖，使核酸代谢过高，血液尿酸浓度升高，少数患者可发生尿酸肾病，表现为尿结石和肾绞痛或痛风性关节炎症状。有些患者可发生胆结石、阻塞性黄疸和胆绞痛。最常见的体征是因红细胞增高引起的面部、鼻、耳、唇、手掌和结膜充血，呈绛红色，如酒醉状。视网膜和口腔黏膜也显示充血。约 70% 以上的患者动脉血压升高。约 75% 以上的患者可有脾脏肿大，通常为中、重度肿大，与继发性红细胞增多症有一定的鉴别诊断意义。约 40% 的患者可能有肝大，随疾病的发展，肿大逐渐明显。

（二）辅助检查

（1）红细胞

1）红细胞计数和血红蛋白增高：多次检验红细胞均 $>6.5 \times 10^{12}$/L（男性）或 $>6.0 \times 10^{12}$/L（女性）；血红蛋白 >180g/L（男性）或 >170g/L（女性）。

2）血细胞比容增高：男性 ≥ 54%，女性 ≥ 50%。患者血细胞比容常为 55%~80%。

3）用 ^{51}Cr 标记法测定血细胞容量大于正常值：男性 >36ml/kg，女性 >32ml/kg。

4）红细胞形态改变：红细胞形态随疾病发展而变化，早期红细胞形态大多正常或轻度大小不均，当疾病发展出现脾脏重度肿大伴髓外造血活跃时，外周血出现有核红细胞，红细胞大小、形态不等，可见椭圆、泪滴样红细胞和嗜碱点彩样红细胞。

5）红细胞寿命：随疾病进度而不同，病初正常或轻度缩短，晚期由于脾脏的髓外造血及单核巨噬细胞系统功能增强，红细胞寿命可缩短。

（2）粒细胞：约2/3患者白细胞计数呈中度增高，多为（12~25）×10^9/L，常有核左移，65%左右的患者嗜碱粒细胞绝对值增高。中性粒细胞碱性磷酸酶积分大多增高，而继发性红细胞增多患者积分一般均正常。

（3）血小板及凝血功能：血小板计数大多高于正常，大多为（400~800）×10^9/L。可见体积增大、畸形血小板和巨核细胞碎片。血小板寿命轻度缩短，其黏附、聚集及释放功能均减低，而出血时间、凝血酶原时间、部分凝血活酶时间及纤维蛋白原含量一般正常。

（4）血容量及血液黏滞度：血浆容量一般正常或稍减，总血容量增多及红细胞容量增多。血液黏滞度增高，可达正常人的5~8倍。

（5）骨髓象

1）涂片几乎均显示细胞高度增生，脂肪颗粒减少，红、粒、巨核三系均增生，以红系最为显著，巨核细胞不仅数量增多而且形态增大。

2）铁染色显示细胞内外铁降低甚至消失，推测与慢性隐匿出血或铁利用增加、储存铁减少有关。

3）疾病晚期，可由于合并骨原发性骨髓纤维化维细胞增生而呈"干抽"现象，骨髓活检比涂片检查更有助于判断原发性骨纤维化的并发症，用网状纤维染色法，可以证实10%~20%的患者有纤维组织增加。

（6）染色体检查：未治患者染色体异常为18%~26%，最多见的是非整倍体、假二倍体和多倍体。染色体异常大多是＋8、＋9及20q－。随病程延长，染色体异常发生率会逐渐升高，病期超过10年病人，染色体有异常者可达87%。PV初次诊断时，已发现有异常染色体克隆的患者生存时间比当时染色体正常者短。

（7）红系祖细胞培养：PV患者的红系祖细胞在半固体培养基上可不加EPO而形成CFU-E，即内源性CFU-E，如有PV患者红系祖细胞的特点，可作为早期非典型病例的确诊依据。

（8）红细胞生长素测定：应用放射免疫法测定患者血浆和尿中红细胞生成素减少或缺如，与大多数继发性红细胞增多症有明显不同。

（9）其他：绝大多数PV患者动脉血氧饱和度在正常范围，动脉血氧饱和度＞92%，有助于除外心肺疾患引起的继发性红细胞增多症。血浆维生素B_{12}结合力及维生素B_{12}均增高，以前者更明显。此与白细胞及幼稚粒细胞释放的Ⅰ及Ⅲ型运钴胺素较多有关，这两种蛋白均能结合维生素B_{12}。上述两者测定有助于将本病与继发性红细胞增多症相鉴别，并可作为疗效和疾病活动指标。40%的患者诊断时有高尿酸血症和高尿酸尿。60%未经治疗的患者血尿中组胺升高，与血中嗜碱粒细胞增多有关。

（10）其他辅助检查

1）骨髓活检：表现为原发性骨纤维化。

2）B超：示肝脾肿大、肾结石、胆结石。

3）根据病情选择心电图、胃肠镜、X线、CT、MRI等检查。

四、类病辨别

（1）继发性和相对性红细胞增多症：继发性红细胞增多症常见于下列两类情况：一是组织缺氧或肾局部缺血缺氧所致EPO分泌增加，导致红细胞代偿性增多，可见于高山病、由右至左分流的先天性心脏病、慢性肺部疾病、高铁血红蛋白症、吸烟引起的碳氧血红蛋白过多症等，患者的血氧饱和度大多降低；另一种是肾肿瘤及其他内分泌性质肿瘤自主分泌红细胞生成素或红细胞生成素样物质所致的红细胞增多症，见于肾母细胞瘤、肝癌、小脑瘤、间脑瘤、肾癌、子宫恶性肿瘤等。相对性红细胞增多症是由于血浆容量减少，使红细胞容量相对增多所致。其外周血红细胞、血红蛋白和血细胞比容增多，但全身血细胞容量正常，常见于脱水、烫伤等暂时性体液丢失及因吸烟、饮酒、焦虑和高血压所致慢性相对性红细胞增多（Gaisbock综合征）。

（2）慢性粒细胞白血病（CML）：PV患者常伴脾大和粒细胞升高，晚期外周血幼稚粒细胞可增多，故需与CML进行鉴别。PV患者中性粒细胞碱性磷酸酶积分升高，Ph1染色体和bcr/abl mRNA是阴性，而CML正好相反。近来研究发现，CML患者也可自发CFU-E形成，故内源性CFU-E不能用于鉴别PV和CML。

（3）原发性骨纤维化：PV临床表现有许多与原发性骨纤维化有相似之处，PV晚期也可继发原发性骨纤维化，两者的主要鉴别是病史和骨髓活检，原发性骨纤维化骨髓病理示纤维组织明显增多，而PV主要表现为髓外造血现象，只有晚期才合并原发性骨纤维化，且病变范围小，程度较轻。

五、中医论治

（一）治疗原则

抓住本病证候特征辨证；抓住本病病位，应用八纲辨证结合脏腑病证动态辨察证候变化；推求标本虚实与脏腑盛衰的关系，辨察瘀血成因。

（二）分证论治

1. 气滞血瘀证

证候：胸胁满闷或心下痞满，口唇紫暗，肌肤甲错，胁下积块，痛有定处，头晕、沉重感，气短体乏，耳鸣，听力减退，睑结膜充血，呃逆不适，舌质暗红，或有瘀斑，脉细涩。

治法：活血化瘀，行气止痛。

方药：血府逐瘀汤加减。常用药物：当归、生地黄、桃仁、红花、枳壳、赤芍、郁金、柴胡、甘草、川芎、牛膝、三棱、莪术。

加减：腹部癥块较明显者加大黄䗪虫丸；妇女月经不调者加七制香附丸；皮肤出血倾向明显者加仙鹤草、茜草、卷柏、土大黄；便血加海螵蛸、侧柏炭；尿血加大小蓟；若胸部闷痛，四肢麻木加瓜蒌15g，薤白10g；若有恶心，可加生姜10g，半夏10g。

2. 肝火夹瘀证

证候：面色红赤、口苦目眩，头晕头痛，胁痛易怒，耳鸣目赤，肌肤甲错，胁下积块，痛有定处，舌质暗红或红绛、苔薄黄或黄腻，脉弦滑有力。

治法：活血化瘀，清肝泻火。

方药：龙胆泻肝汤合桃红四物汤加减。常用药物：桃仁、红花、生地黄、当归、赤芍、龙胆草、栀子、黄芩、泽泻、车前子、柴胡、甘草。

加减：胁下癥块明显者加三棱、莪术、鳖甲；乏力明显加黄芪、太子参；大便秘结加草决明、火麻仁。

3. 肝郁血瘀证

证候：情志抑郁，胸胁或少腹胀闷窜痛，胁下积块，面色晦暗或暗红，妇女乳房胀痛，月经不调，舌质暗红或有瘀点、瘀斑，苔薄白，脉弦涩。

治法：疏肝理气，活血化瘀。

方药：柴胡疏肝散合血府逐瘀汤加减。常用药物：柴胡、川芎、枳壳、赤芍、甘草、桃仁、红花、当归、熟地黄、香附、牛膝、三棱、莪术。

加减：疼痛明显者，若见窜痛，加郁金15g，延胡索15g，以行气活血止痛；若见刺痛不移者，加蒲黄9g，五灵脂9g，以活血化瘀止痛；若见肢体麻木疼痛者，加鸡血藤30g，忍冬藤15g，以活血通络止痛；有出血倾向者，加仙鹤草15g，三七粉3g以止血。

4. 热扰营血夹瘀证

证候：斑疹透露，身热夜甚，口渴不甚或壮热口渴，齿鼻衄血，神昏谵语，心烦不寐，躁扰不宁，咳血、吐血，便血、尿血，女子血崩，或腹中痞块，舌红绛，苔黄、脉弦滑数。

治法：清营凉血，佐以活血散结。

方药：犀角地黄汤合血府逐瘀汤加减。常用药物：水牛角（先煎）、生地黄、牡丹皮、赤芍、桃仁、牛膝、䗪虫、玄参、金银花、连翘、侧柏叶、紫草、白茅根、大蓟、小蓟。

加减：若见气营两燔，壮热口渴者，加生石膏30g（先煎），知母12g，以清热泻火，养阴生津；神昏谵语者，加服安宫牛黄丸（《温病条辨》），以清热化痰开窍；

血热妄行，出血不止者，加服十灰散（《十药神书》），以凉血止血（大蓟、小蓟、荷叶、侧柏叶、茅根、茜草、栀子、大黄、牡丹皮、棕榈皮各等份，诸药烧炭存性为末，藕汁或萝卜汁磨京墨适量，调服，每服9g）；热毒炽盛加石膏、龙胆草，冲服紫雪散；神昏谵语可用安宫牛黄丸。

（三）中医特色治疗

1. 专方专药

（1）活血化瘀，清热凉血：运用活血降红汤（桃仁10g，水蛭10g，牡丹皮10g，赤芍10g，生地黄15g，紫草15g，益母草20g，丹参30g，葛根30g，红花6g，甘草6g），每日1剂，水煎300ml，分2次服，30日为1个疗程，一般连续治疗3~6个疗程。

（2）清肝凉血，化瘀消滞：运用清肝化滞汤［龙胆草15g，黄芩15g，泽泻15g，川芎15g，藕节30g，白茅根30g，鸡血藤30g，栀子9g，桃仁9g，红花9g，三棱18g，莪术18g，银柴胡12g，金银花25g，牡丹皮10g，芦荟2g，青黛3g（后下）］，每日1剂，水煎内服。

（3）活血化瘀，清热解毒：运用降红汤［白花蛇舌草30g，知母30g，半枝莲25g，赤芍25g，川芎20g，虎杖20g，漏芦50g，丹参50g，黄柏15g，三棱15g，莪术15g，黄药子15g，青黛5g，雄黄粉1g（冲服）］，每日1剂，水煎服。

（4）行气活血，化瘀消癥：运用化瘀消癥汤（桃仁10g，红花10g，当归15g，赤芍10g，川芎12g，丹参20g，鸡血藤20g，三棱12g，莪术12g，青黛12g，香附12g，郁金10g，鳖甲20g），每日1剂，水煎服。

2. 名老中医经验

（1）周霭祥认为，PV多伴腹部积块，乃气滞血瘀所致，治疗当行气活血，化瘀消癥，应用化瘀消癥汤：桃仁10g，红花10g，当归15g，赤芍10g，川芎12g，丹参20g，鸡血藤20g，三棱12g，莪术12g，青黛12g，香附12g，郁金10g，鳖甲20g。

（2）郑金福、王奎认为，PV据临床观察有头痛、眩晕、耳鸣、视物不清、皮肤黏膜紫红、唇舌紫暗、脾脏肿大、脉涩等符合瘀血的辨证。在血瘀基础上辨证分为三型，即血瘀气滞型、血瘀气滞兼肝胆实火型和血瘀气滞兼热入营血型。治疗则清热泻火与活血化瘀并用，可有助于提高疗效。用青黄散（9∶1）1.5~3.0g，每日3次，尔后以保元汤或归脾汤巩固。青黛消肿散瘀，凉血解毒，雄黄可解百毒，消积化癌，合用有解毒化瘀消积之效。

3. 中医特色疗法

（1）饮食疗法

1）安露散粉剂：全蝎、僵蚕、䗪虫、蜈蚣、鸡蛋或巧克力；制作：全蝎、僵蚕、䗪虫、蜈蚣，等量研粉混匀，蒸蛋或制成巧克力糖剂；用法：每日服2~20g。

功效：适用于瘀血阻滞之 PV。

2）水蛭粉煎蛋：水蛭适量，鸡蛋若干；制作：水蛭焙干，盐分蒸蛋；用法：每日服 5~15g；功效：破血逐瘀。适用于瘀血凝滞之 PV。

（2）针灸治疗：伴眩晕、高血压者，选曲池、足三里、血海；头痛甚者取风池、太阳；呃逆胃痛选足三里、中脘、内关、阴陵泉、三阴交；痛风选阳陵泉、绝谷。

六、西医治疗

治疗目的是尽快使血容量及红细胞容量接近正常，抑制骨髓造血功能，从而缓解病情，减少并发症。

1.静脉放血

静脉放血可在较短时间内使血容量降至正常，症状减轻，减少出血及血栓形成机会。每隔 2~3 天放血 200~400ml，直至红细胞数在 6.0×10^{12}/L 以下，血细胞比容在 50% 以下。放血一次可维持疗效 1 个月以上。本法简便，可先采用。较年轻患者，如无血栓并发症，可单独放血治疗。但放血后有引起红细胞及血小板反跳性增高的可能，反复放血又有加重缺铁的倾向，宜加注意。对老年及有心血管疾患者，放血要谨慎，一次不宜超过 200~300ml，间隔期可稍延长。血细胞分离可单采大量红细胞，但应补充与单采等容积的同型血浆，放血时应同时静脉补液，以稀释血液。

2.化疗

（1）羟基脲：系一种核糖核酸还原酶，对真性红细胞增多症有良好的抑制作用，且无致白血病不良反应。如白细胞数维持在 $3.5~5 \times 10^9$/L，可长期间歇应用羟基脲。

（2）烷化剂：有效率为 80%~85%。环磷酰胺及左旋苯胺酸氮芥（马法仑）作用较快，缓解期则以白消安及苯丁酸氮芥为长，疗效可持续半年左右。苯丁酸氮芥的不良反应较少，不易引起血小板减少，为其优点。烷化剂也有引起白血病的危险，但较放射性核素为少。

（3）三尖杉酯碱：国内报告应用本品加于 10% 葡萄糖液中静脉滴注，每日一次，连续或间歇应用到血细胞比容及血红蛋白降到正常为止。达到缓解时间平均为 60 天，中位缓解期超过 18 个月。

3.干扰素 -α 治疗

干扰素有抑制细胞增殖的作用，近年也已开始用于本病治疗。皮下注射治疗 3 个月后脾脏缩小，放血次数减少。缓解率可达 80%。

4.放射性核素治疗

32P 的 β 射线能抑制细胞核分裂，使细胞数降低。约 6 周后红细胞数开始下降，3~4 个月接近正常。如果 3 个月后病情未缓解，可再给药一次。缓解时间达 2~3 年。32P 有使患者转化为白血病的危险，故近年已很少应用。

5. 对症治疗

（1）继发性痛风性关节炎：服别嘌呤醇、吲哚美辛治疗。

（2）瘙痒：口服赛庚啶、阿司咪唑或西咪替丁片，症状有所缓解，75%~80%的患者有效。

（3）缺血表现：对伴有肢端或脑缺血表现者，可短期应用抗血小板聚集药物，如阿司匹林、双嘧达莫。

七、转归与预后

1. 转归

本病起病缓慢，病程较长，其转归及预后取决于感邪轻重，红细胞增高程度，机体邪正盛衰之间的转化关系，并与证型、各证特征有关。

早期多表现为气滞血瘀、肝郁血瘀，辨治之时，予以行气导滞，疏肝理气，活血化瘀治疗，选用柴胡疏肝散、血府逐瘀汤等方剂加减治疗，病情可望控制，如若病程迁延，阴血不足，出现肝肾阴虚，虚火内动之表现，滋阴降火为主，兼以活血化瘀，扶正与祛邪相兼顾，辨治得当，尚可迁延时日，否则精气耗竭，阴阳离绝，导致死亡，或虚风内动，扰动经络，出现中风之变证，危及生命。热入营血，血热妄行者急投清营汤、犀角地黄汤、清瘟败毒饮等直清里热或可获救，多数患者出现热入心包，或热极生风，中脏腑而死。

2. 预后

本病病程进展缓慢，若治疗适当且不发生严重并发症，可生存10~20年，本病易于出现出血、栓塞等并发症，使患者生命缩短。本病具有恶性变倾向，一旦发展至白血病、原发性骨纤维化、再生障碍性贫血等，则预后不佳，其中约有20%的患者死于白血病。

八、预防与调护

平素应调畅情志，加强战胜疾病的信心。患者出血多时，应卧床休息，消除紧张心理。加强营养，多食蔬菜、水果及散结软坚之品，如青菜、海带、山慈菇等；忌辛辣刺激之物，如姜、辣椒、胡椒，宜服藕节、荷叶。血压高时，每日测血压1~2次，防跌扑闪挫，且宜进低盐饮食。脑血栓或脑出血等按有关疾病进行护理。可以进行适当的体育锻炼，如散步、打太极拳等活动，以促进血液流通，防止瘀滞加重。

九、疗效判定标准

（1）完全缓解：临床症状消失，皮肤及黏膜红紫恢复正常、原肿大的肝脾明显回缩，血红蛋白测定恢复正常，白细胞或血小板计数降至正常或轻度减少。若红细胞容量也恢复正常则称为完全缓解。

（2）临床缓解：临床及血象如上，但未测定红细胞容量或红细胞容量尚未恢复正常。

（3）好转：临床症状明显改善，皮肤及黏膜红紫有所减轻，原肿大的肝脾有所回缩，血红蛋白下降 30g/L 以上。

（4）无效：临床症状、体征及血象无变化或改善不明显。

第二节　原发性血小板增多症

一、概述

原发性血小板增多症（ET）是一种少见的出血血栓性疾病，好发于老年人，男女比例相近，其临床特征为血小板持续增多，$>1000 \times 10^9/L$，有自发出血倾向，血栓形成，半数以上患者可有脾脏肿大。本病与慢性粒细胞白血病、真性红细胞增多症及原发性骨纤维化关系密切，常合称为骨髓增殖性疾病。其血液学特点为：血小板质与量的改变，骨髓中巨核细胞增生，多数患者有脾脏肿大及白细胞增多。

临床可见各种皮肤黏膜出血表现，亦可见腹部包块、脉管炎等，根据本病的临床表现，属于中医学"血证""癥瘕""积聚""脉痹""流注"等范畴。

二、病因病机

（一）病因

1. 起始病因

（1）先天禀赋不足，后天失养：肾为先天之本，水火之脏，主骨生髓，禀赋特异之人，先天不足，肾之阴阳虚损，又后天失其所养，则可致骨髓生化异常，在诱因作用下导致骨髓异常增殖而发病。

（2）内伤七情：情志郁结，肝失疏泄，气机不畅，瘀血内停，脉络瘀滞，发为本病；或肝阴不足，肝肾阴虚，相火妄动，燔灼津液，迫血妄行，溢于脉外，形成瘀血，热邪与瘀血互结而发病。肝肾同源，肾阴虚可致肝阴亦虚，肝肾阴虚阳亢，可见头晕、急躁、盗汗等症状。

（3）外感六淫：感受寒邪，寒凝气滞，或痰饮水湿内停，使气血运行不畅，则生瘀血，瘀血阻滞脉络，血行不畅，致血不循经而溢出脉外，或感受温热毒邪，热邪入里，迫血妄行，血不循经。

2. 继发病因

他病迁延日久，损伤脾肾，脾肾虚弱，脾不能输布水谷精微，气血生化乏源；或肾虚不能藏精，精血同源，精不化血；气血亏虚，日久气虚血瘀，发为本病。

（二）病机

病因诸多，据临床特点，或禀赋不足，病发于内，肾阴阳虚损，肾主先天之气，肾气不足，正气亏虚，气为血之帅，可以推动血液运行，气虚鼓动不利，血液运行迟滞而生瘀滞或感受六淫，为寒邪所中，或内伤七情，甚或肝郁化火，肝盛乘脾，气机怫郁发病。本病或禀赋不足，或外感六淫，或内伤七情均累及气血，气血功能失调而瘀滞生，发为本病。本病病机主要涉及气血及脏腑功能失调，累及肝、脾、肾三脏。

三、辨病

（一）症状及体征

（1）病程进展缓慢。

（2）主要症状为出血和血栓形成。

（3）为自发性或外伤、手术引起的出血。自发性出血多为鼻、牙龈、消化道黏膜出血或皮肤瘀斑。其他部位，如泌尿道、呼吸道等也可发生出血。颅内出血虽少见，但可引起死亡。血栓形成较少见，下肢静脉血栓形成可引起间歇性跛行，肠系膜静脉、脾静脉血栓形成可致腹痛、呕吐、肺、肾、肾上腺或颅内血栓形成，成致死原因。

（4）本病的巨核细胞异常增生并不局限于骨髓，亦可侵及肝、脾等髓外组织器官，故患者的肝、脾常轻度至中度肿大，化验检查可发现骨髓增生活跃，巨核细胞系增生尤为突出，原始及幼稚巨核细胞增多，血小板聚集成堆，周围血液中血小板计数高达 $1000×10^9/L$ 以上（正常值 $100~300×10^9/L$），有巨大、微小或畸形血小板，常聚集成堆。

（5）白细胞计数升高至 $10~30×10^9/L$（正常值 $4~10×10^9$ 万 /L），中性粒细胞碱性磷酸酶积分增高；血红蛋白及红细胞计数正常或轻度增多。若患者有显著出血，可发生低色素性贫血。血小板黏附功能和聚集功能常降低。可有出血时间延长、凝血活酶生成障碍、血块收缩不良。

（6）临床表现：起病缓慢、临床表现轻重不一，约20% 的患者，尤其年轻人起病时无症状，偶因验血或发现脾肿大而确诊。轻者仅有头昏、乏力；重者可有出血及血栓形成。出血常为自发性，可反复发作，约见于2/3 的病例，以胃肠道出血常见，也可有鼻衄、齿龈出血、血尿、皮肤黏膜瘀斑，但紫癜少见。血栓发生率较出血少。国内统计，30% 有动脉或静脉血栓形成。肢体血管栓塞后，可表现肢体麻木、疼痛，甚至坏疽，也有表现红斑性肢痛病。脾及肠系膜血管栓塞可致腹痛、呕吐。肺、脑、肾栓塞引起相应临床症状。脾肿大占 80%，一般为轻到中度。少数患者有肝肿大。

（二）辅助检查

（1）血象：血小板计数多在 $1000\sim3000\times10^9/L$，最高达 $200\,000\times10^9/L$。血涂片中血小板聚集成堆、大小不一，有巨大畸形变，偶也见到巨核细胞碎片及裸核。白细胞数可正常或增高，多在 $10\sim30\times10^9/L$，一般不超过 $50\times10^9/L$，分类以中性分叶核粒细胞为主，偶见幼粒细胞。30% 的患者红细胞数正常或轻度增多，形态大小不一，呈多染性，也可出现豪 - 胶小体及嗜碱性点彩。少数患者有反复出血而导致低色素性贫血。

（2）骨髓象：有核细胞尤其是巨核细胞显著增生，原及幼巨核细胞增多，血小板聚集成堆。中性粒细胞的碱性磷酸活性增加。

（3）出、凝血试验：出血时间延长，凝血酶原则消耗时间缩短，血块退缩不良，凝血酶原时间延长，凝血活酶生成障碍。血小板黏附功能及肾上腺素和 ADP 诱导的聚集功能均降低，但对胶原聚集反应一般正常。

（4）其他染色体检查：有 21 号长臂缺失（21q-），也有报告 21 号染色体长臂大小不一的变异。血清酸性磷酸酶、钾、钙、磷、乳酸脱氢酶及尿酸含量测定均增多。

四、类病辨别

（1）本病与其他骨髓增殖性疾病的鉴别：真性红细胞增多症在红细胞增多和红细胞容量增高时易于鉴别，在缺铁时血容量增高不明显，而血小板显著升高时可用铁剂治疗，使典型真性红细胞增多症的特征出现。慢性粒细胞白血病伴有血小板显著增多时，有时不易与本病鉴别，但 Ph 染色体或 Bcr/Abl 融合基因的检查足以区别。原发性骨纤维化脾肿大显著，存在典型的髓外造血，血涂片出现幼稚粒细胞和幼稚红细胞，骨髓病理检查存在广泛胶原纤维。骨髓增殖性疾病存在特征性区别，鉴别不难，偶尔有些病例表现为难以鉴别的"重叠"综合征。

（2）继发性血小板增多症：见于脾切除后、脾萎缩、急或慢性失血、外伤及手术后。慢性感染、类风湿关节炎、风湿病、坏死性肉芽肿、溃疡性结肠炎、恶性肿瘤、分娩、肾上腺素等药物反应也可引起血小板增多。有报道，骨髓细胞培养，原发性血小板增多症有自发性巨核细胞集落形成，可与继发性血小板增多症区别。

五、中医论治

（一）治疗原则

本病治疗大法依据七情内伤、邪正盛衰、气血虚实之间的关系而定，病性与病位为治疗大法的主要依据。瘀血内停为本病基本病机，并贯穿本病始终。治疗之时，以活血化瘀为主线，由肝郁引起者，兼以疏肝解郁；肝病及脾者，肝脾同治；气滞明显者，则以调畅气机为主；由感受六淫之邪引起者，则以祛邪为主；疾病后期，气血阴阳俱损，治疗宜先以扶正，而后祛邪，或扶正祛邪兼顾。

（二）分证论治

1. 气滞血瘀证

证候：胸闷胁痛，痛有定处，胁下积块，肌肤甲错，头痛头晕，或神疲乏力，少气懒言，齿鼻衄血，面色晦暗，舌质暗紫，瘀点瘀斑，苔薄，脉弦涩。

治法：理气活血，化瘀消积。

方药：膈下逐瘀汤加减。常用药物：柴胡、当归、白芍、赤芍、川芎、桃仁、五灵脂、香附、莪术、䗪虫、鳖甲、生牡蛎、龙葵。

加减：体倦乏力，脘闷纳差者加党参、白术、云苓；齿鼻衄血者加牡丹皮、旱莲草，重用赤芍。

2. 肝郁血瘀证

证候：两胁胀痛，烦躁易怒，腹胀嗳气，肌肤甲错，面色晦暗，舌苔薄白，舌质紫黯，有瘀点瘀斑，脉弦。

治法：疏肝解郁，理气活血。

方药：柴胡疏肝散加减。常用药物：柴胡、枳壳、香附、川芎、当归、白芍、郁金、青皮、甘草。

加减：若两胁胀痛甚者，加川楝子10g，延胡索12g；脾虚者加党参15g，炒白术10g，云茯苓15g；痛点固定者，加三棱10g。

3. 寒凝血瘀证

证候：畏寒肢冷，手足麻木、疼痛，遇寒加剧，腹部积块，神疲乏力，舌质暗红或暗紫，舌苔薄，脉沉迟或细弱。

治法：温阳散寒，活血化瘀。

方药：右归饮加减。常用药物：肉桂、山茱萸、熟地黄、巴戟天、肉苁蓉、补骨脂、丹参、鸡血藤、菟丝子。

加减：如出血去肉桂加三七粉3~6g（分冲），旱莲草12g，女贞子12g。

4. 阴虚致瘀证

证候：头晕耳鸣，手足心热，低热，腹部积块，口干舌燥，盗汗便干，疲乏无力，腰膝酸软，齿鼻衄血，舌红少苔有瘀点瘀斑，脉细数。

治法：滋阴活血。

方药：通幽汤加减。常用药物：熟地黄、当归、桃仁、红花、甘草、枸杞子、玄参、女贞子、旱莲草、丹参、牡丹皮、川芎、赤芍、三棱、水蛭。

加减：出血重者可加仙鹤草30g；有栓塞症状者可加地龙10g，炮山甲珠6g。

5. 热毒致瘀证

证候：壮热，口渴引饮，腹部积块，齿衄、鼻衄，皮肤发斑，便血、尿血，热毒较重时，可有神昏谵语，高热面赤，脉数，苔黄有瘀斑瘀点。

治法：清热解毒，凉血活血。

方药：清瘟败毒饮加减。常用药物：生石膏、生地黄、水牛角、川黄连、栀子、黄芩、知母、赤芍、玄参、连翘、甘草、牡丹皮、当归、川芎、青黛。

加减：便血可以加槐花、地榆、白及、三七粉；尿血加藕节、大小蓟、白茅根、茜草；腹部积块明显可加鳖甲、三棱、莪术等。

（三）中医特色治疗

1. 专方专药

（1）靛玉红：每次50mg，每日3次，口服。直至血小板明显下降，可改用维持量，每次50mg，每日1次，口服。持续治疗至血小板恢复正常。

（2）当归芦荟丸：每次4.5~9g，每日3次，口服。

（3）大黄䗪虫丸：每次1丸，每日3次，口服。

（4）牛黄解毒片：每次4片，每日2次，口服。

（5）治血灵片（青黛等）：每次2~4片，每日3次，口服。

（6）青黄散：每次1.5~3g，每日3次，口服。

2. 名老中医经验

郑华金报告，用牛黄解毒片治疗原发性血小板增多症5例。治疗方法：牛黄解毒片每日6~8片，分2次饭后口服，连续用药，当白细胞<4.0×10⁹/L或血小板下降50%时，减量至2~4片，直至血小板降至400×10⁹/L以下时停药观察，连续服药一般不超过6个月。伴有血管栓塞者合用双嘧达莫，每日300mg。结果：5例中完全缓解4例，部分缓解1例。平均见效时间为30天（11~60天），达完全缓解平均时间为75天（60~150天），平均持续用药时间为120天（80~180天）。无骨髓抑制发生，未发现有心、肝、肾损害，2例在开始服药时感上腹不适，恶心，轻度腹泻，大便每日2~3次，能耐受，持续用药反应消失，4例随访4~6年仍处于完全缓解。牛黄解毒片治疗本病的机理还不清楚。该药为清热攻下药，临床上多用于实证，而本病有肝脾肿大，气血瘀滞表现，尤以血瘀症状为主，辨证多属实证，符合中医

辨证治疗原则，治疗具有针对性。

3.中医特色疗法

（1）中医饮食疗法

1）芹菜：烤芹菜时散发出的浓浓香气，就是芹菜中最重要的疗效成分——二氮苯，二氮苯的最大作用是预防血栓形成，因而对血栓造成的心肌梗死和脑梗死有预防作用。而且，芹菜在经过"烤"的过程后，更能够提高它的药效。此外，二氮苯还能迅速分解脂肪及蛋白质，所以，吃烤芹菜还有助于减肥和促进代谢。并且芹菜里含有大量人体容易吸收利用的钾。多吃芹菜可以达到降低血压的作用。在原发性血小板增多症的治疗过程中，如果出现大量的血栓，可使用纤溶激活剂来减少血栓，而我们日常生活中如果多吃一些芹菜，就可以预防血栓，可谓是一种很有效的方法。

2）黑木耳：黑木耳中含有氨基酸、甾醇类、乌苷酸、谷氨酸、矿物质及维生素，还含有肾上腺素等多种抗血栓物质，可以抑制血小板的凝集力，从而预防血栓形成。

3）生姜：生姜中含有姜烯酚、姜烯酮，能降低血液黏稠度，减少血小板凝集，预防心脏血管梗死和脑梗死，具有超过阿司匹林的抗凝作用，故有"血液清道夫"之称。

4）水果和蔬菜：水果和蔬菜中所含维生素 C 与膳食纤维可以抑制血小板凝集，降低血中纤维蛋白原的含量，同时降低血液黏稠度，避免血栓形成。研究表明，大量进食水果和蔬菜的人具有最活跃的纤溶活性，反之，很少进食水果与蔬菜者，其纤溶功能较差，引发血栓风险极大。所以，对于原发性血小板增多症的患者多吃新鲜的水果和蔬菜不失是一种很好的方法。

（2）针灸疗法：可取大椎、内关、曲池、血海、足三里、三阴交等，采用平补平泻手法。

六、西医治疗

原发性血小板增多症的治疗目标是预防和治疗血栓合并症，因此，现今治疗的选择主要是依据患者血栓风险分组来加以制订。血小板计数应控制在 $<600 \times 10^9$/L，理想目标值为 400×10^9/L。

1.治疗选择的原则

（1）无血栓病史：①年龄 <60 岁，无 CVR 或 JAK2V617 突变者，可采用观察随诊策略；②年龄 <60 岁，有 CVR 或 JAK2V617 突变者，给予阿司匹林 100mg，每日 1 次；③年龄 <60 岁，有 CVR 和 JAK2V617 突变且 PLT$<1000 \times 10^9$/L 者，给予阿司匹林 100mg，每日 1 次；④年龄 $\geqslant 60$ 岁，无 CVR 或 JAK2V617 突变者给予降细胞治疗 + 阿司匹林 100mg，每日 1 次；⑤年龄 $\geqslant 60$ 岁，有 CVR 或 JAK2V617 突变者给予降细胞治疗 + 阿司匹林 100mg，每日 2 次；⑥任何年龄、

PLT>1500×10^9/L 的患者，给予降细胞治疗。

（2）有动脉血栓病史：①任何年龄，无 CVR 和 JAK2V617 突变者，给予降细胞治疗＋阿司匹林 100mg，每日 1 次；②年龄≥60 岁，有 CVR 或 JAK2V617 突变者，给予降细胞治疗＋阿司匹林 100mg，每日 2 次。

（3）有静脉血栓病史：①任何年龄，无 CVR 和 JAK2V617 突变者，给予降细胞治疗＋系统抗凝治疗；②任何年龄，有 CVR 或 JAK2V617 突变的患者，给予降细胞治疗＋系统抗凝治疗＋阿司匹林 100mg，每日 1 次。

（4）治疗选择的动态调整：在病程中应对患者进行动态评估并根据评估结果调整治疗选择。PLT>1000×10^9/L 的患者服用阿司匹林可增加出血风险，应慎用。PLT>1500×10^9/L 的患者不推荐服用阿司匹林。对阿司匹林不耐受的患者可换用氯吡格雷。

（5）有 CVR 的患者，应积极进行相关处理（戒烟、高血压患者控制血压、糖尿病患者控制血糖等）。

2. 降细胞治疗一线药物

（1）羟基脲：起始剂量为 15~20mg/（kg·d），8 周内 80% 的患者血小板计数可降至 500×10^9/L 以下，然后给予适当的维持剂量治疗。血象监测：治疗的前 2 个月，每周 1 次，以后每月 1 次，血象稳定后每 3 个月 1 次。对羟基脲耐药或不耐受的患者，可换用干扰素或阿拉格雷等二线药物。

（2）干扰素：为年龄<40 岁患者的首选治疗药物。起始剂量为 300 万 U/d 皮下注射，起效后调整剂量，最低维持剂量为 300 万 U，每周 1 次。醇化干扰素的起始剂量为 0.5μg/kg，每周 1 次，12 周后如无疗效可增量至 1.0μg/kg，每周 1 次。部分患者在使用干扰素后可出现甲状腺功能减低、抑郁等精神症状，因此在使用干扰素前，应进行甲状腺功能检查，仔细询问患者是否有精神病史。血常规监测：治疗的第 1 个月每周 1 次，第 2 个月每 2 周 1 次，以后每个月 1 次，血象稳定后每 3 个月 1 次。

3. 降细胞治疗二线药物

（1）阿拉格雷：起始剂量为 0.5 mg，每日 2 次口服，至少 1 周后开始调整剂量，维持 PLT<600×10^9/L。剂量增加每周不超过 0.5 mg/d，最大单次剂量为 2.5 mg，每日最大剂量为 10mg，PLT 维持在（150~400）×10^9/L 为最佳。

（2）白消安、双溴丙哌嗪和 32P：由于这些药物的最严重不良反应是远期发生治疗相关性白血病或骨髓增生异常综合征及肿瘤，现仅作为老年患者的二线药物选择。

4. 妊娠期 ET 患者的治疗

约 20% 的 ET 患者确诊时年龄<40 岁。ET 患者妊娠会出现流产、早产、胎儿发育迟缓等。此外，妊娠会增加 ET 患者出血和血栓的风险，因此，应给予特殊处理。服用羟基脲治疗的患者（无论男、女）在受孕前至少应有 3 个月的洗脱期。女

性患者受孕前应仔细评估是否有以下妊娠合并症高危因素：①此前有动、静脉血栓病史（无论是否妊娠）；②此前有 ET 导致的出血病史（无论是否妊娠）；③此前发生过以下可能由 ET 引起的妊娠合并症：反复发生的非孕妇和胎盘因素所致妊娠 10 周内流产，不能解释的宫内胎儿发育迟缓，妊娠 ≥ 10 周胎儿发育正常的宫内死胎，因严重先兆子痫或胎盘功能不全导致妊娠 <34 周且胎儿发育正常的早产、胎盘剥离、严重的产前和产后出血（需要红细胞输注）等；④血小板计数显著增高（PLT>1500×10^9/L）。ET 孕妇的孕期监护应由血液科医师与产科医师共同完成。无妊娠合并症高危因素的孕妇，给予阿司匹林 100mg，每日 1 次；有妊娠合并症高危因素的孕妇，给予阿司匹林每日 1 次（出血则停用）联合低分子肝素（4000 U/d）至产后 6 周，PLT ≥ 1500×10^9/L 时加用干扰素（建议首选醇化干扰素）。

七、转归与预后

本病的转归与预后取决于起始病因、感邪深浅、血小板增高程度、药物治疗及邪正盛衰之间的转化关系。

1. 转归

本病多数病例进展较慢，多年保持良性过程。对于无出血及血栓形成倾向的患者，纯中药治疗效佳。其转归取决于感邪性质及证候分型。气滞血瘀、肝郁血瘀、寒凝血瘀证候一般在起病之初，感邪轻浅，予以对症治疗，准确辨证，恰当治疗，以祛邪为主兼以扶正，一般可获好转。若病程迁延日久，出现肝肾阴虚、正虚瘀结等表现时，宜当调补肝肾，活血化瘀，先予扶正而后祛邪，病情可望好转，若调治不当，可以出现正虚邪恋，变生他证，精气耗竭而死亡。感受温热毒邪，或先有正虚而后感邪，出现热毒炽盛，扰动营血之证，应急清里热选用清瘟败毒饮加用扶正活血之品，治疗得当，病尚可好转，若邪毒不去，扰动心营，多数难以救治。

2. 预后

本病患者主要死亡原因为重要器官的严重出血和血栓形成。一些病例可转化为慢性粒细胞白血病、原发性骨纤维化或真性红细胞增多症，并可转为急性白血病。32P 或烷化剂等化疗药物治疗可能增加向白血病转化。ET 患者的生存曲线与年龄相同的正常人群相似，一般患者预后良好。

八、预防与调护

适当运动，劳逸结合，在疾病早期无血栓及出血表现时加强锻炼，增强体质，多食蔬菜、水果及散结软坚之品，忌辛辣刺激物，多饮水。出血时，应卧床休息，消除紧张心理，宜食藕节。血栓形成时，需中西医结合积极治疗，防止坏疽。

九、疗效判定标准

（1）缓解：临床表现、血象、骨髓象恢复正常。

（2）进步：血小板计数下降至治疗前数值的50%以下，其他异常表现相应减轻。

（3）无效：达不到进步者。

第三节　原发性骨纤维化

一、概述

原发性骨纤维化（MF）简称髓纤。是一种由于骨髓造血组织中胶原增生，其纤维组织严重地影响造血功能所引起的一种骨髓增生性疾病，原发性骨纤维化又称"骨髓硬化症""原因不明的髓样化生"。本病具有不同程度的原发性骨纤维化组织增生，以及主要发生在脾、其次在肝和淋巴结内的髓外造血，典型的临床表现为幼红细胞及幼粒细胞性贫血，并有较多的泪滴状红细胞，骨髓穿刺常出现干抽，脾常明显肿大，并具有不同程度的骨质硬化。本病属少见疾病，发病率为（0.2~2）/10万。发病年龄多为50~70岁，也可见于婴幼儿，男性略高于女性。

本病一般起病缓慢，早期无任何症状，随着病情发展逐渐出现乏力、盗汗、心慌等症状。多数进展缓慢，病程1~30年不等，通常自然病程为5~7年。大多数因充血性心力衰竭、感染、出血死亡，约20%可转变为急性白血病。

原发性骨髓纤维化起病慢，病程较长，多见虚衰诸症，是以久虚不复，渐至脏腑、气血亏损，腹中肿块瘀积于肋下，日久不移，为主要证候病机特征，属中医"癥积""虚劳"范畴。

二、病因病机

（一）病因

1.起始病因

（1）情志抑郁：七情内伤。首先病及气分，使肝气不舒，脾气郁结，导致肝脾气机阻滞继则由气及血，使血行不畅，经隧不利，脉络瘀阻，气滞血瘀，日积月累，凝结成块而致本病。

（2）饮食不节：由于饮酒过度，或嗜食肥甘厚味，煎炸辛辣之品或饮食不节损伤脾胃，使脾失健运，以致湿浊内停，凝结成痰。痰浊阻滞之后，又会进一步影响气血的正常运行，形成气机郁滞，血脉瘀阻，气血痰互相搏结，而引起本病。

（3）邪毒侵袭：寒邪、湿热等多种外邪及邪毒，如果长时间作用于人体，或侵袭人体后留着不去，均可以导致脏腑失和，气血运行不畅，痰浊内生，日久而形成本病。

2.继发病因

宿疾正虚，久虚不复，渐至脏腑功能受损，形气不足，易为病邪侵袭，以致精不化气。气虚、气滞而血瘀，腹中积块，积于肋下，日久不移，虚损加重而致本病。

（二）病机

本病发病原因各异，根据临床特点，正气亏虚是本病发病的内在因素，凡脾肾不足，或先天禀赋不足，或后天失调，脾肾亏虚；因七情内伤，饮食不节，邪毒侵袭，气因邪遏，脉络不畅，阴血凝聚，发为本病。本病为脏病，归属血分，由于正气不足，肝失疏泄，气血伤损而致邪毒侵袭，或饮食冷积蓄积留止，痰毒凝聚体内，乃伤脾胃，肝经气机郁滞，脉络瘀滞，日久酿成癥积。病变主要累及肝脾两脏，久则伤肾。临床证候以虚实夹杂居多，早期表现以实证为主，晚期以虚证为主，往往是实中夹虚，虚中夹实，初期多以实证为主，正气未虚。

三、辨病

（一）症状及体征

本病多数起病缓慢，早期可无任何症状，其后逐渐出现疲乏、盗汗、心慌、苍白、气短等虚弱症状及腹痛、腹块、骨痛、黄疸等。本病多数进展缓慢，病程1~30年，部分可转变为急性白血病。少数表现为急性原发性骨纤维化，其病程短且凶险，多于1年内死亡。本病主要表现如下。

（1）逐渐出现的疲乏无力、消瘦衰弱。

（2）皮肤黏膜苍白、紫癜。

（3）部分患者有骨关节疼痛、肾绞痛、发热，左上腹不适、沉重压迫感或疼痛。

（4）肝脾肿大，以脾肿大显著。

（5）晚期患者可有严重贫血和出血。

（二）辅助检查

（1）血象：大多数患者就诊时均有轻重不等的贫血，晚期可有严重贫血，贫血通常属正细胞正色素型。红细胞的形态有明显的大小不一及畸形，网织红细胞2%~5%。外周血出现泪滴样红细胞、幼红细胞及幼粒细胞或巨大血小板是本病的特征之一。

（2）白细胞计数：早期大部分患者增多，一般为（10~20）×10⁹/L，很少超过50×10⁹/L，分类中以成熟中性粒细胞为主，也可见到中幼粒及晚幼粒细胞，少数可见5%以下原粒和早幼粒细胞。嗜酸和嗜碱粒细胞也可轻度增多，70%的患者粒细胞碱性磷酸酶活性异常增高。

（3）血小板计数和功能：均有异常，早期血小板可增加，个别可达1000×10⁹/L，血小板随病情进展逐渐减少。外周血中可见到大而畸形血小板，偶见巨核细胞碎片。

（4）骨髓穿刺涂片及活检：骨髓穿刺术出现"干抽现象"是本病的一个特点，骨髓涂片早期可为增生象，中晚期出现有核细胞增生低下，转为白血病时，原始细胞明显增多。骨髓活检可见到大量网状纤维组织为诊断本病的依据，根据骨髓中保留的造血组织和纤维组织增生的程度不同，骨髓病理改变可分为三期：①早期全血细胞增生伴纤维组织增生；②中期骨髓萎缩与纤维化；③晚期原发性骨纤维化和骨质硬化。

（5）染色体和分子生物学检查：目前没有发现特征性染色体变化，少数患者呈三体型染色体异常。

（6）X线检查：约有50%的患者X线检查有骨质硬化表现，骨质密度不均匀性增加，伴有斑点状透亮区，形成所谓"毛玻璃样"改变，也可见到新骨形成及骨膜花边样增厚，骨质变化好发于胸骨、肋骨、脊椎、肱骨、锁骨、骨盆等，部分患者也有颅骨变化。

（7）放射性核素骨髓扫描：患者肝、脾等髓外造血区积累了大量放射核素，出现放射浓缩区，有纤维组织增生的长骨近端、躯干的红髓部位则不能显示放射浓缩区。

（8）其他检查：部分患者血清尿酸、乳酸脱氢酶、碱性磷酸酶、维生素 B₁₂ 及组胺均见增高。

四、类病辨别

（1）慢性粒细胞白血病：两者均可有巨脾，白细胞数增高，周围血出现中幼粒、晚幼粒细胞等粒细胞增生象，但慢性粒细胞白血病发病年龄较轻，白细胞计数常超过100×10⁹/L，血涂片中较少有幼粒细胞，红细胞的畸形也不似原发性骨髓纤维化典型。白细胞碱性磷酸酶活性降低或消失及 ph1 染色体可与原发性骨髓纤维化区别。

（2）本病尚须与低增生性急性白血病及引起幼粒-幼红细胞贫血的其他疾病相区别。继发性原发性骨髓纤维化可从临床表现或特殊检查中获得确诊。有时需要多部位、多次的骨髓涂片及活检，才能除外继发性原发性骨髓纤维化。

五、中医论治

（一）治疗原则

治疗大法依据邪气盛衰，湿浊邪毒及其邪正关系而定，病位与病性是治疗大法的主要依据。原发性骨纤维化初期，以胁下痞块，伴逐渐出现虚衰症状为主，治以扶正达邪。癥积为脏病，归属血分，病变主要累及肝脾两脏，久则伤肾。在治疗过程中，要注意中医整体观，采用不同的方法，体现急则治其标，缓则治其本，或标本兼治的原则。

（二）分证论治

1. 气滞血瘀证

证候：腹中积块，脘腹胀满，时有嗳气，头晕心悸，胁痛，面色灰黯，肌肤甲错，苔薄腻，舌质暗红或有瘀斑，脉弦或涩。

治法：疏肝化瘀，软坚消积。

方药：开郁散加减。常用药物：柴胡、青皮、香附、枳实、槟榔、三棱、莪术、红花、陈皮、半夏、茯苓、甘草、草豆蔻、生姜、丹参、昆布。

加减：脘腹胀痛较甚者，可酌加台乌药、苏梗、佛手片等药物调和肝胃；若郁火伤阴动血而见齿衄、鼻衄者，可加女贞子、旱莲草、鲜茅根、炒槐花滋阴降火，凉血止血。

2. 湿毒瘀血证

证候：胁下积块，泛恶纳呆，口苦，口腻，腹满疼痛，大便溏薄，神疲乏力或身目发黄，尿赤，腹大消瘦，面色灰黯，苔薄黄或黄腻，舌暗红或紫红，脉弦或弦数。

治法：化湿泄毒，除满消积。

方药：柴平汤加减。常用药物：半夏、陈皮、苍术、厚朴、山楂肉、神曲、三棱、柴胡、黄芩、青皮、甘草、生姜、大枣。

加减：有身目发黄，久不消退，面色灰暗，证属阴黄者，加茵陈蒿、干姜、炒白术、姜黄等药物温中健脾，除湿退黄；腹大、尿赤者，合用五苓散健脾利水，并选用车前子、金钱草、陈葫芦瓢、虻虫、琥珀粉及蟋蟀粉（吞服）疏导脉络，以达利水通络之功；因湿毒不化，风邪挟痰上扰清窍而见头目昏眩者，加用制南星、猫爪草、天麻、钩藤、生牡蛎等药物化痰散结，兼以平熄肝风；水因脾虚失运，气血不足，症见神疲乏力，纳减便溏，心悸气短，舌质暗，酌加党参、黄芪以益气生血，辅以沉香、鸡内金、木香、砂仁、制香附消补兼施。

3. 瘀热伤阴证

证候：胁下癥积，心烦易怒，头晕头痛，口渴唇燥，齿龈出血，时或鼻衄，甚则便血、呕血，形瘦纳呆，苔少舌红少津，脉细数。

治法：凉血散瘀，软坚滋阴。

方药：犀角地黄汤合滋水清肝饮加减。常用药物：水牛角（先煎）、牡丹皮、赤芍、生地黄、山茱萸、当归、白芍、山药、柴胡、山楂、茯苓、泽泻、酸枣仁、阿胶（烊化）、玄参、龟板、鳖甲。

加减：鼻衄、齿衄甚者可加用代赭石、鲜茅根、青黛、生石膏、川牛膝引火下行；便血呕血可用泻心汤，解胃热而清心火，以平诸经上逆之火。因脾虚肝郁，而乏力明显，纳减形瘦者，合用四君子汤加佛手片、苏梗、制香附调和肝脾。

4. 气血瘀结证

证候：积块质硬，神疲乏力，食少便溏，心悸气短，头晕目眩，面色灰黯或呈黧黑，形态虚衰，苔薄腻，舌质暗，脉细涩或弦细。

治法：益气活血，软坚散结。

方药：八珍汤合三棱汤加减。常用药物：党参、焦白术、茯苓、甘草、当归、熟地黄、川芎、白芍、三棱、莪术、槟榔、木香。

加减：气虚为甚，表虚不固而畏寒自汗，肢冷麻木者加生黄芪、桂枝，或与炮附块、肉桂同用，以振复心阳，疏通血脉；劳积久为癥积，腹胀为甚者，去熟地黄、白芍，加鸡内金、生山楂、制香附；若癥块甚大，腹痛加剧者，选用生大黄、水红花子、水蛭，配合山慈菇、穿山甲、猪爪草等药物软坚散结，或人参鳖甲丸包煎。

（三）中医特色治疗

1. 专方专药

（1）大黄䗪虫丸：每次 1~2 丸，每日 2 次，口服。主治气滞血瘀或气血两虚挟瘀。出血者慎用。

（2）青黄散：每次 3~4g，每日 2 次，口服。主治脾大明显者。全血细胞减少者酌用。

（3）养血饮：每次 10~20ml，每日 2 次，口服。主治气血两虚者，适用于全血细胞减少者。

（4）云南白药：每次 0.5g，每日 2 次，口服。功能活血化瘀，止血止痛，适用于出血及疼痛明显者。

（5）十全大补丸：每次 1~2 丸，每日 2 次，口服。功能气血双补。用于虚证为主型者。

（6）河车大造丸：每次 1~2 丸，每日 2 次，口服。功能滋阴补肾。用于肝肾阴虚为主型者。

2. 名老中医经验

（1）谢仁敷等认为，原发性骨髓纤维化的发生是由于感受邪毒及气血瘀阻，留滞日久而成。故治疗上采用行气活血，清热解毒法。选用膈下逐瘀汤加减治疗。方用黄芪、五灵脂、当归、川芎、桃仁、牡丹皮、赤芍、乌药、延胡索、香附、红花、枳壳。另用青黛、雄黄研末混合内服，每次2~3g，每日3次。

（2）叶华云认为，原发性骨髓纤维化中医诊断为"骨痿"，"髓空"，不能生血。治当求本，给予生血、补血、止血药。方剂：熟地黄15g，党参15g，炙鳖甲10g，桑椹15g，阿胶（烊化）10g，生牡蛎30g，茵陈15g，焦山楂15g，每日1剂，水煎服。同时予泼尼松5mg，每日3次。半个月后症状减轻，调整方剂，原方加减改为当归15g，炙甘草10g，白芍10g，熟地黄15g，桑椹15g，川芎10g，黄精15g，玉竹15g，紫河车15g，紫草10g，炙鳖甲10g，炙龟板10g，阿胶（烊化）10g，水牛角粉（冲服）4g，丹参10g，每日1剂。连服1个月后，血象基本正常，继服原方3个月巩固疗效。

3. 中医特色疗法

（1）中医饮食疗法：加强营养，多补充蛋白质及各种维生素。可适当多进补肾、养血的食物，如核桃、红枣、花生等。适用于贫血、虚弱等症状及化疗后骨髓抑制者。

1）人参炖瘦肉：红参或西洋参10g，瘦猪肉少许，加水200ml，文火炖2小时，加盐少许食用，大补元气。适用于气虚明显者。

2）乌鸡炖枸杞：干乌鸡半只，枸杞子10g，加水300ml，生姜2片，文火炖2小时，加盐少许食用，滋补肾阴，适用于肾阴亏虚者。

3）黑豆羊肉汤：黑豆一小把，生姜2片，羊肉50g，文火炖2小时，加盐少许食用，温阳补肾。适用于肾阳虚者。

4）黑豆塘虱汤：黑豆一小把（炒香），生姜2片，塘虱鱼1条（洗净），加水1000ml，文火熬1小时加油盐少许食用，温补肾阳。适用于肾阳虚者。

（2）针灸疗法：肋下腹痛者，可取足三里、三阴交、内关等，采用平补平泻手法。

六、西医治疗

原发性骨纤维化患者面临一系列临床问题，如贫血、脾脏肿大、体质性症状、症状性髓外造血等，应尽早确认这些临床问题并给予适当处理。

1. 贫血

血红蛋白 <100g/L 时应开始贫血治疗。现今已证实，对原发性骨纤维化贫血有效的药物有糖皮质激素、雄激素、EPO和免疫调节剂，但所有这些药物均有不足之处，目前尚未进行临床对照试验。

雄激素可使1/3~1/2的患者的贫血得到改善，糖皮质激素可使1/3严重贫血或血小板减少的患者得到改善，因此，伴贫血和（或）血小板减少的患者，初治时可联合雄激素（司坦唑醇6mg，每日1次或达那唑200mg，每日3次，口服）和糖皮质激素（泼尼松30mg/d），至少3个月。如果疗效好，雄激素继续使用，糖皮质激素逐渐减量。

EPO 治疗 PMF 的观点尚不统一。有作者对已发表文献进行 Meta 分析的结论是 EPO 治疗 PMF 贫血的有效率为 30%~40%。主要适用于血清 EPO<100 U/L 的贫血患者,常用剂量为每周 30 000~50 000U。

沙利度胺单药用量为 100~400mg/d。小剂量沙利度胺(50mg/d)联合泼尼松 [0.5mg·(kg·d)] 较单用沙利度胺能提高疗效并减少不良反应。来那度胺单药治疗骨髓纤维化的 II 期临床试验结果表明,贫血、脾大和血小板减少的有效率分别为 22%、33% 和 50%。在来那度胺(PLT<100×10^9/L 患者起始剂量为 5mg/d,PLT ≥ 100×10^9/L 患者起始剂量为 10mg/d,连续服用 21 天、停药 7 天,28 天为 1 个周期)联合泼尼松(30mg/d)的 II 期临床试验中,贫血和脾大的有效率分别为 30% 和 42%。

2. 脾大

有症状的脾大患者的首选药物是羟基脲,该药也用于控制有症状的血小板增多和(或)白细胞增多。脾区照射只能暂时获益。脾切除术仍为药物治疗无效的脾大患者可行的治疗选择。

羟基脲缩脾的有效率约为 40%。羟基脲治疗无效的患者可改用其他骨髓抑制剂,如静脉克拉屈滨 [5mg/(m·d),输注 2 小时,连用 5 天,1 个月为 1 个疗程,重复 4~6 个疗程],口服马法兰(2.5mg,每周 3 次)或口服白消安(2~6 mg/d,密切监测血常规)。相对而言,在 PMF 治疗中,干扰素 -α 的耐受性差且疗效有限。

受累区放射治疗可缓解肝、脾肿大所致的饱胀症状,但症状缓解时间较短(中位期 3~6 个月)。脾区照射的总剂量为 0.1~0.5 Gy(分为 5~10 次照射),可出现因血细胞减少而致的 10% 以上的死亡率。对于药物治疗无效的有症状的脾脏肿大患者可考虑脾切除术。

3. 体质性症状

当前推断细胞因子的异常产生与 PMF 相关体质性症状和恶病质有因果关系。原发性骨纤维化患者的体质性症状可很严重,须视为一个重要的治疗指征。针对脾脏肿大的治疗常可部分缓解体质性症状。芦可替尼(ruxolitinib)可显著改善 PMF 的体质性症状。

4. 非肝脾内造血

胸椎椎体是 PMF 患者非肝脾性髓外造血(EMH)的最常见部位。其他的部位包括淋巴结、肺、胸膜、小肠、腹膜、泌尿生殖道和心脏。当出现临床症状时,可采用低剂量病灶局部放疗(0.1~1.0 Gy,分为 5~10 次照射)。目前,低剂量放疗是 PMF 相关非肝脾 EMH 的治疗选择。

5. 脾切除术

原发性骨纤维化脾切除术的围手术期死亡率为 5%~10%,术后并发症见于约 50% 的患者。并发症包括手术部位出血、血栓形成、膈下脓肿、肝脏加速肿大、血小板极度增多和伴原始细胞过多的白细胞增多。考虑脾切除的患者须体能状况良好且无弥漫性血管内凝血的临床或实验室证据。

脾切除术的指征包括有症状的门脉高压（如静脉曲张出血、腹水），药物难治的显著脾肿大伴疼痛或合并严重恶病质，以及依赖输血的贫血。相反，严重的血小板减少是即将发生白血病转化的标志，切脾对此类患者的总体预后不会有良好的影响。脾切除术前推荐的预防性措施包括给予降细胞药物和抗凝药物。应维持 PLT<400×10⁹/L，因为术后可能出现极度血小板增多。建议由有经验的外科小组进行手术。

6.JAK2 抑制剂

2010 年首次报道芦可替尼对原发性骨纤维化患者有效。两个大系列的Ⅲ期临床试验 COMFORT-1 和 COMFORT-2 进一步肯定了芦可替尼在缩脾和改善原发性骨纤维化相关症状的疗效，而且证实芦可替尼与现有常规原发性骨纤维化治疗药物相比，可显著延长患者的总体生存期。2011 年 11 月和 2012 年 8 月，美国 FDA 和欧盟 EMA 分别批准芦可替尼用于治疗原发性骨纤维化患者。中国（63 例）、韩国、日本和中国台湾地区的国际多中心Ⅱ期临床试验结果基本与 COMFORT-1 和 COMFORT-2 相似。英国原发性骨纤维化研究和诊治指南（2014）推荐，原发性骨纤维化患者在以下情况首选芦可替尼治疗：① 症状性脾脏肿大；② 影响生活质量的原发性骨纤维化相关症状；③原发性骨纤维化导致的肝脏肿大和门脉高压。治疗前 PLT>200×10⁹/L 患者推荐起始剂量为 20mg，每日 2 次；PLT 为（100~200）×10⁹/L 患者，推荐起始剂量为 15 mg，每日 2 次；PLT 为（50~100）×10⁹/L 患者推荐起始剂量为 5 mg，每日 2 次。前 4 周不应增加剂量，调整剂量间隔至少 2 周，最大用量为 25 mg，每日 2 次。治疗过程中，PLT<100×10⁹/L，应考虑减量；PLT<50×10⁹/L 或中性粒细胞绝对值<0.5×10⁹/L 应停药。芦可替尼最常见的血液学不良反应为 3/4 级贫血、血小板减少及中性粒细胞减少，但极少导致治疗中断。治疗过程中，出现贫血的患者可加用 EPO 或达那唑。停药应在 7~10 天内逐渐减停，应避免突然停药，推荐停药过程中加用泼尼松 20~30mg/d。

7. 异基因造血干细胞移植

异基因造血干细胞移植（allo-HSCT）是目前唯一可能治愈原发性骨纤维化的治疗方法，但有相当高的治疗相关死亡率和罹病率。常规强度预处理的 allo-HSCT 患者的 1 年治疗相关死亡率约为 30%，总体生存率为 50%。减低强度预处理者，5 年中位生存率约为 45%，与治疗相关和复发相关死亡率相近。与之相比，最近的一项研究显示，符合移植条件（IPSS 高危或中危 -2 患者，<60 岁）但未行 HSCT 的 PMF 患者，1 年和 3 年生存率分别为 71%~95% 和 55%~77%。

对于预计中位生存期 <5 年且符合移植条件者，应权衡 allo-HSCT 相关合并症的风险。这将包括 IPSS 高危（中位生存期约 27 个月）或中危 -2（中位生存期约

48 个月）患者，以及输血依赖（中位生存期约 20 个月）或有不良细胞遗传学异常（中位生存期约 40 个月）的患者。还必须考虑其他可导致 allo-HSCT 失败的不良因素：红细胞输注负荷，重度脾大，使用非 HLA 相合的同胞供者，HSCT 合并疾病指数（HCT-CI）评分高，高龄，疾病晚期和非 HLA 完全相合的无关供者。如选择 allo-HSCT，应咨询有丰富 HSCT 经验的医生。

8. 急变期的治疗

该期患者的任何治疗效果都很差，应考虑试验性或姑息性治疗。应考虑对有选择的患者进行强烈诱导化疗，然后行 allo-HSCT 进行巩固。对于拟行 HSCT 的患者，HSCT 前只要疾病逆转至慢性期，也许不需达完全缓解。

七、转归与预后

原发性骨纤维化的病程长短很不一致，可以 1~20 年不等，平均生存期 8.3 年，中位数生存期 4.2 年（1.4~5.2 年），28% 的原发性骨纤维化最终转化为急性白血病。多数患者健康状况每况愈下，贫血进行性加重，脾脏进行性肿大，至晚期骨痛明显，常因出血危及生命。

原发性骨纤维化的死亡原因有感染，占 20%~60%；心血管并发症，占 10%~40%；脑血管病占 10%~20%；出血或血栓病，占 15%~25%；急性白血病，占 10%~25%。

八、预防与调护

1. 预防

避免接触放射线及苯、铅等化学物质。因职业需要经常暴露在这些损害性因素下者，应严格执行防护措施。日常生活、饮食起居应有规律，劳逸结合，饮食应有节制，尤其要注意勿进食过多煎炸、熏烤、过焦、胶制食物，避免、排除不良情绪的影响，保持乐观、活泼的心理状态，进行适当的体育活动，如缓跑、打太极拳等以通畅气血、调节身心。若患有慢性粒细胞白血病、骨髓炎、骨结核等疾病者，应积极、耐心、持久、规范地治疗，防止病情进一步发展变化，尤其强调应用中医药分证论治以减轻西药的毒副作用，调补身体，可减少继发原发性骨髓纤维化。

2. 调护

（1）生活调护：适当加强锻炼，增强体质，以减少发生感染的机会。生活起居有规律。

（2）饮食调理：加强营养，多补充蛋白质及各种维生素。可适当多进补肾、养血的食物，如核桃、红枣、花生等。适用于贫血、虚弱等症状及化疗后骨髓抑制者。

（3）精神调理：保持豁达乐观情绪，树立战胜疾病的信心，培养坚强的意志。

九、疗效判定标准

1. 完全缓解

（1）骨髓：符合年龄校准的正常增生等级，原始细胞 <5%，原发性骨纤维化分级 ≤ 1 级（欧洲分级标准）。

（2）外周血血红蛋白 ≥ 100g/L、PLT ≥ 100×10^9/L、ANC ≥ 1×10^9/L 且上述指标均不高于正常值上限；幼稚髓系细胞 <2%。

（3）临床症状、体征（包括肝、脾肿大）完全消失，无髓外造血的证据。

2. 部分缓解

（1）外周血血红蛋白 ≥ 100 g/L，PLT ≥ 100×10^9/L，ANC ≥ 1×10^9/L，上述指标均不高于正常值上限；不成熟髓系细胞 <2%，临床症状、体征（包括肝、脾肿大）完全消失，无髓外造血的证据。

（2）骨髓符合年龄校准的正常增生等级，原始细胞 <5%，原发性骨纤维化分组 ≤ 1 级；外周血血红蛋白（85~100）g/L，PLT（50~100）$\times 10^9$/L，ANC ≥ 1×10^9/L，但低于正常值上限；不成熟的髓系细胞 <2%，临床症状、体征（包括肝、脾肿大）完全消失，无髓外造血的证据。

3. 临床改善

贫血、脾大或症状改善，无疾病进展或贫血、血小板减少、中性粒细胞减少加重。

（1）贫血：非输血依赖患者血红蛋白升高 ≥ 20g/L，输血依赖患者脱离输血（在治疗期间连续 12 周以上未输注红细胞且血红蛋白 ≥ 85g/L。

（2）脾脏：①基线时脾肿大为肋缘下 5~10cm 者变为肋缘下不可触及；②基线脾肿大为肋缘下 >10cm 者减少 ≥ 50%；③基线脾肿大为肋缘下 <5cm 者，不进行脾脏疗效评估；④脾脏疗效需要通过 MR 或 CT 证实脾脏容积减少 ≥ 35%。症状疗效：MPN 症状评估表 – 症状总积分（MPN-SAF TSS）减少 ≥ 50%。

4. 疾病进展

符合以下条件之一：

（1）基线脾肿大肋缘下 <5cm 者出现新的进行性脾肿大。

（2）基线脾肿大肋缘下 5~10cm 者，可触及的长度增加 ≥ 100%。

（3）基线脾肿大肋缘下 >10 cm 者可触及的长度增加 >50%。

（4）骨髓原始细胞 >20%，证实为向白血病转化。

（5）外周血原始细胞 ≥ 20%，且原始细胞绝对值 ≥ 1×10^9/L，并持续至少 2 周。

5. 疾病稳定

疾病稳定是指不符合疾病进展的任何一项。

6. 复发

符合以下条件之一：

（1）取得完全缓解，部分缓解或临床改善后，不再能达到至少临床改善的标准。

（2）失去贫血疗效持续至少1个月。

（3）失去脾脏疗效持续至少1个月。

第二十五章

骨髓增生异常综合征

一、概述

骨髓增生异常综合征（myelodysplastic syndromes，MDS）是起源于造血干细胞的一组异质性髓系克隆性疾病，特点是髓系细胞分化及发育异常，表现为无效造血、难治性血细胞减少、造血功能衰竭，高风险向急性髓细胞白血病（AML）转化。MDS 治疗主要解决两大问题：骨髓衰竭及并发症、AML 转化。就患者群体而言，MDS 患者自然病程和预后的差异性很大，治疗宜个体化。MDS 是一组克隆性造血干细胞疾病，其特征为血细胞减少，髓系细胞一系或多系病态造血，无效造血及高风险向白血病转化。国际预后评分系统（IPSS）推荐的血细胞减少的标准为血红蛋白（Hb）<100g/L，中性粒细胞绝对值（ANC）<1.8×10^9/L，血小板（PLT）<100×10^9/L，但实际诊断 MDS 时，不要求一定达到这么低。多数 MDS 病例以进行性的骨髓衰竭为特征，并最终都会发展成为 AML，但是不同亚型转白率也不同，某些患者的生物学特征是相对惰性的，病程较长，转白率很低。

MDS 是一组异质性后天性克隆型疾病，其基本病变是克隆性造血干、祖细胞发育异常，导致无效造血及恶性转化危险性增高。其主要临床表现为贫血、感染和出血，可伴有肝脾肿大。目前常用的药物尚不能治愈本病，大量临床实践证明，以中医、中药为主治疗本病，对改善临床症状、提高生活质量及延缓其转化为白血病有着确切的疗效。

MDS 没有中医传统的病名沿用，如何冠名，长期以来颇有争议。陈信义等认为，本病可归属于中医"虚劳""血证""内伤发热"等范畴。成诗君等认为，本病可归属于"虚劳""眩晕"等范畴。杨振江等认为本病可归属于"干血劳"范畴，如此等等，均不能从病名上反映 MDS 的本质特点。2008 年，中国中西医结合学会血液病专业委员会与中华中医药学会内科分会血液病专业组讨论认为，MDS 可创新命名为"髓毒劳"。含义为："髓"代表病位，"毒"代表病性，"劳"代表病状。笔者认为，"髓毒劳"反映了 MDS 的基本病机特点，体现了规范化中医病名之准确性、特异性、先进性、实用性、创新性等命名原则，更有利于临床、教学、科研及信息检索等多方面工作的开展与交流。因此，值得进一步统一认识及推广应用。

二、病因病机

（一）病因

中医学将疾病的病因归纳为三类，即内因、外因和不内外因。MDS 发病是内外合因的结果。邪毒能否致病，在相当程度上还取决于正气强弱。《素问·刺法论》曰："正气存内，邪不可干。"《素问·评热病论》曰："邪之所凑，其气必虚。"由于先天禀赋不足，后天失养，或劳倦内伤，或久病不复，致使机体正气不足，卫外不固，六淫转化之毒，或环境之毒，或内生之毒，或药毒，趁虚而入，由表及里，蓄积转盛，耗血伤髓，乃发此病。

（二）病机

一般认为，本病发生与内在体质因素有极大关系，生活与疾病因素虽然重要，但要通过内因起作用，如体质健康，即使生活环境差，病后发生本病的概率也较低；如果先天体质差，遇有外环境影响，大病、久病之后本病发生率也较高。因此本病的特点是内因是关键，外因是条件。

本病虽然有脏腑虚热，气血阴阳亏损的表现，但其病变部位在骨髓。肾主骨，生髓，藏精，五脏六腑需要气血濡养，先天肾气不足直接影响精血的生成代谢，从而造成脏腑失养，轻者出现脏腑虚热证候，重者脏腑功能受损，脏腑衰竭。

（三）病机转化

对于 MDS 的基本病机已取得较为一致的看法，即正虚邪实，虚实夹杂。因正虚感邪而发病，故具有正虚为本、邪实为标之病机特点。正虚与邪实贯穿于疾病的始末，又存在相互消长的关系，病程中不同的阶段其主次偏重有所不同。故察病机，切不可以主次论标本。素体正气不足，卫外不固，复感邪毒，由表及里，蓄积转盛，耗血伤髓，致气血阴阳虚损。气血虚弱，失于濡养，则见乏力倦怠，头晕目眩，面色萎黄；气虚不摄，血溢脉外，或阴虚火旺，迫血妄行，则见衄血不止；因毒致瘀，或久虚致毒瘀互结，气血不通，不通则痛，则见周身疼痛；毒瘀不去，新血不生，致疾病缠绵难愈。

三、辨病

（一）症状

发病常呈隐匿性，约半数患者可无明显临床症状；另外，半数患者症状轻重取决于贫血、白细胞及血小板减少的程度。

（1）贫血：常以贫血起病者约占90%，有面色苍白、头晕乏力、活动后心悸气短。

（2）出血：20%~60%的病例于病程中伴出血倾向，出血程度多数较轻，主要为皮肤瘀斑和瘀点，鼻衄和牙龈出血，重者可伴消化道出血。出血常与血小板有关。

（3）发热：约半数患者病程中出现发热症状，且与感染有关。热型以低热、中度发热多见。高热者起病急，病程较短，以呼吸道感染多见，其次为败血症、肛周与会阴部感染等。

（二）体征

本病体征缺乏特异性，多数病例可见面色苍白，约25%的患者出现皮肤紫癜。

（1）肝脾肿大：10%~60%的MDS患者有肝肿大，5%~60%的患者伴有脾肿大；大多数程度轻，肝脾重度肿大者少见。

（2）淋巴结肿大：一般1/3的病例可见淋巴结肿大，一般程度较轻，无触痛，以颌下和颈部常见，少数出现锁骨上、腋窝或腹股沟淋巴结肿大。

（3）胸骨压痛：晚期病变患者演变为髓细胞白血病可伴有胸骨压痛。

（三）辅助检查

（1）血象：全血细胞减少，以血红蛋白减少最为突出，同时合并白细胞减少或血小板减少。外周血涂片可见红细胞异形、大小不均，并可出现有核红细胞、幼稚粒细胞和巨大血小板。网织红细胞正常或偶可增高。

（2）骨髓象：骨髓活跃或明显活跃，以红系明显，粒红比例倒置。三系均可见不同程度病态造血。

红系：红细胞巨幼样变，幼红细胞核浆发育不平衡，可见双核、多核、分叶核及畸形核，胞浆染色不均匀。

粒系：粒细胞各阶段可出现双核、核浆发育不平衡，核分叶过多或不分叶。

巨核系：巨核系出现原始、幼稚及淋巴样小巨核细胞，畸形和巨大血小板。

（四）骨髓活检

（1）原始细胞：原始细胞及早幼粒细胞在骨髓腔的中央部位呈小簇状分布，程前体细胞异常定位（ALIP）。

（2）幼红细胞：有核红细胞聚集成堆，形成原始红细胞，红系成熟障碍。

（3）病态巨核细胞：以小巨核细胞增多常见。

（五）诊断与分期

1. 最低诊断标准

MDS 诊断标准采用维也纳标准，包括 MDS 最低诊断标准（表 25-1）。MDS 的诊断首先满足两项必要条件：持续血细胞减少和排除其他疾患。MDS 诊断需要满足两个必要条件和一个确定标准即可。

表 25-1　MDS 的最低诊断标准

一、必要标准	
	（1）持续（>6 月）一系或多系血细胞减少：红细胞（Hb<110g/L）；中性粒细胞（ANC<1.5×10^9/L）；血小板（BPC<100×10^9/L）
	（2）排除其他可以导致血细胞减少或病态造血的造血及非造血系统疾患
二、MDS 相关标准（确定标准）	
	（1）病态造血：骨髓涂片红细胞系、中性粒细胞系、巨核细胞系中任一系至少达 10%；环状铁粒幼细胞＞有核红细胞 15%
	（2）原始细胞：骨髓涂片中达 5%~19%
	（3）典型染色体异常（常规核型分析或 FISH）
三、辅助标准	（用于符合必要标准，但未达到确定标准，但临床呈典型 MDS 表现者，如输血依赖的大细胞贫血）
	（1）流式细胞术显示骨髓细胞表型异常，提示红细胞系和（或）髓系存在单克隆细胞群
	（2）单克隆细胞群存在明确的分子学标志：HUMARA 分析，基因芯片谱型或点突变（如 RAS 突变）
	（3）骨髓和（或）循环中祖细胞的 CFU 集落（±集簇）形成显著和持久减少

注：当患者未达到确定标准，如不典型的染色体核型异常，形态学病态造血 <10%，原始细胞比例 4% 等，而临床表现高度疑似 MDS，如输血依赖的大细胞性贫血，应进行 MDS 辅助诊断标准的检测，符合者基本为伴有骨髓功能衰竭的克隆性髓系肿瘤，此类患者诊断为高度疑似 MDS。若辅助检测未能够进行，或结果呈阴性，则对患者进行随访，或暂时归为意义未明的特发性血细胞减少症（idiopathic cytopenia of undetermined significance, ICUS），定期检查以明确诊断。

2.MDS 的形态学异常

2008 年 WHO 分型确定的 MDS 中病态造血改变见表 25-2。

表 25-2　病态造血的形态学改变

红系	粒系	巨核系
细胞核	胞体小或异常增大	小巨核细胞
核出芽	核分叶减少	核分叶减少
核间桥	（假 Pelger-Huët；pelgeriod）	多核（正常巨核细胞为单核分叶）
核碎裂	不规则核分叶增多	
多核	颗粒减少或无颗粒	
核分叶过多	假 Chediak-Higashi 颗粒	
巨幼样变	Auer 小体	
胞质		
环状铁粒幼细胞		
空泡		
PAS 染色阳性		

3.MDS 分型诊断标准（表 25-3）

表 25-3　MDS 2008 年 WHO 修订分型

分型	外周血	骨髓
难治性贫血伴单系病态造血	一系或二系血细胞减少[①]	一系病态造血：病态造血的细胞占
（RCUD）	原始细胞无或少见（<1%）[②]	该系细胞 10% 或以上
难治性贫血（RA）		原始细胞 <5%
难治性中性粒细胞减少 (RN)		环状铁粒幼细胞 <15%
难治性血小板减少（RT）		
难治性贫血伴环状铁粒幼细胞	贫血	环状铁粒幼细胞 ≥ 15%
（RARS）	无原始细胞	仅红系病态造血
		原始细胞 <5%
难治性血细胞减少伴多病态造血	血细胞减少	≥二系病态造血的细胞 ≥ 10%
（RCMD）	原始细胞无或少见（<1%）[②]	原始细胞 <5%
	无 Auer 小体	无 Auer 小体
	单核细胞 $<1 \times 10^9/L$	± 环状铁粒幼细胞 ≥ 15%
难治性贫血伴原始细胞增多 -1	血细胞减少	一系或多系病态造血
（RAEB-1）	原始细胞 <5%[②]	原始细胞 5%~9%[②]
	无 Auer 小体	无 Auer 小体
	单核细胞 $<1 \times 10^9/L$	
难治性贫血伴原始细胞增多 -2	血细胞减少	一系或多系病态造血
（RAEB-2）	原始细胞 5%~19%	原始细胞 10%~19%
	或无 Auer 小体[③]	有或无 Auer 小体[③]
	单核细胞 $<1 \times 109/L$	

续表

分型	外周血	骨髓
MDS- 未分类（MDS-U）	血细胞减少	各系病态造血细胞 <10%，伴细胞
	原始细胞 ≤ 1%[②]	遗传学异常可拟诊 MDS
		原始细胞 <5%
MDS 伴单纯 5q-	贫血	分叶减少的巨核细胞正常或增多
	血小板正常或升高	原始细胞 <5%
	原始细胞无或少见（<1%）	细胞遗传学异常仅见 5q-
		无 Auer 小体

注：①二系血细胞减少偶见，全血细胞减少应诊断为 MDS-U。

②如果骨髓中原始细胞 <5%，外周血中原始细胞为 2%~4%，则诊断为 RAEB-1。如 RCUD 和 RCMD 患者外周血原始细胞为 1%，应诊断为 MDS-U。

③伴有 Auer 小体，原始细胞在外周血中 <5%，骨髓中 <10%，应诊断为 RAEB-2。

四、中医论治

（一）治疗原则

根据本病特点、病因病机与主要证候，益气养阴活血应为本病治疗总原则。急则治其标，缓则治其本，把握疾病转化的规律和特征，在补虚治疗的基本原则下，灵活掌握祛邪治实的最佳时机，也要在辨证施治的同时，结合本病现代认识，把治疗主证与并发症结合起来，实施个体化治疗方案。

（二）分证论治

1. 气阴两虚，心肝血亏证

证候：神疲乏力，气短懒言，五心烦热，口干咽燥，头晕耳鸣，失眠多梦，面色苍白，唇甲色淡，身有瘀斑，舌质暗淡，舌苔薄白，脉虚大无力。

治法：益气养阴，养血活血。

方药：生脉散加减。常用药物：人参、麦冬、五味子、丹参、鸡血藤、当归、川芎、红花。

加减：出血明显者加仙鹤草、茜草等；头晕耳鸣甚者加枸杞子、菊花、天麻等。

2. 肾精亏虚，血瘀内阻证

证候：腰酸腿软，耳鸣健忘，极度疲乏，头晕目眩，周身疼痛，心悸失眠，面色少华，身有瘀斑、瘀点，舌暗淡，脉细弱。

治法：补肾填精，佐以活血化瘀。

方药：大补阴丸加减。常用药物：熟地黄、阿胶、猪脊髓、何首乌、龟板、知母、黄柏、川芎、丹参、陈皮、砂仁、甘草。

加减：偏阳虚者，加仙茅、淫羊藿、补骨脂；出血明显者，加仙鹤草、水牛角、茜草等；腹胀明显者，加枳壳、大腹皮等；便溏明显者，加薏苡仁、莲子肉、茯苓等；低热者加鳖甲、地骨皮。

3. 痰瘀互阻，阴阳失衡证

证候：周身疼痛，头蒙如裹，心胸烦闷，口舌干燥，面目虚浮，面色晦暗，口唇淡暗，皮肤、黏膜有瘀斑，腹部有积块，或胸骨疼痛，舌质暗淡，舌苔白腻，脉沉涩。

治法：活血化瘀，调理阴阳。

方药：通瘀煎加减。常用药物：当归、红花、香附、青皮、陈皮、木香、泽泻、苍术、白术、茯苓、半夏、玄参、生地黄、熟地黄、菟丝子、补骨脂、甘草。

加减：腹部积块明显者，加鳖甲、三棱、丹参、䗪虫；腹胀明显者，加莱菔子、枳实等；身痛明显者，加延胡索、细辛等；大便干结者，加熟大黄、芒硝等。

4. 热毒炽盛，脏腑虚极证

证候：憎寒壮热或高热不已，头痛身疼，口渴喜饮，烦躁不宁，心悸气短，头目眩晕，大便干结，小便黄赤，面色无华，舌暗红或舌边尖红，苔黄或脉虚数无力。

治法：清热解毒，培育正气。

方药：五味消毒饮加减。常用药物：金银花、野菊花、蒲公英、地丁、紫背天葵、知母、生石膏、黄芪、人参、当归、防风、生甘草。

加减：出血明显者加侧柏叶、茜草、大小蓟等；咽喉肿痛者，加桔梗、山豆根、射干等；咳嗽咯黄痰者，加黄芩、鱼腥草、天花粉等；腹痛腹泻者，加黄连、葛根、白头翁等；尿涩痛加黄柏、萹蓄等；口舌糜烂外涂养阴生肌散或锡类散。

（三）中医特色治疗

1. 中成药

（1）贞芪扶正胶囊：由女贞子、黄芪等药物组成，具有益气养阴的功效，用于放化疗后引起的白细胞、血小板与血红蛋白减少，属气阴两虚证候者。

（2）杞菊地黄丸：具有补肾益阴，养肝明目的功效，适应于化疗后骨髓抑制的干预治疗及化疗间歇期的扶正治疗。

（3）八珍颗粒：主要由人参、白术、茯苓、白芍、生地黄、大枣等药物组成，具有益气养血功效，适用于气血两虚证。

（4）百令胶囊：由冬虫夏草提取成分精制而成，具有补肾益阴，益肺强体功效，有阻止外周血象下降的效果。

2. 名老中医经验

（1）以益气养血活血法治疗 MDS：北京中医药大学东直门医院陈信义教授拟定方药：炙黄芪20g，党参10g，女贞子12g，旱莲草10g，生地黄，熟地黄各10g，菟丝子 15g，丹参 15g，地龙 10g，蜈蚣 3 条，鸡血藤 20g，当归 10g，赤芍、白芍各 10g，阿胶 10g，龟板 10g，陈皮 10g，炙甘草 6g，制成"益髓颗粒"。具体用法：第 1 个月每次 2 袋，每日 3 次；第二月每次 2 袋，每日 2 次；第 3 个月每次1 袋，每日 3 次，连续服用 3 个月为 1 个疗程。一般服用 1 个疗程后症状明显改善；服用 2~3 个疗程后外周血象改善，病情好转。

（2）周永明教授将本病的病机概括为"虚""火""毒""瘀"，以"健脾补肾以固本、活血解毒治标、邪正兼顾以防变"为主要治疗原则，自拟健脾补肾解毒方治疗 MDS，其临床疗效优于单用西医治疗。

（3）刘瑜等对 42 例患者予中药治疗，低危 MDS 用健脾补肾方：黄芪 12g，党参 10g，白术 6g，龟甲 15g，何首乌、地黄各 10g，半枝莲 6g，白花蛇舌草 10g；高危 MDS 用清热解毒、兼以扶正，加丹参 10g，赤芍 12g，，鸡血藤 6g，三七10g。连续治疗 7 天为 1 个疗程。连续治疗 3 个疗程后，完全缓解 15 例，部分缓解24 例，无效 3 例，总有效率为 92.90%。随访 42 例患者 3 个月，患者病情稳定没有复发。

3. 食疗

饮食疗法多以补益食品为主。

（1）六神豆枣汤：红枣 5 枚，赤小豆 30g，黑豆 30g，红糖 20g，六神丸 40粒。取赤小豆、黑豆、红枣煮汤调入红糖，送服六神丸，每日 1 剂，分 3 次服用，用于气血亏损，热毒内蕴者。

（2）黄根猪骨汤：黄根 50g，猪骨 1200g，上两味以水煎，每日 1 剂，分 4 次服用。

（3）黑木耳：是生长在朽木上的一种食用真菌，具有较高的营养价值。黑木耳性味甘平，具有益气不饥、润肺补脑、轻身强志及和补血养荣的功能。

（4）乌骨鸡肉：为雉科动物乌骨鸡的肉，即乌鸡肉。乌鸡肉味甘，性平，具有补血益阴，退热除烦的功效，适用于虚劳骨蒸、赢弱盗汗、身倦食少、消渴咽干、五心烦热及肌肉消瘦等阴亏血少、内热郁生之证。

五、西医治疗

MDS 的治疗主要解决两大问题：骨髓衰竭及并发症、AML 转化。就患者群体而言，MDS 患者自然病程和预后的差异性很大，治疗宜个体化。根据MDS 患者的预后积分，同时结合患者年龄、体能状况、依从性等进行综合评定，选择治疗方案。低危组 MDS 治疗包括成分血输注，造血因子治疗，免疫调节剂，表观遗传学药物治疗。低危组患者一般不推荐化疗及造血干细胞移植，但年轻低危组患者能耐受高强度治疗，有望产生更好的效果 / 风险比和无进展生存及总生存率。

高危组 MDS 预后较差，易转化为 AML，需要高强度治疗，包括化疗和造血干细胞移植。高强度治疗有较高的治疗相关并发症和死亡率，不适合所有患者。

支持治疗包括输血、促红细胞生成素（EPO）、粒细胞集落刺激因子（G-CSF）或粒-巨噬细胞集落刺激因子（GM-CSF）。支持治疗的主要目的是改善 MDS 症状、预防感染出血和提高生活质量。

1. 输血

除 MDS 自身疾病原因导致贫血以外，其他多种因素可加重贫血，如营养不良、出血、溶血和感染等。在改善贫血中，这些因素均应得到处理。

一般在血红蛋白 <60g/L，或伴有明显贫血症状时输注红细胞。老年、代偿反应能力受限、需氧量增加，可放宽输注，不必血红蛋白 <60g/L。

2. 去铁治疗

接受输血治疗，特别是红细胞输注依赖的 MDS 患者的铁超负荷，若未采取治疗或治疗不当，可导致总生存期缩短。

血清铁蛋白（SF）测定：能间接反映机体铁负荷，但 SF 水平波动较大，易受感染、炎症、肿瘤、肝病及酗酒等影响。对于红细胞输注依赖患者，应每年监测 3~4 次 SF。接受去铁治疗的患者，应依所选药物的使用指南进行铁负荷监测，并定期评价受累器官功能。

去铁治疗（iron chelation therapy，ICT）：可以降低 SF 水平、肝脏和心脏中铁含量，治疗效果与药物使用时间、剂量、患者耐受性及同时的输血量有关。SF 降至 500μg/L 以下且患者不再需要输血时可终止去铁治疗，若去铁治疗不再是患者的最大收益点时也可终止去铁治疗。常用药物有去铁胺、去铁酮、地拉罗司。

3. 血小板输注

建议存在血小板消耗危险因素者（感染、出血、使用抗生素或抗人胸腺细胞免疫球蛋白等）输注点为 20×10^9/L，而病情稳定者输注点为 10×10^9/L。

4. 促中性粒细胞治疗

中性粒细胞缺乏患者，可给予 G-CSF/GM-CSF，以使中性粒细胞 $>1 \times 10^9$/L。不推荐 MDS 常规使用抗生素预防感染治疗。

5. 促红系生成治疗

EPO 是低危 MDS、输血依赖者主要的初始治疗，加用 G-CSF 可以增加红系反应，持续 6 周。对无反应者，可加量 EPO 应用，继续治疗 6 周。对治疗有反应者，一旦取得最大疗效，逐渐减量 G-CSF、EPO 的应用，直至用最小的剂量维持原疗效。

6. 免疫抑制治疗

ATG 单药或联合环孢素进行免疫抑制治疗（IST）选择以下患者可能有效：无克隆性证据的 ≤ 60 岁的低危 / 中危 -1 患者，或者骨髓低增生，HLA-DR15 或伴小的 PNH 克隆。不推荐原始细胞 >5%，伴染色体 -7 或者复杂核型者使用 IST。

7. 免疫调节治疗

（1）沙利度胺（thalidomide）：治疗后血液学改善以红系为主，疗效持久，但中性粒细胞和血小板改善罕见。尚未能够证实剂量与反应率间的关系，长期应用耐受性差。

（2）来那度胺（lenalidomide）：对染色体 5q- 异常者效果很好，但是标准剂量（来那度胺 10mg/d，共 21 天）骨髓抑制比例高；对于复杂染色体异常和伴 p53 基因突变者，使用来那度胺会导致疾病进展，促进转白。建议 5q- 患者先使用 EPO，无效后换用来那度胺。在使用来那度胺前和过程中检测染色体和 p53 的突变情况。

8. 表观遗传学修饰治疗

（1）5- 阿扎胞苷（azacitidine，AZA）和 5- 阿扎 -2- 脱氧胞苷（decitabine，地西他滨）：可降低细胞内 DNA 总体甲基化程度，并引发基因表达改变。两种药物低剂量时有去甲基化作用，高剂量时有细胞毒作用。阿扎胞苷和地西他滨在 MDS 治疗中的具体剂量方案仍在优化中。高危 MDS 患者，是应用去甲基化药物的适宜对象；对于低危患者并发严重血细胞减少和（或）输血依赖，也是去甲基化药物治疗的合适对象。疗程增加可提高 AZA 或地西他滨治疗的有效率。

MDS 中高危患者应用 AZA $75mg/m^2$ 皮下注射或静脉输注共 7 天，28 天为 1 个疗程，为目前推荐方案。

AZA 可明显改善患者生活质量，减少输血需求，明显延迟高危 MDS 患者向 AML 转化或死亡的时间。即使患者未达完全缓解，AZA 也能改善生存。

在毒性能耐受及外周血象提示病情无进展的前提下，AZA 治疗 6 个疗程无改善者，换用其他药物。

（2）地西他滨：推荐方案为每天 $20mg/m^2$ 静脉输注，共 5 天，4 周为 1 个疗程。

多数患者在第 2 个疗程结束起效，并且在同一时间点达到最佳效果。通常足量应用地西他滨 3~4 个疗程若无效再考虑终止治疗。

9. 细胞毒性化疗

高危组尤其原始细胞增高亚型的 MDS 预后相对较差，开始宜行类同于 AML 的治疗，完全缓解率为 40%~60%，但是缓解时间短暂。年老者常难以耐受。年轻（<65 岁）、核型正常者化疗后 5 年总生存率约为 27%。

预激方案在小剂量 Ara-c（$10mg/m^2$，每 12 小时 1 次，共 14 天）基础上加用 G-CSF，并联合阿克拉霉素（ACR）或高三尖杉酯碱（HHT）或去甲氧柔红霉素（Ida）。国内多使用预激方案，由于 MDS 多见于老年人群，机体状况较差或常伴有诸如慢性肺病、心血管病及糖尿病等不适于强化疗的因素，因此小剂量化疗为这些患者延长生存期，改善生活质量提供了一种治疗选择。治疗 MDS 的完全缓解率为 40%~60%，有效率为 60%~70%。年龄对于疗效无显著影响，但年龄 ≥ 60 岁的患者对化疗耐受较差。

10. 造血干细胞移植

异基因造血干细胞移植（Allo-HSCT）可能治愈 MDS，但随年龄增加移植相关并发症也有所增加。适应证如下：

（1）FAB 分类中的 RAEB、RAEB-t、CMML 及 MDS 转化的 AML 患者生存期短，是 Allo-HSCT 的适应证。

（2）IPSS 系统中的中危 -2 及高危 MDS 是进行 Allo-HSCT 的适应证。IPSS 高危染色体核型的患者预后差，宜进行 Allo-HSCT。

（3）严重输血依赖，且有明确克隆证据的低危组患者，应该在器官功能受损前进行 Allo-HSCT。

（4）MDS 患者有强烈移植意愿。

六、转归与预后

MDS 是一组后天异质性造血细胞发育异常的疾病。部分患者可以转化为急性白血病。MDS 的预后，与年龄和体征、fab 分型、外周血象和骨髓象、染色体异常有关。年龄和体征与预后：本病好发于中年以上，老年人患 MDS 的预后比中年人差，MDS 患者有严重贫血，广泛出血，肝脾明显肿大者疗效也不佳。fab 分型与预后：MDS 的 fab 分型对预后有很大的的意义。如果 MDS 患者进行性全血细胞减少，提示病情恶化，多数患者预后不良，一般低危组（RA，RAS）患者的生存期长于高危组，RA 和 RAS 二型，发展成为白血病的比例较低，中数生存期也较长（raraeb，reeb-t 或 cmml 这三型的发生率较高），中数生存期较短。外周血象和骨髓象与预后：在 MDS-RA/RAS 患者中，外周血中可见到有核红细胞，假性 pelger-huet 异常，淋巴样的小巨核细胞等，同时伴有原始及幼稚细胞的比例增多。这种情况易转化为白血病。MDS 患者血象中出现原始细胞或骨髓中原始细胞 $\geqslant 0.05$，均提示预后不良。在 RAEB-t 亚型中，血象、骨髓象中原幼细胞内 Auer 小体阳性的患者完全缓解率比 Auer 小体阴性的患者要高，生存期也较长。染色体异常与预后：MDS 是多能造血干细胞的异常，从异常干细胞产生的病态血细胞都是克隆的，伴有染色体核型异常的 MDS 患者，中数生存期都较短，特别是有复杂染色体异常的，预后更差。

七、预防与调护

（1）饮食要有规律，以少食多餐，营养丰富，清淡易消化为主；避免暴饮暴食，不要饮酒及过食生冷、辛辣刺激之品。

（2）保持心情愉快，不要忧思恼怒及情绪紧张。

（3）避免过度劳累，注意休息，应劳逸结合。

八、MDS 分型及疗效判定标准（表 25-4~ 表 25-11）

表 25-4 MDS WHO 分型系统（2001 年）

MDS 亚型	中位生存时间	AML 转化率
RA	66 个月	6%
RARS	72 个月	1%~2%
RCMD	33 个月	11%
RCMD-RS	33 个月	11%
RAEB-1	18 个月	25%
RAEB-2	10 个月	33%
MDS-U	未知	未知
单纯 5q-MDS	良好	少见

表 25-5 MDS WHO 分型系统（2008 年）

MDS 亚型	外周血象	骨髓象
难治性血细胞减少伴单系发育异常（RCUD）	单系或两系减少☆	单系发育异常 ≥ 10%
难治性贫血（RA）	原始细胞 <1%○	原始细胞 <5%
难治性中性粒细胞减少（RN）		环形铁粒幼细胞 <15%
难治性血小板减少（RT）		
难治性贫血伴环状铁粒幼红细胞增多（RARS）	贫血	仅红系发育异常
	没有原始细胞	原始细胞 <5%
		环形铁粒幼细胞 ≥ 15%
难治性血细胞减少伴多系发育异常（RCMD）	血细胞减少	两系或多系发育异常 ≥ 10%
	原始细胞 <1%○	原始细胞 <5%
	无 Auer 小体	无 Auer 小体
	单核细胞 $<1\times10^9/L$	环形铁粒幼细胞 ±15%
难治性贫血伴原始细胞增多-1 型（RAEB-1）	血细胞减少	单核或多系发育异常
	原始细胞 <5%○	原始细胞 5%~9%○
	无 Auer 小体◇	无 Auer 小体 ±
	单核细胞 $<1\times10^9/L$	
不能分类的骨髓增生异常综合征（MDS-U）	血细胞减少	单系或多系发育异常，但 <10%
	原始细胞 ≤ 1%○	原始细胞 <5%○
单纯 5q-MDS	贫血	少分叶巨核细胞正常或增多
	血小板计数正常或者增高	原始细胞 <5%
	原始细胞 <1%	单纯 5q-
		无 Auer 小体

注：☆ RCUD 中有时可见两系血细胞减少，全血减少者应诊断为 MDS-U。

○ 如果骨髓中原始细胞 <5%，但外周血中原始细胞为 2%~4%，诊断分型为 RAEB-1。

如果骨髓中原始细胞 <5%，但外周血中原始细胞为 1%，诊断分型为 MDS-U。

◇ 如果骨髓 Auer 小体阳性，外周血中原始细胞 <5%，骨髓原始细胞中 <10%，则诊断分型为 RAEB-2。

表 25-6　MDS FAB 分型系统

MDS 亚型	骨髓象			外周血	
	原始细胞	Auer 小体	环形铁粒幼细胞	原始细胞	单核细胞
难治性贫血（RA）	<5%	无	<15%	<1%	—
难治性贫血伴环形铁粒幼细胞增多（RARS）	<5%	无	>15%	>5%	
难治性贫血伴原始细胞增多（RAEB）	5%~20%	无	—	>5%	
难治性贫血伴原始细胞增多转变型（RAEB-t）	21%~30%	有/无		<5%	
慢性粒-单核细胞白血病（CMML）	<20%	无	—	<5%	>1×10^9/L

表 25-7　根据 FAB 分型判断预后

MDS 亚型	中位生存期	25% 的患者进展为 AML 的时间
难治性贫血（RA）	4.2 年	4.7 年
难治性贫血伴环形铁粒幼细胞增多（RARS）	6.9 年	10.2 年
难治性贫血伴原始细胞增多（RAEB）	1.5 年	1.4 年
难治性贫血伴原始细胞增多转变型（RAEB-t）	0.6 年	0.2 年
慢性粒-单核细胞白血病（CMML）	2.4 年	2.9 年

表 25-8　国际预后积分系统（IPSS）

	IPSS 分型				
	0	0.5	1.0	1.5	2.0
骨髓原始细胞	<5%	5%~10%	—	11%~20%	21%~30%
细胞遗传学异常*	良好	中等	不良	—	—
血细胞减少	无或一系	两或三系	—	—	—

注：* 良好 = 正常核型，5q-，20q-，或 Y-。

不良 =7 号染色体异常，3 个或 3 个以上细胞遗传学异常组合（复合核型）。

中等 = 所有其他类型的细胞遗传学异常。

表 25-9　根据 IPSS 危险度评分判断 MDS 预后

IPSS 评分	IPSS 危险度	中位生存期	25% 的患者进展为 AML 的时间
0	低危	5.7 年	9.4 年
0.5~1.0	中危 -1	3.5 年	3.3 年
1.5~2.0	中危 -2	1.2 年	1.1 年
≥ 2.5	高危	0.4 年	0.2 年

表 25-10 国际工作组疗效标准的修订建议 –IWG 2006 标准

类别	疗效标准（疗效须维持≥4周）
完全缓解	● 骨髓：原始细胞 <5% 且所有细胞系正常成熟 　　应注明持续存在的发育异常 ● 外周血 　– 血红蛋白≥ 110g/L 　– 血小板≥ 100×10^9/L 　– 中性粒细胞≥ 1.0×10^9/L 　– 原始细胞 0%
部分缓解	● 其他条件均达到完全缓解标准，骨髓原始细胞较治疗前减少≥ 50% 但仍 >5% ● 不考虑细胞结构和形态学
骨髓完全缓解	● 骨髓：原始细胞≤ 5% 且较治疗前减少≥ 5% ● 外周血：如果达血液学改善（HI），应与骨髓完全缓解同时注明
稳定	● 未达到 PR 的最低标准，但至少 8 周以上无疾病进展证据
失败	● 治疗期间死亡或病情进展，患者表现为血细胞减少加重、骨髓原始细胞增高或进展为较治疗前更晚期的 FAB 亚型
CR 或 PR 后复发	● ≥以下一项： 　– 骨髓原始细胞回升至治疗前水平 　– 粒细胞或血小板数较达最佳缓解 / 有效时水平下降≥ 50% 　– 血红蛋白下降≥ 50%
细胞遗传学反应	● 完全反应 　– 染色体异常小时未出现新的异常 ● 部分反应 　– 染色体异常减少≥ 50%
疾病进展	● 具有以下情况的患者 　– 原始细胞 <5%；原始细胞增加≥ 50%，达到 >5% 　– 原始细胞 5%~10%；原始细胞增加≥ 50%，达到 >10% 　– 原始细胞 10%~20%；原始细胞增加≥ 50%，达到 >20% 　– 原始细胞 20%~30%；原始细胞增加≥ 50%，达到 >30% ● 下列任何一项： 　– 粒细胞或血小板数较最佳缓解 / 有效时水平下降≥ 50% 　– 血红蛋白下降≥ 20g/L 　– 依赖输血
生存	● 终点： 　– 总生存（OS）：任何原因死亡 　– 无事件生存（EFS）：治疗失败或任何原因死亡 　– 无进展生存（PFS）：病情进展或死于 MDS 　– 无病生存（DFS）：至复发时间 　– 特殊原因死亡：MDS 相关死亡

表 25-11　国际工作组疗效标准血液学改善的修订建议

血液学改善[*]	疗效标准（疗效须持续 ≥ 8 周）
红系反应（治疗前 <11g/dl）	● 血红蛋白升高 ≥ 15g/L
	● 与治疗前 8 周相比，每周红细胞输注单位数减少 ≥ 4 个，只有那些治疗血红蛋白 ≤ 90g/L 而需红细胞输注才纳入红细胞输注疗效评估
血小板反应（治疗前 <100×10⁹/L）	● 治疗前血小板计数 >20×10⁹/L 的患者，血小板计数净增值 ≥ 30×10⁹/L
	● 从 <20×10⁹/L 且至少增高 100%
中性粒细胞反应（治疗前 <1.0×10⁹/L）	增高 >100% 和绝对数增高 >0.5× 10⁹/L
HI 后进展或复发[**]	● ≥ 以下一项
	－ 中性粒细胞或血小板数较最佳缓解 / 有效时水平下降 ≥ 50%
	－ 血红蛋白下降 ≥ 15g/L
	－ 输血依赖

注：* 计数指治疗前至少相隔 1 周的两次测定的平均值（无输血影响）。

** 在没有如感染、重复化疗疗程、胃肠道出血、溶血等其他原因的情况下。建议同时有红系和血小板两种疗效的情况下，在报告个别疗效的同时，也作为总体疗效交易报告。

第二十六章

出血性疾病与凝血障碍

第一节　过敏性紫癜

一、概述

过敏性紫癜是由各种不同原因所引起的一种常见的变态反应性出血性疾病，其共同特点是过敏性血管炎，故又称为出血性毛细血管中毒症，或称亨诺-许兰综合征。本病主要是机体对某些致敏物质发生变态反应，引起毛细血管通透性和脆性增高导致出血，临床表现除皮肤紫癜外，可伴有腹痛、关节痛和（或）肾脏病变等。

引起本病的因素有很多，急性感染，如细菌感染、病毒感染、寄生虫感染、结核杆菌感染等；食物因素，如鱼、虾、蛋、鸡、牛奶等；药物因素，如青霉素、链霉素、氯霉素、异烟肼、阿托品等；其他因素，如寒冷刺激、吸入花粉、昆虫叮咬、精神因素等。但是，对每一具体病例又难以寻找出确切病因。中医病证名按照证及其演变的特点，血液溢出于肌肤之间，皮肤表现青紫斑点或斑块的病证，称为"紫斑"；亦有称为"肌衄"及"葡萄疫"者；若见血尿，隐隐不退属"血证"范畴；若见腹痛，反复发作伴有恶心、腹泻、便血，归属于"腹痛"范畴。若见肢体关节沉重作胀，疼痛，甚则关节肿胀，重着不移，四肢活动不便，则归属于"痹证"范畴。

二、病因病机

（1）禀赋薄弱，感受外邪：禀赋薄弱，体质不强，肾气不足，感受六淫之邪或疫病毒气，外邪循经入里，郁于血分，正气则抗邪外出，邪正相争，郁而化热，血热炽盛，热迫血行，损伤血络，血溢脉外则发紫斑。

（2）饮食不节，昆虫叮咬：饮食不节或不洁，过食肥甘膏粱厚味，或海鲜腥味，或不良药物，或被昆虫叮咬，导致热毒内酿，入于胃腑，虫毒入血，毒气弥散，迫血妄行，郁于肌表则发紫斑。过食醇酒厚味，则滋生湿热，热伤脉络，损伤脾胃，脾胃虚衰，血失统摄，而引起紫斑。

（3）气虚不摄，统血无权：素体虚弱，或大病久病之后，或劳倦内伤，脾气虚弱，统摄无权，血无所依，不循常道，脉道不畅，溢于肌表则发紫斑。素体津液不足之人，为邪气所扰，灼伤津液，可致津亏血耗，津不载血，血不归经，则血液瘀滞。

（4）阴虚火旺，灼伤血络：肝肾阴虚，虚火内热，或误用燥药，虚火炽盛，灼伤血脉，血溢肌表则成紫斑；或七情所伤，忧伤过度，导致阴血亏损，虚火上炎，灼伤血脉，发为紫斑，且斑色紫黯。若脏腑经络失于津液濡养，瘀血又停留其间阻滞气机，还可见到腹痛、腰痛等症。

本病病位主要在血分，与心、脾、肝、肾等有关。从证候的虚实来说，由火热亢盛所致者属于实证；由阴虚火旺及气虚不摄所致者，属于虚证。实证和虚证虽各有其不同的病因病机，但在疾病发展变化的过程中，又常发生实证向虚证的转化，年久不复，损及肾阳，由肾及脾，阴阳俱虚，甚则脾肾衰败，耗竭精气。

三、辨病

（一）症状及体征

本病患者多为过敏体质或有较肯定的过敏原引发，多见儿童及青年，以皮肤紫癜为首发症状。在紫癜发生前1~3周有疲倦乏力，低热，全身不适及上呼吸道感染等症状。皮肤分批出现对称分布、大小不等、高出皮面、压之不褪色的丘疹样紫癜。少数病例在皮肤紫癜出现之前，先有关节疼痛或腹痛等症状，病程中可伴有尿异常或紫癜肾。

（二）辅助检查

1.血象

血小板计数、血小板功能和出血时间、凝血时间均正常，血块收缩时间正常，毛细血管脆性试验阳性。少数病例血小板可稍减少，出血时间稍延长，其他凝血机制方面的检查均无异常。白细胞计数轻度或中度增多，嗜酸粒细胞可能增多。

2.骨髓象

骨髓检查正常。

3.其他检查

（1）组织检查：病变部位皮肤或组织中可看到较匀一的过敏性血管炎。毛细血管后小静脉有大量白细胞浸润、纤维样坏死和红细胞渗出血管外。血管壁可有灶性坏死、上皮细胞增殖。

（2）除外其他疾病引起的血管炎：临床表现符合，特别是典型的皮肤改变，血小板数量及功能正常，毛细血管脆性增加，能除外其他具有弥散分布的类似表现的疾病者，如冷球蛋白综合征、良性高球蛋白性紫癜、环形毛细血管扩张性紫癜、色素沉着性紫癜及苔藓样皮炎等，可以确定诊断。病理检查不是必备的。

（3）免疫抗体测定：有学者观察到在过敏性紫癜活动期，循环中产生 IgA 的淋巴细胞增高，不仅较对照组为高，也较过敏性紫癜非活动期为高。另有报道在紫癜出现时月内患儿血清 IgA 浓度显著增高，伴有肾炎的患者血清中冷球蛋白含量亦增多，此种冷球蛋白为抗原抗体复合物。当肾脏症状消失后，血清冷球蛋白亦恢复正常。血清补体水平如 C1q、C3 等均正常或增高。血清备解素（proper din）水平降低。

（4）排泄物检查：尿液常规检查可有血尿、蛋白尿。大便检查可正常，腹型者，可见肉眼血便或潜血阳性。

（三）诊断标准及分期分型标准

1. 国内诊断标准

（1）有过敏体质或有较肯定的过敏原引发。

（2）有下述临床表现：①在紫癜发生前 1~3 周有低热、上呼吸道感染及全身不适等症状；②典型的皮肤紫癜及相应皮损；③病程中可有腹痛，或累及关节、肾脏。

（3）血小板计数、血小板功能和凝血时间均正常，毛细血管脆性试验可阳性。

（4）受累部位组织学检查示较均一过敏性血管炎。

（5）除外其他疾病引起的血管炎，如冷球蛋白综合征、良性高球蛋白性紫癜、环形毛细血管扩张性紫癜、色素沉着性紫癜、细菌样皮炎等。

上述条件中病理检查不是必备的。

2. 分型

（1）单纯皮肤型：以四肢尤以下肢伸侧关节附近为多，分批出形红斑，溃疡或坏死，对称分布、大小不等、新旧不一、高出皮面的斑丘疹样紫癜，或是渗出性红斑，或伴有荨麻疹、水肿。

（2）关节炎型：紫癜出现前或后有关节酸疼或肿胀，多见于股、踝、肘、手指等关节，可呈游走性，可有积液，愈后不留畸形。

（3）腹型：多见于儿童，在紫癜出现之前或后有腹痛，呈发作性绞痛；伴恶心呕吐、便血，但无腹肌紧张及反跳痛，呈症状与体征分离现象。可因肠道不规则蠕动诱发肠套叠。

（4）过敏性紫癜合并肾炎：可在紫癜出现之前或之后发生，见于儿童，有肉眼或镜下血尿、蛋白尿或管型尿，常有发病初血压升高等症状，可在腹痛和关节炎等症状消失后才发生，其中以起病数周后发生最多，极少数在 1 个月后才出现，很快恢复或持续数月而愈。但也有转为慢性肾炎甚至很快发生肾衰竭者。根据临床进程，本病分为四种类型：①迁延型肾炎；②肾病综合征；③慢性肾小球肾炎；④急进性肾炎。

（5）混合型：具备两种以上特点。

四、类病辨别

非典型病例，尤其是在紫癜出现之前即有腹痛、便血、关节痛及尿异常改变者应与下列疾病进行鉴别。

（1）单纯皮肤型与血小板减少性紫癜相鉴别：后者主要为皮肤黏膜出血，表现为不规则分布，无关节及肾炎等症状（结缔组织疾病所致者除外），出血时间延长，血块收缩不佳；血小板减少是鉴别的要点，骨髓中巨核细胞有质量及数量异常。

（2）关节型与风湿热相鉴别：若关节肿痛发生在紫癜之前并伴有发热，需与风湿热相鉴别。后者在关节症状出现前后常有环状红斑或皮下结节，血沉增快，抗链球菌溶血素"O"试验多阳性。

（3）腹型需与急性阑尾炎、坏死性小肠炎相鉴别：急性阑尾炎的腹痛为麦氏点持续性疼痛，进行性加剧，局部有肌紧张、压痛及反跳痛。外周血白细胞及中性粒细胞增高。坏死性小肠炎患者全身中毒症状严重，呈持续性疼痛阵发性加剧，伴有压痛及反跳痛，甚至出现休克。外周血白细胞及中性粒细胞比例明显增高，大便有脓细胞及红细胞。

（4）肾型需与急性肾小球肾炎、狼疮性肾炎相鉴别：详细追问病史、系统的体格检查及必要的实验室检验，与后两者的鉴别一般不难。但要特别注意本病皮肤紫癜消失后遗留的肾脏损害易与上述疾病相混淆，应仔细鉴别。

五、中医论治

（一）治疗原则

根据疾病发生发展的不同时期，以及紫斑的发生部位、色泽、形态等特征，其治疗则采取不同的辨证施治方法。本证病机为本虚标实，虚实夹杂，按一般规律言，在疾病初期，实多虚少；中期虚实并重，扶正祛邪同时并重；若病期很长，则往往本虚表现较为突出。本病的治疗原则应标本同治，根据虚实标本的主次，兼顾同治。常用治法以清热解毒、凉血止血、活血化瘀、滋阴降火、益气统血、或温阳、或滋阴、或补气，或回阳救逆等方法为主。

（二）分证论治

1. 风热伤络证

证候：发热，微恶风寒，咳嗽，咽红，食欲不振，紫癜好发于下半身，尤以下肢和臀部为多，常对称分布，颜色较鲜红，呈丘疹或红斑，大小形态不一，可融合成片，或有痒感，局部微肿，舌红，苔薄腻，脉浮数。

治法：疏风清热，解毒化斑。

方药：银翘散加减。常用药物：连翘、金银花、桔梗、薄荷（后下）、竹叶、生甘草、荆芥穗、淡豆豉、牛蒡子。

加减：咽痛加玄参、板蓝根；发热重者加生石膏；紫癜多者加侧柏叶；皮疹发痒者加防风、浮萍以散风透邪；关节痛加桑枝、羌活；尿血加白茅根、生地黄。

2. 邪热内蕴证

证候：突然发热，四肢甚则少腹、臀部皮肤出现红色斑点，继之分布逐渐稠密，斑点转为紫色，皮肤瘙痒，腹痛，关节痛，腰痛，小便黄赤或血尿，大便或清或乌黑，舌质红，苔薄黄，脉浮滑或滑数或弦数。

治法：清热解毒，凉血止血。

方药：十灰散加减。常用药物：大蓟、小蓟、荷叶、侧柏叶、茜草根、白茅根、棕榈皮、牡丹皮、栀子、制大黄。

加减：热毒炽盛，发热，出血广泛者，加生石膏、龙胆草、紫草，冲服紫雪丹；热蕴胃肠，气血郁滞，症见腹痛便血者加白芍、甘草、地榆、槐花缓急止痛，凉血止血；邪热阻滞经络，兼见关节肿痛者，酌加秦艽、木瓜、桑枝等舒筋通络。

3. 瘀血阻滞证

证候：皮肤紫癜，成批出现，此起彼伏，反复不愈，少腹及臀部为著，足背稠密、关节不利，肌肤甲错，腹痛夜甚，口干欲漱水而不欲咽，舌质黯红，苔薄白，脉细涩或细数或滑数。

治法：清热活血，凉血止血。

方药：桃仁承气汤合犀角地黄汤加减。常用药物：桃仁、大黄、芒硝、桂枝、炙甘草、牡丹皮、赤芍、当归、蒲黄（包煎）、五灵脂、桃仁、水牛角（先煎）。

加减：热甚者加生石膏；血尿重者加小蓟；伤阴者加麦冬、玄参；关节不利加桑枝、地龙；腹痛甚者加延胡索。

4. 阴虚火旺证

证候：皮肤出现青紫斑点或斑块，时发时止，常伴鼻衄、齿衄或月经过多，颜面红，心烦口渴，手足心热，或有潮热盗汗，舌质红苔薄，脉细数。

治法：滋阴降火，宁络止血。

方药：茜根散加减。常用药物：茜草根、制大黄、侧柏叶、生地黄、阿胶（烊化）、生甘草。

加减：阴虚甚者，可加党参、龟板、女贞子、旱莲草养阴清热止血。潮热可加地骨皮、白薇、秦艽清退虚热。若表现肾阴亏虚而火热不甚，症见腰膝酸软，头晕乏力，手足心热，舌红少苔，脉细数者，可改用六味地黄丸滋阴补肾，酌加茜草根、大蓟、槐花、紫草等凉血止血，化瘀消斑。

5. 气虚不摄证

证候：反复发生紫斑，久病不愈，神疲乏力，头晕目眩，食欲不振，面色苍白或萎黄，舌质淡，脉细弱。

治法：补气摄血。

方药：归脾汤加减。常用药物：党参、黄芪、炒白术、茯苓、酸枣仁、桂圆肉、木香、炙甘草、当归、远志、生姜、大枣。

加减：若兼肾气不足而见腰膝酸软者，可加山茱萸、菟丝子、续断补益肾气。

6. 阳微血散证

证候：皮肤紫斑，色淡紫青，隐现肌肤，少气懒言，神疲倦卧，四肢不温，或指端口唇青紫，面色晦暗，舌淡苔白，脉沉微。

治法：回阳救逆，益气生脉。

方药：回阳救急汤合生脉饮加减。常用药物：熟附子（先煎）、干姜、肉桂、人参、炒白术、茯苓、陈皮、法半夏、五味子、麦冬、炙甘草。

加减：若胃纳不振可合用六君子汤，加强健脾益胃之功。

（三）中医特色治疗

1. 专方专药

（1）银黄口服液：每次 10~20ml，每日 3 次，口服。主治热伤血络证伴咽红肿痛热盛者。

（2）银翘解毒丸：每次 1 丸，每日 2 次，口服。适应证同上。

（3）防风通圣丸：每次 6g，每日 2~3 次。适用于热伤血脉证伴发热恶寒，皮肤瘙痒，关节肿痛及大便燥结者。

（4）八珍益母丸：每次 1 丸，每日 2 次，口服。适用于气虚血亏证。

2. 针灸

主穴：曲池、足三里；备穴：合谷、血海。先用主穴，效果不理想时加备穴。有腹痛者加刺三阴交、太冲、内关。

3. 名老中医经验

（1）刘锋、周霭祥根据过敏性紫癜的表现：皮肤紫癜分批出现，此起彼伏，变化莫测，关节肿痛发无定处，时有皮肤瘙痒，符合"风者，善行而数变"及"无风不作痒"的风性特点。上呼吸道感染与本病发生密切相关，在病程中或痊愈后，再次发生上呼吸道感染常可使病情加重或导致复发，说明风热毒邪是本病发生的根本原因。过敏性紫癜的发病机制是由于风热毒邪外侵，深入营血，脉络受损，血溢脉外；或瘀血阻滞脉络，血不归经。所以在治疗上采用以解毒祛风为基本治法。并根据中医的发病机制，将本病分为血热壅盛及瘀血阻络两型。基本方的组成：蒲公英30g，连翘20g，黄芩15g，紫草30g，生甘草30g，大枣30g，蝉蜕6g，地肤子6g。血热壅盛型加清营凉血的犀角地黄汤；瘀血阻络型加活血化瘀轻剂桃红四物汤。

共观察过敏性紫癜23例，结果痊愈22例。治疗后毛细血管脆性及甲皱微循环均得到明显的改善。

（2）周平安教授认为，本病与温病之斑疹不尽相同的是还夹有风邪，因此，强调解表疏风药的使用，常用药如柴胡、荆芥、薄荷、防风、浮萍等。他指出，疏风解表药多味薄气轻，可凭借其透泄之性，通行上下内外，舒畅和鼓舞人体气机，并可引诸药直达病所。解表也是对营卫状态的调整，通过宣透气机之品以开通门径，可使营分之邪有外达之机。临床中应辨病辨证相结合，若不针对疾病本质和特征去治疗，往往会使分证论治流于肤浅。因此，在临床上十分重视专方、专药的使用，如常用的专方柴胡脱敏汤、三两三（由生黄芪、金银花、当归、生甘草组成，前三味均用一两，生甘草用量为三钱，故名），以及柴胡、黄芩、紫草等专药。

（3）周霭祥教授认为，血液系统出血性疾病的初期，热毒为病机关键，热毒伤络型为临床最常见证型。对于过敏性紫癜，主张清热解毒、凉血止血及补肾健脾、益气摄血。周老自拟解毒凉血汤治疗紫癜。组成：金银花、连翘、栀子、黄芩、土茯苓、生地黄、赤芍、牡丹皮、女贞子、墨旱莲、紫草、白茅根、仙鹤草、甘草、大枣、水牛角片，本方功能清热解毒、凉血止血。临床可根据病情加减运用，如过敏性紫癜伴有腹痛者，加乌药、枳壳等行气止痛；关节痛者，加秦艽、羌活、独活等祛风通络；伴有便血者，加大蓟、小蓟、地榆、槐花等清热止血；合并紫癜肾者，加熟地黄、何首乌、枸杞子等补肾养血。

（4）黄振翘教授认为，过敏性紫癜的主要病因病机为"风、热、湿、毒、瘀"，反复发作者，以肾虚血瘀、脾虚内湿、肺脾（气阴）两虚为本虚；风湿、血热、瘀阻为标。采用精准的分证论治、标本同治的方法治愈反复发作的过敏性紫癜。根据本病为标本互见之证，由于风湿伤络，热入血分，瘀血阻络，以风湿、血热、瘀阻为标，治宜祛风渗湿，凉血清热，活血通络；反复发作者以肾虚、脾虚、肺脾（气阴）两虚为本虚，宜用滋肾、健脾、益气养血等法。但治疗总不离治风、热、湿、毒、瘀，重视化瘀，采用滋肾凉血与化瘀消斑结合、健脾益气与活血化瘀结合、祛风渗湿通络兼以益气等。在药物的选用上，黄教授选用防风、荆芥、生槐花、黄芩、连翘散风清热，蒲公英、生米仁、茯苓利湿解毒，生地黄、赤芍、牡丹皮、丹参凉血化瘀。紫癜发作较密集，加水牛角、紫草；腹痛者，加木香、延胡索、白芍；见关节肿痛，加汉防己、川牛膝祛风利湿，活血强筋；出现便血者，加地榆、白及；尿血者，加干茅根、小蓟草；病久不愈，气血亏虚者，加黄芪、当归、川芎；肝肾亏损者，加旱莲草、女贞子。反复发作，乃湿毒久蕴，脾胃伏火，宜利湿清热解毒以治脾胃伏火，与疏风凉血清热配合，选用苍术、土茯苓，可减少发作，并应注意过用寒凉伤及脾胃。久病紫癜反复发作，瘀阻脉络，正气受损，而成气虚血瘀之证，宜益气化瘀，兼顾养血。

（5）赵炳南教授认为，本病属"葡萄疫""血风疮"等范畴。多因血热壅盛，迫血妄行，血不循经，溢于脉络，凝滞成斑，复感风邪，则发病骤然，发无定处；尚有因脾胃虚寒，中气不足，气虚不摄，脾不统血，血不归经，外溢而致紫癜；此外，血热壅盛，灼伤阴血，日久及肾，肾阴不足，亦可发为本病。赵老认为血热挟风型临床最常见，发病急剧，故治以清热凉血活血、解毒消斑，兼以养阴。赵老以经验方凉血五根汤加减。方中白茅根、瓜蒌根、板蓝根、槐花、地榆清解血中之毒而凉血；茜草根、紫草根、牡丹皮凉血活血、化瘀消斑，其中地榆酸苦微寒，性沉寒入下焦。对血热证，赵老强调"热不除则血不止，热既清则血自安"。地榆既能清降，又能固涩，但清而不泄，涩而不滞，为凉血止血之要药，特别是下肢紫癜，常可加减使用。紫草根能凉血活血，凉血而不滞，活血而不散，又能补中益气，对紫癜类疾病虚证、实证均能应用。

六、西医治疗

1. 消除致病因素

防治感染，清除局部病灶（如扁桃体炎等），驱除肠道寄生虫，避免可能致敏的食物及药物等。

2. 一般治疗

（1）抗组胺药：盐酸异丙嗪、氯苯那敏（扑尔敏）、阿司咪唑（息斯敏）、去氯羟嗪（克敏嗪）及静脉注射钙剂等。

（2）改善血管通透性药物维生素C、曲克芦丁等，维生素C以大剂量（5~10g/d）静脉注射疗效较好，持续用药5~7日。

3. 糖皮质激素

糖皮质激素有抑制抗原－抗体反应、减轻炎症渗出、改善血管通透性等作用。一般用泼尼松30mg/d，顿服或分次口服。重症者可用氢化可的松100~200mg/d，或地塞米松5~15mg/d，静滴，症状减轻后改口服。糖皮质激素疗程一般不超过30天，肾型者可酌情延长。

4. 对症治疗

腹痛较重者可予阿托品或山莨菪碱（6-542）口服或皮下注射；关节痛可酌情用止痛药；呕吐严重者可用止吐药；伴发呕血、血便者，可用奥美拉唑等治疗。

5. 其他治疗

如上述治疗效果不佳或近期内反复发作者，可酌情使用：①免疫抑制剂：如硫唑嘌呤、环孢素、环磷酰胺等；②抗凝疗法：适用于肾型患者，初以肝素钠或低分子肝素100~200U/（kg·d）静脉滴注，4周后改用华法林4~15mg/d，2周后改用维持量2~5mg/d，2~3个月。

七、转归与预后

急性者多发生在外感之后，见温热邪毒乘虚侵入血脉，表卫症状明显，常成批大量出现皮肤紫癜，若治疗不当，热邪入里，损及脾胃或直入营血，瘀热内结，邪毒深入关节、腹部及肾脏。

本病慢性者，日久不愈，致使脾胃受损，气血生化乏源，邪结益深，脾虚更甚，脾虚及肾，气虚不能化精，精失所藏。因劳倦过度，饮食不节或药物之毒损伤脾胃，中焦运化失司导致摄入的水谷之物不能化生精微为血，血亏则心失所养，心脾两亏。也有因禀赋不足，素体亏虚，复由后天失调，脾失健运以致脾肾俱虚；年久不复，阴阳俱虚，脾肾衰败，耗竭精气，精气衰败而死亡。

血证的预后，主要与下述三个因素有关。一是引起血证的原因。一般来说，外感易治，内伤难治，新病易治，久病难治。二是与出血量的多少密切有关。出血量少者病轻，出血量多者病重，甚至形成气随血脱的危急重病。三是与兼症有关。出血而伴有发热、咳喘、关节疼痛者，腹痛，血尿，脉数等症者一般病情较重。本病经积极治疗后可以治愈，但少数可复发。

紫癜在 2 星期、4 星期及 >4 星期消退者各占 1/3，病程长者可达数年之久。紫癜消失快慢与下列因素有关：①急性期严重程度；②内脏是否受累，腹型及肾型紫癜消失较慢；③致病因素是否去除，成年人紫癜消失缓慢。本病预后大多良好，病死率低于 5%。主要死亡原因为肾功能衰竭、中枢神经系统并发症、肠套叠及肠梗阻等。

八、预防与调护

本证需戒烟戒酒，戒辛辣刺激性物，不宜饮酒，应吃易消化，富营养的饮食，生活起居有规律，劳逸适度，避免受寒，预防感冒。尽量避免接触化学物品，对某些药品，如链霉素、解热镇痛剂的应用也须慎重。提倡各类体育锻炼，增强体质，特别对老年人更为重要，使之气血保持流通。保持心情舒畅，生活事件（如离婚、考大学、退休……等）常会导致应激，使人体处于紧张状态，导致气血不能流通，遇有此类事件，采取谈心、娱乐活动、旅游等分散方法，使应激减少到最低限度。

九、疗效判定标准（学术性权威机构制定）

（1）显效：由治疗后一切症状消失，有关检查正常。与未治疗或其他治疗相比，达痊愈时间显著缩短，并发症发生率及 1 年内复发率显著减少。

（2）有效：治疗后病情明显好转，但未恢复正常，与未治疗组相比达此程度所需时间明显缩短，或痊愈后 2 个月内复发者。

（3）无效：治疗后病情好转的程度和所需时间与未治疗组相比无显著差别。

第二节　特发性血小板减少性紫癜

一、概述

特发性血小板减少性紫癜（ITP），亦称自身免疫性血小板减少性紫癜，是指并无特殊病因引起的血小板减少，为临床常见的出血性疾病。本病有急性、慢性之分，前者常为自限性，多见于2~9岁的儿童；后者约占80%，青年女性多见，女性的发病率为男性的3~4倍。

急性型ITP多发生于病毒感染的恢复期。血小板破坏的机制可能由于血小板表面吸附的病毒抗原产生自身抗体，也可能是由于病毒感染引起的抗原－抗体复合物与血小板结合，也可能两者都有关。慢性型ITP发病前常无前驱感染的病史。目前认为，发病是由于血小板结构抗原变化引起的自身抗体所致。85%~90%的病例中有血小板表面相关的PAIgG、PAIgM、PA-C3增高，并与血小板的破坏程度及减少程度成比例。研究已经证明，ITP患者的抗血小板抗体不仅是抗血小板的相关抗原，也是抗巨核细胞的相关抗体，损害巨核细胞生成血小板的功能。目前，关于血小板相关抗原的性质尚未肯定，且为异质性，有人认为它可能是一种血小板膜分子，为血小板膜上的糖蛋白GP Ⅱ b/ Ⅲ a，也有少数可能是GP Ⅰ b，也可能是其他与膜紧密黏附的血循环内蛋白分子。

中医学无ITP之名，据其临床表现，可将其归属于"血证""发斑"范畴。

二、病因病机

（1）外邪所伤：由于外邪侵袭，损伤脉络而引起出血。其中尤以感受风、热、燥邪所导致为多。如邪犯肺卫，上炎清窍，可导致鼻衄；如灼伤皮肤脉络，可致肌衄；热犯下焦则致尿血；湿热之邪侵及肠道则引起便血。

（2）七情所伤：恼怒伤肝，肝气郁结，气郁化火，肝不藏血；思虑伤脾，脾不统血；恣情纵欲，耗损肾阴，虚火妄动，皆可引起出血。

（3）饮食所伤：过食辛辣厚味醇酒，一可滋生湿热，湿热内蕴，熏灼血络；二可损伤脾胃，脾胃虚弱，失其统摄之职，以致血溢脉外而发生血证。

（4）劳倦过度：心主神明，神劳伤心；脾主肌肉，体劳伤脾；肾主藏精，房劳伤肾。劳倦过度，可导致心、脾、肾气阴损伤。若损于气，则气虚不能摄血；若损于阴，则阴虚火旺，迫血妄行，均可导致肌衄、鼻衄、齿衄，甚至尿血便血。

（5）久病或热病后：久病或热病耗伤气阴，以致阴虚火旺，迫血妄行而致出血；久病或热病使正气亏损，气虚不摄，血溢脉外而致出血；久病入络，血脉瘀阻，血行不畅，血不循经而致出血。

本病与脾、肝、肾关系最为密切，病性属本虚标实。初起为急性患者，多因外感热毒之邪，或风寒湿邪入里化热，其病机转化取决于邪正盛衰和辨证治疗是否得当，若失治，以致邪热弥漫三焦，可致阴阳离决的重证，邪盛必伤正。本病在后期，出现气血亏虚、阳气虚衰、脾肾俱损的证候。慢性者，邪实伤正，则转化为虚实夹杂，或正虚为主，或邪盛为主，或邪实并重，凡久病不愈，均可致正虚血瘀，但以正虚为主。

三、辨病

（一）症状及体征

（1）急性型：起病前1~3周常有呼吸道感染或其他病毒感染史。起病急骤，可有发热、畏寒，突然发生广泛、严重的皮肤黏膜出血甚至大片瘀斑或血肿。皮肤瘀点常先出现于四肢，尤以下肢为多，分布不均。黏膜出血多见于鼻、齿龈、口腔，可有血疱。胃肠道及泌尿道出血并不少见。颅内、脊髓及脑膜出血较少见，但有生命危险。脾脏常不伴肿大。

（2）慢性型：起病缓慢，可有持续性出血和反复发作。每次发作延续数月或数年，出血症状一般较急性型轻，皮肤出血以下肢远端为多，可有鼻、齿龈及口腔黏膜出血等。女性患者月经过多为主要表现，反复发作者可有轻度脾肿大。

（二）辅助检查

（1）血象：血小板减少程度轻重不一，以急性型发作期最显著，计数多在 $20 \times 10^9/L$ 以下，慢性型一般为（30~80）$\times 10^9/L$，周围血涂片有大型血小板（$25\mu m$）或血小板畸形。

（2）骨髓象：骨髓中巨核细胞正常或增多，伴有成熟障碍，少数病程较长，病情严重者，巨核细胞数可减少或缺如。

（3）其他检查：①血小板抗体测定：80%~90%的患者PAIgG升高，急性型的PAIgG比慢性型为高，其升高为暂时性，在血小板上升前，PAIgG已迅速下降，甚至恢复正常。缓解期患者持续高水平PAIgG，提示血小板代偿性破坏，患者容易复发。切脾后PAIgG降至正常，如仍然升高则表示抗体在肝脏内产生，或有副脾存在。一般而言，PAIgG高低和血小板计数相关，但有假阳性或假阴性。②止血和凝血功能检查：出血时间延长，血块退缩不良，束臂实验阳性，血清凝血酶原消耗不良，但血小板计数比上述实验更精确。凝血酶原时间及凝血时间正常。放射性核素 ^{51}Cr 或 ^{111}In 测定，血小板寿命缩短。

（三）诊断标准及分期分型标准

本病国内诊断标准如下：

（1）多次化验检查血小板计数减少。

（2）脾脏不增大或仅轻度增大。

（3）骨髓检查：巨核细胞增多或正常，有成熟障碍。

（4）以下五点中应具备任何一点：①泼尼松治疗有效；②脾切除治疗有效；③ PAIgG 增多；④ PA-C3 增多；⑤血小板寿命测定缩短。

（5）排除继发性血小板减少症。

四、类病辨别

1.过敏性紫癜

过敏性紫癜属于变态反应性毛细血管炎，因此血小板计数正常，其紫癜与 ITP 不同之处在于高出皮肤并伴瘙痒。

2.继发性血小板减少性紫癜

（1）血小板生成障碍：如早期再生障碍性贫血（AA），骨髓增生异常综合征（MDS），放、化疗引起的血小板减少性紫癜。其外周血白细胞计数多减少和（或）血红蛋白减低，骨髓巨核细胞减少或缺如或有病态小巨核。

（2）其他自身免疫性疾病引起：如红斑狼疮、类风湿关节炎、伊文（Evans）综合征、甲状腺功能亢进、慢性肝炎等均可以血小板减少性紫癜为首发症状，经过一段演变过程才显现出发病特点，其紫癜的发病机制与 ITP 相同，但因抗体作用部位较 ITP 广泛，因此可通过免疫学检查如抗核抗体、类风湿因子、补体、Coombs、T_3、T_4、TSH 及肝功能检查来鉴别。这类疾病往往可有外周血白细胞计数减低，肝或脾肿大等特征。

（3）血小板分布异常所引起：如脾功能亢进、原发性骨纤维化、肝硬化、血吸虫病等所致脾肿大，可使血小板在肝脏、脾脏滞留。鉴别要点是明显肝脾肿大，外周血白细胞计数可减少。

五、中医论治

（一）治疗原则

本病的临床治疗首先分清急性型、慢性型、缓解期和急性发作期。急性型 ITP 和慢性型 ITP 的急性发作期，多因外感热毒或热伏营血，以致火盛动血，临床以实证为主，治疗清热解毒，凉血止血为其根本大法。部分实证病例随着病情发展，火热之邪伤阴耗气可转为慢性。多数病例开始发病即为慢性，肝脾肾亏损为其发病基础，本虚标实为其临床特点，治疗以滋补肝脾肾为主，但不忘酌加清热凉血之药。

（二）分证论治

1. 热盛迫血证

证候：皮肤瘀点或瘀斑，颜色鲜红或紫红，量多成片，鼻衄齿衄，或尿血便血，月经量多，初起有寒热，口渴烦躁，尿赤便秘，发热头痛，舌红绛，苔黄燥，脉弦数。

治法：清热解毒，凉血止血。

方药：犀角地黄汤加减。常用药物：水牛角（先煎）、生地黄、赤芍、牡丹皮、大青叶、金银花、连翘、紫草、玄参、生甘草。

加减：鼻衄加黄芩、牛膝清肺热引血下行；齿衄加生石膏、黄连、知母清胃热；便血加槐角、地榆；尿血加大小蓟、藕节清热利尿止血，如发脑出血，当急救。

2. 阴虚火旺证

证候：紫癜散在，时隐时现，色紫红，鼻衄，齿衄，头晕耳鸣，低热盗汗，五心烦热，舌红少苔，脉细数。

治法：滋阴降火，凉血止血。

方药：大补阴丸加减。常用药物：黄柏、知母、生地黄、龟板（先煎）、旱莲草、茜草、侧柏叶、地骨皮、女贞子。

加减：出血严重，加白茅根、藕节、仙鹤草、土大黄以加强止血之功；阴虚阳亢加煅龙牡、龟板滋阴潜阳；潮热明显加青蒿、白薇清虚热。

3. 气不摄血证

证候：紫癜色暗淡，稀疏不显，时发时现，遇劳加重，反复发作，面色萎黄，神疲乏力，头晕心悸，纳呆，腹胀便溏，舌淡苔薄白，脉细弱无力。

治法：健脾益气，摄血止血。

方药：归脾汤加减。常用药物：生黄芪、太子参、当归、白术、阿胶（烊化）、龙眼肉、酸枣仁、茯苓、甘草、大枣、仙鹤草。

加减：湿滞中焦，腹胀满者，加陈皮、木香、制半夏化湿和中；血不养心，心悸明显，加川芎、麦冬行血和阴；月经淋漓不尽，加山茱萸、五味子养肝收涩止血；若兼见肾气不足，腰膝酸软，加补骨脂、菟丝子、杜仲，以补益肾气。

4. 瘀血内阻证

证候：瘀点瘀斑青紫，衄血吐血，便血，血色紫暗，月经夹血块，面色黧黑，下眼睑青黯，毛发枯黄无泽，舌色紫暗或有瘀斑、瘀点，脉细涩。

治法：活血化瘀，养血止血。

方药：桃红四物汤加减。常用药物：当归、川芎、熟地黄、赤芍、红花、鸡血藤、仙鹤草、茜草、三七粉（冲服）。

加减：若兼见肾虚或脾肾两虚加枸杞子、补骨脂、菟丝子等温补脾肾；偏脾虚者，加生黄芪、党参；齿衄鼻衄，重者加黄连、白茅根。

（三）中医特色治疗

1. 专方专药

（1）血宁糖浆：由炙甘草、黄芪、黄精、当归、淫羊藿、生地黄等110余味中药制成浓缩煎剂；用法：每次25ml，每日2次，口服。主治：各种血小板减少证；应用要点：本药功效是益气温阳，养血滋阴，活血止血，因此适用于辨证属虚证者。

（2）血宝：由紫河车、鹿茸、人参、刺五加、水牛角、何首乌等中药制成胶囊；用法：成人每次3~4粒，每日3次，口服，小儿酌减；主治：血小板减少性紫癜；应用要点：对ITP有较好疗效，服药期间无明显不良反应，个别可见口干。

（3）绞股蓝冲剂：含人参苷及多种人体所必须的氨基酸和微量元素；用法：每包含人参皂苷40mg，每次1包，每日3次，冲服；应用要点：15日为1个疗程，连用2个疗程。

2. 针灸

主穴：可选取脾俞、膈俞、足三里、三阴交、背俞穴等，采用虚补实泻针法。

3. 名老中医经验

（1）宋祚民老中医认为，紫斑无非虚与实。或虚不摄血，或迫血妄行，只须扶正摄血，清热凉血。热毒去则血自调，正气旺则血自止，其虚火自灭，其瘀血自化，无须治斑则斑自消。病情迁延日久，必损其正气，而致虚证，故日久之紫癜自当扶正，扶正之法非大补之法，调中健脾益胃亦为扶正之法。外感时邪，多化火热，但火热之邪易聚易散，很少久聚，病情迁延不愈，其中必有湿邪，因湿邪为病黏腻缠绵，攻之不可，散之不去，是为难去之邪。临床上分为湿热内蕴、迫血离经；脾虚血虚、血不归经两型论治。

（2）萧佐桃教授认为，ITP属于中医的"血证""虚劳"等范畴，是因脾肾阳虚所引起，特别是肾阳虚为本病的关键，因为血液的化生和运行都与肾有着密切的关系。ITP患者骨髓巨核细胞系统成熟障碍，周围血中血小板减少，临床表现为长期出血症状及皮肤紫癜等症。中医学认为，肾藏精主骨生髓，精血又可互生，肾阳不足，脾阳难健，统摄无权，导致血液化生不足，血不循经。因此，温肾阳而兼健脾阳是治病求本之法。萧仿桃自拟"扶命培土汤"，药物组成：肉桂、熟附子、西党参、北黄芪、淮山药、淫羊藿、巴戟天、枸杞子、菟丝子、淡苁蓉、蒸黄精。取效后再继续服用1个月以巩固疗效。属阴虚火旺者加麦冬、生地黄、焦栀、茜草、白茅根滋阴清热之品。用该方治疗本病64例。结果：显效17例，有效21例，进步20例，无效6例，总有效率为90.66%。

（3）黄振翘教授根据唐容川"知血生于火，火主于心，则知泻心即是泻火，泻火即是止血"之说，取仲景泻心汤之意，变通运用。治疗火亢血热之证采用泻火止血以治标。凡身热面赤，便秘溲赤，脉滑实弦数等症，常用大黄、黄连、黄芩、牡丹皮、大青叶之类以泻火气，辅以茜草、槐花、鲜茅根、仙鹤草等止血之品。如阴血亏损，不能敛阳，无根之火炽烈，伤络出血不止，急于泻火止血，方中伍入育阴潜阳之品，如阿胶、龟板、牡蛎等。若素体阳热内盛，复因外感诱发所致，症见发热咽痛，衄血量多，甚则便血尿血，脉浮数洪大者，病势凶险，须在密切观察下，急以泻火解毒、凉血止血为法，以犀角地黄汤加减治疗。方中牡丹皮用量宜大，可用至30g，经临床观察多年，无不良反应。广犀角（水牛角代）研末吞服，临床效果亦佳。作者强调遣方用药在变通，对于一些反复出血，常规药物难以控制的病例，改用柔肝法常能取效，辨证要点为紫癜缠绵，月经量多，胁胀隐痛，情绪不稳，脉细而弦，选用白芍、当归、枸杞子、女贞子等。俾肝木条达则肝自能藏血，出血自止。对于一些顽固不愈，发作时胸膈烦热，舌红苔黄者，常于治标方中加入通腑泻热之大黄，一般用量为6~12g，用法不拘于后下。黄芪、大青叶两者同用，益气不助火，清火而不伤中，无论虚实，在辨证基础上加用两味，对于控制出血预防复发均有疗效，本虚标实者用之尤宜。用仙鹤草与丹参伍用，一收一敛，止血而不滞，有相得益彰之妙。

（4）邓成珊教授认为，ITP虽然临床上可出现不同的证型，但只是患者的个体差异或处于疾病的不同阶段，证型不能概括整体，治疗时也不能以解决部分问题代替解决整体问题。本病患者往往虚、热、瘀伴行发生，邓教授临证常以补虚、清热、化瘀为基本法则，补虚以益气养阴或益气温阳为法，清热以清热解毒或清热凉血为法，化瘀则以活血消瘀为法。临床可根据具体表现，辨证与辨病相结合，或侧重于补虚，或侧重于清热，或侧重于化瘀。常用的基本方药为：补虚用四君子汤或当归补血汤合六味地黄汤，清热用犀角地黄汤，化瘀用土大黄、紫草等。内热明显时，加卷柏、土大黄、茜草、仙鹤草、白茅根、生地黄、白芍等药凉血止血；尿血者，加大蓟、小蓟以清热利尿、凉血止血；眠差者，加酸枣仁、夜交藤养心安神，或生龙骨重镇安神；食差者，加焦山楂、焦神曲、焦大麦芽健脾开胃；气虚明显者，加太子参、人参益气；血虚明显者，加桑椹、阿胶补血；阴虚明显者，加黄精、石斛、玄参滋阴；阳虚明显者，加巴戟天、锁阳温阳。

（5）柯微君教授认为，ITP证属本虚标实、虚实并存，且虚有阴虚、气阴两虚（脾气虚、肾阴虚）、脾肾两虚（脾肾气虚、阳虚）；实有热毒、瘀血。脾肾两虚为内因，热毒多为外因，瘀血阻络为病理变化结果。柯教授治疗ITP一般先凉血滋阴、益气宁血，待病情好转后再脾肾双补、活血化瘀通络。但值得注意的是，过早应用大剂量活血化瘀通络药物容易引起出血加重；过早重用益气温阳之品可助热动血；久用凉血清热等寒凉之物又损伤脾胃。故治疗本病应掌控好时机，全过程治疗应立足于补益脾肾，尽早应用是取得持久疗效的关键。

六、西医治疗

1. 一般治疗

出血严重者应注意休息。血小板 $<20\times10^9$/L 者，应严格卧床，避免外伤。

2. 糖皮质激素

一般情况下糖皮质激素为首选治疗，近期有效率约为 80%。剂量与用法：常用泼尼松 30~60mg/d，分次或顿服，病情严重者用等效量地塞米松或甲泼尼龙静脉滴注，好转后改口服。待血小板升至正常或接近正常后，逐步减量（每周减 5mg）最后以 5~10mg/d 维持治疗，持续 3~6 个月。何种情况下需行糖皮质激素等治疗，国内外学者意见尚不一致。国外有学者认为，ITP 患者如无明显出血倾向，血小板计数 $>30\times10^9$/L，可不予治疗。国内多数学者将此指标定在 50×10^9/L 以上。

3. 脾切除

（1）适应证：①正规糖皮质激素治疗 3~6 个月无效；②糖皮质激素维持量需 >3mg/d；③有糖皮质激素使用禁忌证；④^{51}Cr 扫描脾区放射指数增高。

（2）禁忌证：①年龄 <2 岁；②妊娠期；③因其他疾病不能耐受手术。

脾切除治疗的有效率为 70%~90%，无效者对糖皮质激素的需要量亦可减少。

4. 免疫抑制剂治疗

免疫抑制剂治疗不宜作为首选。

（1）适应证：①糖皮质激素或脾切除疗效不佳者；②有使用糖皮质激素或脾切除禁忌证；③与糖皮质激素合用提高疗效及减少糖皮质激素的用量。

（2）主要药物

1）长春新碱：为最常用者。除具免疫抑制作用外，还可能有促进血小板生成及释放的作用。每次 1mg，每周 1 次，静脉注射，4~6 周为 1 个疗程。有学者报道，静脉滴注疗效更佳。

2）环磷酰胺：50~100mg/d，口服，3~6 周为 1 个疗程，出现疗效后逐渐减量，维持 4~6 周，或 400~600mg/d 静脉注射，每 3~4 周 1 次。

3）硫唑嘌呤：100~200mg/d，口服，3~6 周为 1 个疗程，随后以 25~50mg/d 维持 8~12 周。本药不良反应较小，相对安全。

4）环孢素：主要用于难治性 ITP 的治疗。250~500mg/d，口服，3~6 周为 1 个疗程，维持量 50~100mg/d，可持续半年以上。

5）其他：①达那唑：为合成雄性激素，300~600mg/d，口服，2~3 个月为 1 个疗程，与糖皮质激素有协同作用。②氨肽素：1g/d，分次口服，8 周为 1 个疗程。有报道其有效率可达 40%。

5. 急症的处理

适应证：①血小板 $<20\times10^9$/L 者；②出血严重、广泛者；③疑有或已发生颅内

出血者；④近期将实施手术或分娩者。

方法：①血小板输注；②静脉注射丙种球蛋白；③血浆置换；④大剂量甲泼尼龙。

七、转归与预后

急性型 ITP 起病虽急骤，但病程多为自限性，大多经积极治疗后可望痊愈，少数患者因失治或误治，可转化成慢性。慢性型 ITP 起病缓慢，反复发作难愈，正虚易感外邪，而出现虚实夹杂的复杂证候。

本病的预后与以下因素有关：①发病原因：一般来讲，外感宜治，内伤难愈，新病易治，久病难治；②出血量多少及出血部位：ITP 最主要的临床表现为出血，出血量少，病轻，出血量多者，病情较重，甚至形成气随血脱的危急重证。如出血部位在脑部，则可出现中风症状，直至昏迷，威胁生命。

八、预防与调护

鉴于过度疲劳、感染等因素可导致某些慢性 ITP 患者病情加重或反复，故应避免劳累和感染发生，在饮食方面，要求无渣易消化饮食，ITP 患者平时可多食花生、红枣等有利于血小板生成的食物，但应注意去除枣皮等质硬食物以免划伤胃肠道黏膜导致出血，此外应避免过度紧张和精神刺激，保持心情舒畅。

生活上应起居有常，不应劳累，尽量减少去公共场所，以防感冒。宜吃营养丰富食品，多吃新鲜蔬菜及水果。本病常伴齿衄，应注意口腔卫生。注意心理健康，调节情志，正确对待疾病，保持良好的心态接受治疗。解除疑虑、忧思、郁怒等因素的刺激，对治疗疾病是十分必要的。出血较多者应绝对卧床休息。

九、疗效判定标准

参考第二届全国血液学学术会议拟订的 ITP 疗效标准：

（1）显效：无出血，血小板数恢复正常，持续 3 个月以上，2 年以上无复发者为基本治愈。

（2）良效：无或基本无出血，血小板升至 $50 \times 10^9/L$ 以上或较原来水平升高 $30 \times 10^9/L$ 以上，持续 2 个月。

（3）进步：出血改善；血小板有所上升，持续半个月以上。

（4）无效：出血及血小板计数均无改善。

第三节　血栓性血小板减少性紫癜

一、概述

血栓性血小板减少性紫癜（TTP）是一种少见的血栓性微血管疾病，主要表现为微血管血栓所致的多系统损害。本病国内少见，1996~2000年，共报道200多例。发病年龄从婴儿至90岁，高峰期在30~37岁，中位数年龄为35岁。

本病发病原因不确定，可能的诱发因素如下。①感染性因素：各种病原微生物感染机体所致。最常见的是人类免疫缺陷病毒（HIV）感染，志贺菌特别是大肠杆菌引起的TTP也较为常见；②药物：是引起TTP的常见因素。抗血小板药物（肝素钠、盐酸噻氯匹定等）、丝裂霉素、甲硝唑、口服避孕药、环孢素A、环磷酰胺、甲泼尼龙等；③其他：其他可能的诱发因素有肿瘤（如乳腺肿瘤、肺癌等）、异基因骨髓移植、肾脏移植、脑病、妊娠、自身免疫性疾病（如系统性红斑狼疮、类风湿关节炎等）、TTP慢性胰腺炎等。另外，TTP可能与遗传因素有关。

本病发病机制尚未明确。毛细血管内皮细胞损伤在疾病的起始阶段起关键作用，随后损伤的内皮细胞释放出诱导血小板聚集的物质，导致血栓的形成。如氧化剂等使内皮细胞前列环素产物减少，血管壁纤溶能力降低，抗血管内皮细胞自身抗体和抗糖蛋白（CD36）自身抗体（CD36位于微血管内皮细胞和血小板）可能在TTP发病机制中起重要的作用。此外，特异的血小板聚集因子，如分子质量为37 000 Da的蛋白、59 000 Da的蛋白或钙依赖半胱氨酸蛋白酶被发现存在于急性TTP患者血浆中，引发体内血小板聚集。在复发性TTP患者临床缓解期血浆中发现特大血管性假血友病因子（vWF）多聚体，这种vWF因子多聚体可能在高流体剪切力条件下，导致血小板聚集。

古代中医文献缺乏对该病明确的描述。典型病例起病急骤，可出现微血管病性溶血性贫血、血小板减少与出血倾向、精神异常、肾脏损害、发热，但以前两者常见，据此临床表现，中医辨证多为"血证""黄疸"等范畴。

二、病因病机

（1）外感：若感受热毒之邪，侵入肺胃，伤及营血，血热互结，耗其精血；若感受湿热疫毒之邪，郁而不解，则损伤脾胃，内生湿浊，湿热交蒸于肝胆，胆液不循常道，渗入血液，溢于肌肤。若误用邪毒之品（如化学毒物、药物等），可暴伤气血，损伤五脏。

（2）先天因素：本病与先天因素有一定关系。禀赋素虚，肝肾不足可引起其他脏腑功能失调，或易受外邪，内外和邪，诱发本病，所谓"邪之所凑，其气必虚"。

（3）久病或热病后均可致五脏气血亏耗，功能失调，从而导致本病。久病或热病使阴津亏耗，邪毒内蕴，热毒煎熬营血而致瘀；久病入络，血脉瘀阻，血行不畅而成瘀；久病正气亏耗，气虚无以推动血液运行，血行迟滞而成瘀。瘀血停滞，血不循经，诱发本病。

本病涉及气血虚实及脏腑功能失调，出血部位广泛，涉及脏腑众多，既可在皮肤、口鼻、齿龈，亦可在肠道等处，甚可扰及神明，病及颅脑。本病标本虚实错杂，以邪实为主。缓解时以正虚为主，发作时邪实为患，标实常见温热、邪毒、瘀血，阳邪为主。血瘀的发生是本病的重要病理变化。本病病势大多凶险，发展迅速。

三、辨病

（一）症状及体征

（1）微血管病性溶血性贫血

1）贫血：多为正细胞正色素性中、重度贫血。

2）溶血：①黄疸，深色尿，尿胆红素阴性，偶有高血红蛋白血症、高血红蛋白尿症与含铁血黄素尿症；②血涂片中破碎红细胞 >2%，偶见有核红细胞；③网织红细胞计数升高；④骨髓红系高度增生，粒红比值下降；⑤高胆红素血症，以间接胆红素为主；⑥血浆结合珠蛋白、血红素结合蛋白减少，乳酸脱氢酶升高。

（2）血小板减少与出血倾向

1）血小板计数常明显降低，血涂片中可见巨大血小板。

2）皮肤和（或）其他部位出血。

3）骨髓中巨核细胞数正常或增多，可伴成熟障碍。

4）血小板寿命缩短。

（3）精神异常：可出现头痛，性格改变，精神错乱，神志异常，语言、感觉与运动障碍，抽搐，木僵，阳性病理反射等，且常有一过性、反复性、多样性与多变性特征。以上三项同时存在称为三联征。

（4）肾脏损害：表现为实验室检查异常，如蛋白尿，尿中出现红、白细胞与管型，血尿素氮、肌酐升高等，严重者可见肾病综合征或肾衰竭。

（5）发热：多为低、中度发热。

（二）辅助检查

组织病理学检查可作为诊断TTP的辅助条件，取材部位包括皮肤、齿龈、骨髓、淋巴结、肌肉、肾、脾、肺等。异常表现为小动脉、毛细血管中有均一性"透明样"血小板血栓，过碘酸希夫（PAS）反应染色阳性。此外，尚有血管内皮细胞增生，内皮下"透明样"物质沉积，小动脉周围纤维化。栓塞局部可有坏死，但无炎性细胞浸润或炎性反应。

（三）分型标准

1. 根据病程分型

（1）急性：起病快，治愈后至少6个月内不复发。

（2）慢性：不能彻底治愈，病程长期迁延。

（3）复发性：治愈后6个月内复发者。在1个月内复发为近期复发，1个月后复发为晚期复发。慢性与复发性病例约占病例总数的7.5%。

2. 根据病因分型

（1）特发性：无特殊病因可寻，多数病例属此型。

（2）继发性：有特定病因可寻，如妊娠、感染、癌症、药物等。

四、类病辨别

（1）与其他血小板减少性紫癜鉴别：本病有发热、溶血、神经精神症状，典型者可出现五联征，可鉴别。

（2）与Evans综合征的鉴别：Evans综合征虽有血小板减少及由此引起的出血，并有溶血，但外周血涂片中极少出现血红细胞碎片，常<2%，而TTP多见，一般>2%。Evans综合征可并发于系统性红斑狼疮，而本病也可合并红斑狼疮，故遇本病时应进行常规有关系统性红斑狼疮方面的检查，并仔细查看外周血中有无微血管性溶血性贫血的变化，可助鉴别。此外，Evans综合征Coombs试验常阳性，而TTP为阴性。

（3）与弥漫性血管内凝血（DIC）的鉴别：两者都有微血管病性溶血性贫血和紫癜、血小板数下降，两者易误诊。DIC伴有严重的凝血功能异常，纤维蛋白原减少，FDP增高。TTP患者凝血试验变化不大，低纤维蛋白血症罕见，纤溶活性降低，FDP、PT正常。此外，DIC多有感染、休克、病理产物（羊水栓塞、死胎滞留、胎盘早剥）等诱因。

五、中医论治

（一）治疗原则

本病以急性型多见，起病急骤。病情凶险，治疗以西医药为主。中医药治疗以清热解毒，凉血止血或益气养血止血，不忘活血化瘀。

（二）分证论治

1. 热盛血瘀证

证候：皮肤巩膜黄染，黄色鲜明，全身可见瘀点瘀斑或有血尿便血，高热头痛，神志异常，口苦口干，烦躁不宁，头痛，溲赤便秘，少尿，甚则尿闭，四肢抽搐，面红，舌质红苔黄燥，脉滑数。

治法：清热泻火，活血化瘀止血。

方药：清瘟败毒饮加减。常用药物：水牛角（先煎）、生石膏（先煎）、生地黄、知母、玄参、当归、赤芍、牡丹皮、黄连、三七粉（冲服）、茜草、藕节、白茅根。

加减：便秘加生大黄通腑泻热；出血重者可加地榆、大小蓟、藕节炭；高热兼见心烦口渴，潮热盗汗去生石膏加青蒿、鳖甲、沙参、麦冬滋阴清热，生津止渴除烦；如神志异常，昏迷，可合用安宫牛黄丸急救。

2. 湿热血瘀证

证候：皮肤巩膜黄染，黄色较热盛血瘀型黯淡，全身可见瘀点瘀斑，逐渐出现，或有血尿、便血，神疲乏力，胸脘痞闷，小便黄赤，大便溏滞不爽，面红，舌质红，苔黄腻或见瘀点，脉弦滑。

治法：清热利湿，活血化瘀。

方药：犀角散合血府逐瘀汤加减。常用药物：水牛角粉（冲服）、栀子、黄连、茵陈蒿、猪苓、茯苓、白术、泽泻、赤芍、桃仁、红花、茜草、藕节。

加减：小便不利者加木通、白茅根、车前草、大腹皮。

3. 气虚血瘀证

证候：皮肤巩膜黄染，全身可逐渐出现瘀点瘀斑，或有血尿、便血，反复不止，神疲乏力，动则加重，纳差便溏，面色萎黄或苍白，舌淡或见瘀点，苔薄白，脉弦细。

治法：益气摄血，活血化瘀止血。

方药：四君子汤合血府逐瘀汤加减。常用药物：党参、黄芪、茯苓、白术、炙甘草、赤芍、桃仁、红花、茜草、藕节。

加减：出血重者去桃仁、红花，加地榆、槐花、蒲黄炭。

4. 肾虚血瘀证

证候：皮肤巩膜黄染，全身可逐渐出现瘀点瘀斑，或有血尿、便血，反复不止，心烦失眠，潮热盗汗，口渴便干，面色潮红，舌红少苔，或见瘀点，脉沉细。

治法：滋阴清热，活血化瘀止血。

方药：杞菊地黄丸合血府逐瘀汤加减。常用药物：枸杞子、菟丝子、熟地黄、山药、山茱萸、泽泻、赤芍、牡丹皮、当归、枳壳、川芎。

加减：出血重者，加地榆、槐花、紫草、蒲黄炭。虚热明显者加鳖甲、青蒿、地骨皮以泻火清热。

（三）中医特色治疗

1. 专方专药

（1）安宫牛黄丸、至宝丹、紫雪丹：1丸水研灌服；应用要点：适用于辨证属热毒神昏谵语者。

（2）醒脑静脉注射射液：10~20ml加入5%葡萄糖注射液250m中静脉滴注，每日1~2次；应用要点：可清热解毒开窍，适用于热毒炽盛者。

（3）云南白药：每次1粒，每日3次，口服；应用要点：祛瘀止血，适用于血瘀出血者。

2. 名老中医经验

丁济南教授认为，本病属中医的"血证""发斑"及"虚劳"等范畴。以气虚热盛为主，邪热耗伤津；出血之后，阴液日亏，致阴虚阳亢，化热生痰，痰热交结，内闭心包，引动肝风，而致神昏抽搐。治疗应急宜益气摄血，清热开窍祛风。血暴出者用人参、党参、黄芪、炙升麻等益气摄血，升阳固本，救燃眉之急；对血热妄行者宜清热解毒，凉血止血，予犀角地黄汤；神昏抽搐者用紫雪散、安宫牛黄丸等凉开之剂；风邪对机体的损害，常以荆芥、防风祛风解表，抗病毒，抗过敏之意。

六、西医治疗

（1）血浆置换：20世纪80年代以来，首选和主要的治疗方法是血浆置换，可使TTP的存活率达85%。TTP血浆置换疗法置换量为每天40~80ml/kg体重，输入的标准液体是冷冻新鲜血浆，血浆置换疗法应每天进行，直到血小板计数、乳酸脱氢酶恢复正常，再逐渐减少置换次数，在减量后1~2周内停止，通常血浆治疗3~6周。患者一般都能较好地耐受血浆置换疗法，尤其在使用较新式的连续流动式血细胞分离时。血浆置换并发症的发生率为12%~40%，一般都比较轻，大多与枸橼酸盐的毒性有关，如感觉异常、肌肉颤动或痉挛等，可用钙剂治疗。其他不良反应有发热畏寒，荨麻疹，低血压，恶心呕吐，腹痛头痛，心律失常，呼吸困难等，此外，尚有感染某些传染病的危险。TTP患者，血浆置换疗法一定要尽快实施，如果没有条件，可进行血浆输注，但血浆输注只能是一种暂时的措施，不应视为可代替血浆置换的方法。

（2）蛋白A免疫吸附：部分TTP患者，特别是与肿瘤化疗有关的TTP患者，用血浆置换及其他较差或无效的患者，研究者发现，此类患者体内循环免疫复合物（CICS）水平较高，于是试图用免疫吸附疗法来去除CICS。

（3）药物疗法：皮质类固醇被广泛用于治疗TTP，其有效率为10%~50%。阿司匹林和双嘧达莫已常规用于治疗TTP，多与皮质类固醇、血浆置换和（或）脾切除联用。当患者对血浆置换疗法反应不佳，而又无出血表现时，推荐使用阿司匹林，对经血浆置换治疗后，血小板计数恢复过快者，也推荐使用阿司匹林。长春新碱（VCR）治疗TTP的作用机制尚未完全阐明，可能与抑制血小板聚集有关。经血浆置换、泼尼松及抗血小板药物治疗无效的患者中，部分用VCR可能有效。此外，有报道表明，环孢素A可能对部分复发性患者有效。

（4）脾切除：近年来的研究证实，脾切除术对血浆置换无效的病例也有良好疗效。目前认为，脾切除术的适应证是血浆置换无效或多次复发的TTP病例。

（5）支持疗法：TTP伴严重血小板减少的患者，输注血小板以防止严重出血并发症，但急性TTP是血小板输注的反指征，仅适用于威胁生命的出血。肾衰竭者可行血液透析。可用血管紧张素转换酶抑制剂预防急性高血压的并发症，如高血压脑病、急性肺水肿等。癫痫发作也常见，当患者有神经肌肉兴奋性增高征象时，应预防性应用苯妥英钠等抗惊厥药。

七、转归与预后

本病在疾病早期以热毒血瘀和湿热血瘀为主，热毒和湿热之邪极易耗气伤阴，到中后期则伴有不同程度的气虚血瘀或阴虚血瘀。

本病患者大多预后极差，过去由于缺乏有效的治疗方法，其病死率高达90%~95%，自从血浆置换应用以来，死亡率降至9%~22%。因此尽早应用血浆置换可明显改善预后，少数慢性患者可存活数月至数年。

八、预防与调护

生活上应起居有常，不劳累，尽量减少去公共场所，以防感冒。宜吃营养丰富食品，多吃新鲜蔬菜及水果。注意心理健康，调节情志，正确对待疾病，保持良好的心态接受治疗。解除疑虑、忧思、恼怒等因素的刺激，对治疗疾病是十分必要的。当有肌衄、齿衄等出血症状时，应卧床休息，避免剧烈活动，避免过度搬动，以防止出血加重，急性患者应绝对卧床休息。

九、疗效判定标准

目前本病的治愈标准为达到下列全部标准，持续6个月以上为治愈：①血小板计数正常；②血红蛋白与网织红细胞计数正常；③尿常规、血尿素氮、肌酐与肾功能正常；④一切临床症状、体征消失。

第四节 血友病

一、概述

血友病为一组遗传性凝血功能障碍的出血性疾病，其共同特征是活性凝血活酶生成障碍，凝血时间延长，终生具有轻微创伤后出血倾向，是先天性出血病中最常见的疾病。由于缺陷的凝血因子不同，通常可分为：①血友病 A，即因子Ⅷ促凝成分（Ⅷ：C）缺陷；②血友病 B，因子Ⅸ缺陷；③因子Ⅺ缺乏症。血友病 A 及 B 均为 X 性联隐性遗传性疾病，因子Ⅺ缺乏症为常染色体显性或不完全隐性遗传，男女均可患病及传递疾病。

血友病的发病率，国外为（5~10）/10 万人口。而我国的发病率较低，据 1992 年在 24 个省市 37 个地区普查为 2.72/10 万人口。其中约有 85% 为血友病 A，次之为血友病 B，约占 15%，因子Ⅺ缺乏症较少见。

因子Ⅷ、Ⅸ及Ⅺ为凝血活酶生成所必需，缺乏这些因子，凝血活酶形成减少，使内源性凝血系统发生障碍而引起出血。血友病 A 及血友病 B 均由于患者 X 染色体上的控制凝血因子合成的基因缺陷，可为基因点突变，小范围的基因缺失或基因调控区的缺陷，使其不能产生正常促凝成分或产生了异常的促凝成分。

根据血友病的临床表现，中医将其归属于"血证"范畴。

二、病因病机

（1）先天不足：血友病的发生，究其根源则在于父母先天精血之遗传。父母之形体有偏性，就会遗传给子女，使子女出生后发生类似的疾病。

（2）七情所伤：五志化火，是"血证"发生的重要原因。思虑恼怒过度，可致肝气上逆或肝郁化火，损伤脉络而导致出血。

（3）饮食所伤：饮酒过多及过食辛辣厚味，或是滋生湿热，热伤脉络；或是损伤脾胃，血失统摄而导致出血。

（4）劳倦过度：损伤心、脾、肾，若伤气致气不摄血；若伤精则致阴虚火旺，进而引起出血。

（5）各种外伤：外伤可导致受伤部位出血不止，或忽然闪挫，气必为之震而凝，气凝则血凝成瘀，瘀血不去，阻塞脉络，使血不循经而溢于脉外，发生出血。

本病主要责之肝、脾、肾。本病有虚实寒热之分，实证为气火逆乱，瘀血阻滞；虚证为阴虚火旺，气不摄血或阳虚不摄血。本病虽有虚实寒热之分，但诸证间可相互转化，无截然界限。如实火出血，出血量大，或出血日久，可致气随血脱，而致气虚或阳虚不能摄血，或阴血亏损，虚火内生，可转变为阴虚火旺证。虚证复感外邪或致病理产物堆积，亦可变为实证或虚实错杂证候。

三、辨病

（一）症状及体征

血友病为发作性疾病，主要临床表现为异常出血和反复出血，以及深部血肿和关节积血。

（1）血肿：深部血肿常见于重型患者，血肿以腓肠肌、大腿和前臂部位较多见，局部可有疼痛和肿胀，严重者局部明显水肿。若血肿久不吸收，可引起无菌性坏死或缺血性损伤，纤维性变；前臂可致手挛缩，小腿可致跟腱缩短。血肿压迫神经，可致神经病变。此外，血肿也可发生于腰肌、舌下、胃肠道、泌尿道，甚至颅内。

（2）关节积血：常见部位以膝关节为多见，次之为肘、踝、肩、腕、髋关节等。关节积血表现为局部发热，疼痛及触痛，约经数日或数周自行吸收。若反复积血则可致滑膜增厚，软骨面粗糙，关节腔变窄，以致变形、僵硬等慢性关节病。

（3）出血：外伤或手术后出血，往往呈持续性或间歇性，若不治疗，常可持续数日或数周不止。出血部位可在消化道、泌尿道、腹腔内及腹膜后。颅内出血及硬脑膜下血肿不常见，多发生于外伤后，病死率高。肺部出血少见。

（二）辅助检查

（1）血小板计数正常，束臂试验阴性，出血时间、血块回缩、凝血酶原时间、凝血酶时间正常，纤维蛋白定量均正常。

（2）凝血时间延长，但仅在Ⅷ因子活性 <1%~2% 时才延长，轻型病例可正常。

（3）凝血酶原消耗试验较凝血试验敏感，但敏感度不如活化部分凝血活酶时间。部分轻型病例可正常。

（4）部分凝血活酶时间敏感较高，是目前本病最简便实用的筛查试验。

（5）凝血活酶生成试验是一项敏感的检查方法，有助于诊断轻型病例，但操作方法较复杂，目前已少用。简易凝血活酶生成试验方法简单，也用于本病的诊断。结合纠正试验可鉴别血友病的类型。

（6）纠正试验用于鉴别各类血友病：如凝血酶原消耗及凝血活酶生成试验不正常时，可作纠正试验，如患者血浆的活化部分凝血活酶时间仅被正常硫酸钡吸附血浆纠正时，为因子Ⅷ缺乏症；仅被正常血清纠正时，为因子Ⅸ缺乏症；如两者皆可纠正，则为因子Ⅺ缺乏症，可将三者加以鉴别。

（7）因子Ⅷ、Ⅸ、Ⅺ活性测定：采用凝血酶原时间一期法。

（8）因子Ⅷ R：Ag 的测定：采用不同的免疫学方法测定，血友病患者血浆中含量正常或增高。

（9）因子Ⅷ：CAg 的测定：在血友病 A 患者中，血浆因子Ⅷ：CAg 与因子Ⅷ：C 平行减少。

（三）诊断标准及分期分型标准

1. 血友病 A

（1）临床表现：①男性患者，有或无家族史。有家族史者符合性联隐性遗传规律。女性纯合子型可发生，极少见。②关节、肌肉深部组织出血，可自发。行走过久、活动用力过强、手术（包括拔牙等小手术）后，关节反复出血可引起关节畸形，深部组织反复出血可引起假肿瘤（血囊肿）。

（2）实验室检查：①凝血时间（试管法）重型延长，中型可正常，轻型、亚临床型正常；②活化部分凝血活酶时间（APTT）重型明显延长，能被正常新鲜及吸附血浆纠正，轻型稍延长或正常，亚临床型正常；③血小板计数、出血时间、血块收缩正常；④凝血酶原时间（PT）正常；⑤因子Ⅷ促凝活性（FⅧ：C）减少或极少；⑥血管性血友病因子抗原（vWF：Ag）正常，Ⅷ：C/vWF：Ag 明显降低。

（3）血友病严重程度分型（表 26-1）。

表 26-1　血友病严重程度分型

分型	FⅧ：C（%）	临床出血特点
重型	<1	关节、肌肉深部组织出血，关节畸形，假肿瘤
中型	2~5	关节、肌肉深部组织出血，关节畸形较轻
轻型	6~25	关节肌肉出血很少，无关节畸形
亚临床型	26~45	仅在严重创伤或手术后出血

（4）其他：排除因子Ⅷ抗体所致获得性血友病 A（获得性因子Ⅷ缺乏症）。

2. 血友病 B

（1）临床表现：同血友病 A。

（2）实验室检查：①凝血时间、血小板计数、出血时间、血块收缩及 PT 同血友病 A；② APTT 延长，能被正常血清纠正，但不能被吸附血浆纠正，轻型可正常，亚临床型也正常；③血浆因子Ⅸ：C 测定减少或缺乏。

3. 因子Ⅺ缺乏症

（1）临床表现：①不完全性常染色体隐性遗传；②纯合子有出血倾向，杂合子可无出血症状；③出血一般不严重，表现为鼻衄，月经过多，小手术后（拔牙、扁桃体切除）出血。关节肌肉出血很少见。

（2）实验室检查：①凝血时间正常或接近正常；②血小板计数、出血时间、

PT 正常；③ APTT 延长或 Bigg 凝血活酶生成试验示生成障碍，能被正常吸附血浆及血清同时纠正；④血浆因子 $XI : C$ 及（或）$XI : Ag$ 测定明显减少。纯合子 <1%~10%；杂合子 10%~20%，有的达 30%~65%；⑤血浆因子 $VIII : C$ 及 vWF : Ag 水平都正常。

四、类病辨别

（1）血肿应与深部脓肿、肉瘤、肾肿瘤等鉴别。血友病关节出血应与结核性或类风湿关节炎等鉴别。

（2）与先天性低凝血酶原血症（包括 II、V、VII、X 因子缺乏症）相鉴别：此等因子参与凝血第二相，缺乏时均有凝血酶原时间延长，V 因子缺乏症有类似血友病的表现，又称"副血友病"。维生素 K 缺乏症和肝病均有凝血酶原时间延长。

（3）与血管性假性血友病相鉴别（表 26-2）。

表 26-2　血友病与血管性假性血友病的鉴别

检查项目	血友病	血管性假性血友病
出血时间	正常	正常或延长
阿司匹林试验	正常	延长
血小板黏附性	正常	降低
因子Ⅷ凝血活性	降低	正常或延长
因子Ⅷ相关抗原	正常	降低
遗传方式	AR	AP/AR

五、中医论治

（一）治疗原则

本病治疗大法依据证候虚实及病情轻重而定，结合病变脏腑论治。病之初期，多由实火为患，宜清热泻火；但亦有初期就表现为虚象者，当以扶正为主。病久不愈，常发生实证向虚证转化，而导致虚证或虚实夹杂，治以补虚或补虚泻实并用。

（二）分证论治

1.血热妄行证

证候：多部位出血，量多色鲜红，可见鼻衄吐血，便血尿血，烦躁不安，身热汗出，口渴喜冷饮，小便黄赤，大便干结，舌红苔薄黄，脉弦数。

治法：清热解毒，凉血止血。

方药：犀角地黄汤加减。常用药物：水牛角（先煎）、生地黄、赤芍、牡丹皮、金银花、连翘、生侧柏。

加减：热盛发热，出血广泛者加生石膏、龙胆草、紫草，冲服紫雪丹。胃火偏盛，便干口渴者，加大黄、芦根。出血不止者，加大蓟、小蓟、旱莲草以凉血止血。

2. 阴虚内热证

证候：出血，血色鲜红，潮热，手足心热，心烦，口渴，盗汗，两颧潮红，消瘦，舌红苔少，脉细。

治法：滋阴清热，凉血止血。

方药：知柏地黄汤加减。常用药物：知母、黄柏、生地黄、枸杞子、牡丹皮、阿胶（烊化）、女贞子、侧柏叶、旱莲草。

加减：出血明显者，加茜草根、白茅根、藕节炭等，以凉血止血；失眠多梦者，加酸枣仁、远志，以养心安神；盗汗可加浮小麦、五味子、牡蛎等收敛固涩。

3. 气不摄血证

证候：出血绵绵，血色淡，反复不止，神疲乏力，头晕目眩，心悸气短，动则加重，或自汗，面色萎黄少华；舌淡苔薄白，脉细弱。

治法：健脾益气，摄血止血。

方药：归脾汤加减。常用药物：党参、黄芪、白术、当归、茯苓、远志、酸枣仁、龙眼肉、阿胶（烊化）、仙鹤草、蒲黄（包煎）、茜草根、紫草、甘草。

加减：出血明显者，加棕榈炭、灶心土以敛血止血。纳呆者，加焦三仙、鸡内金、陈皮以理气健脾。若脾肾阳虚，便溏者，加补骨脂、肉桂、肉豆蔻，以温补脾肾。

4. 瘀血阻络证

证候：出血色紫暗，关节肿痛，痛有定处，自觉身体某部位发热，口干咽燥，面色萎黄或暗黑，舌质暗淡或有瘀点，脉细涩。

治法：活血化瘀止血。

方药：桃红四物汤加减。常用药物：桃仁、红花、当归、生地黄、川芎、赤芍、三七粉、鸡血藤、茜草、仙鹤草。

加减：关节疼痛明显，加延胡索、失笑散以活血通络止痛。若兼气虚，可加党参、黄芪以益气健脾。

（三）中医特色治疗

1. 专方专药

（1）血宁片：每片相当于花生仁种皮0.45g；用法：每次4~6片，每日3次，饭后服用，儿童酌减；应用要点：对轻型血友病A的出血有一定疗效，可以减少出血，但不能提高因子Ⅷ浓度。止血产生作用缓慢且不持久，对急性大量出血时无明显作用，因此仅作为轻型血友病A患者止血的辅助药物。

（2）血宁糖浆：是由花生种子的红色种衣制成的浸液，每毫升含花生衣0.5g；用法：每次10~20ml，每日3次，口服；应用要点：同血宁片。

2. 名老中医经验

（1）吴翰香教授认为，血友病属"血证"范畴。在中医辨证上可分为虚火、实火两类。用自拟杞柏地黄汤（枸杞子、侧柏叶、生地黄各30~90g）为主方，随证加减，治疗血友病3例，疗效颇为满意。

（2）宋祚民教授认为，血友病为血证，多因先天肾气不足，血脉脆弱，脏腑气血失固，后天脾虚，统摄失职所致。在用药方面，宜用益气固摄、养血止血之品。补气可用生黄芪、党参、生晒参。养血可用生白芍、当归，且用量宜大，便溏者不宜多用，或加健脾益气之山药以佐之。固摄可用煅牡蛎软坚固摄，或加用诃子、乌梅等。化瘀养血可用鸡血藤、木瓜、花蕊石等药。汉三七亦有养血行瘀的功用，是虚可补养、瘀可行化、双向调节之佳品。瘀肿较剧者，可用忍冬藤、金银花。在上肢者，宜加用桑枝；在下肢者，宜加桑寄生、川牛膝。瘀痛较剧者，可用苏木。肿瘀日久不能消散者，可在活血养血药中，加用助肾阳之淫羊藿。止血药一般应配合活血养血药共同应用，如川芎温通可以行瘀，须配以柔药比生地黄、熟地黄，或阿胶养血止血较为稳妥。单纯止血可用仙鹤草、鹿衔草，用量须大，若用茜草、益母草则药量不宜太大。

当关节肿痛应用消肿止痛法时，要在养血的基础上，略加活血之品，以养血为主，化瘀为辅。要知益气可止痛，气壮能制痛，气微则痛剧；气行舒畅则血滞得行，疼痛得止，为通则不痛故也。此非用破血而是治气以行血。养血药亦有行瘀之效，因养血药其性味多温，故能行瘀。加大活血药量则助其出血，欲止血当用固摄益气法，气固则血止。气能统摄，则血内固而不外溢，此是治疗血友病的要领。

六、西医治疗

1. 一般治疗

（1）防治基础疾病，如控制感染，积极治疗肝胆疾病、肾病，抑制异常免疫反应等。

（2）避免接触、使用可加重出血的物质及药物，如血管性血友病、血小板功能缺陷症等，应避免使用阿司匹林、复方阿司匹林（APAPC）、保泰松、吲哚美辛（消炎痛）、噻氯匹定等抗血小板药物。凝血障碍所致，如血友病等，应慎用抗凝药，如华法林、肝素等。

2. 替代疗法

目前，血友病的治疗仍以替代疗法为主，即补充缺失的凝血因子，它是防治血友病出血最重要的措施。主要制剂有新鲜全血、新鲜血浆或新鲜冷冻血浆（所含成分同全血，凝血因子较全血高1倍）、冷沉淀物（主要含 F Ⅷ、Ⅹ Ⅲ、vWF 及纤维蛋白原等，但 F Ⅷ浓度较血浆提高 5~10 倍）、凝血酶原复合物（含 F Ⅹ、Ⅸ、Ⅶ、Ⅱ）、F Ⅷ浓缩制剂，或基因重组的纯化 F Ⅷ等。

3. 药物治疗

（1）去氨加压素（DDAVP）：具有促内皮细胞等释放 F Ⅷ：C 的作用，或因促进 vWF 释放而增加 F Ⅷ：C 的稳定性，致其活性升高。常用剂量为每次 16~32μg，置于 30ml 生理盐水内快速滴入，每 12 小时 1 次。亦可分次皮下注射或鼻腔滴入。

（2）达那唑：300~600mg/d，顿服或分次口服，轻、中型者疗效较好，其作用机制尚不明确。

（3）糖皮质激素：通过改善血管递透性及减少抗 F Ⅷ：C 抗体的产生而发挥作用。特别是对曾反复接受 F Ⅷ：C 输注治疗而疗效渐差的患者，疗效更佳。

（4）抗纤溶药物：通过保护已形成的纤维蛋白凝块不被溶解而发挥止血作用。

4. 家庭治疗

血友病患者的家庭治疗在国外已广泛应用，除有抗 F Ⅷ：C 抑制性抗体、病情不稳定、<3 岁的患儿外，均可安排家庭治疗。血友病患者及其家属应接受有关疾病的病理、生理、诊断及治疗知识的教育，家庭治疗最初应在专业医师的指导下进行。

5. 外科治疗

有关节出血者应在替代治疗的同时，进行固定及理疗等处理。对反复关节出血而致关节强直及畸形的患者，可在补充足量 F Ⅷ：C 或 F Ⅺ的前提下，行关节成型或置换术。

6. 基因疗法

现正在研究将决定 F Ⅷ：C、F Ⅸ及 F Ⅺ合成的正常基因，通过载体以直接或间接方式转导人患者体内的方法，以纠正血友病的基因缺陷，生成足够的 F Ⅷ：C、F Ⅸ或 F Ⅺ。

七、转归与预后

本病的转归与预后决定于起病缓急，凝血因子缺乏程度，治疗是否及时与得当及邪正盛衰的转化情况。

本病目前尚无用药物根治的方法，为终生性疾病。但如果正确治疗，避免一切引起出血的因素，患者可以长期存活。

八、预防与调护

本病为先天性疾病，因此应做到孕妇产前诊断，及早给予相应处理，已发病者，应避免外感、饮食、情志、劳倦、外伤等因素，以免加重疾病。

避免过劳和暴饮暴食，少吃刺激食物和硬性食物，以免上消化道出血。严防外伤，避免手术，尽量避免肌内注射、静脉穿刺等治疗，实属必要，宜十分谨慎。忌服阿司匹林、保泰松、吲哚美辛、双嘧达莫和前列腺素 E 等抑制血小板聚集或扩张血管、增加血管脆性的药物。当慎起居，避风寒，防止外邪侵袭。精神刺激是本病出血的诱因之一，应保持情绪安定，心情舒畅，防止情绪波动。向家属及患者介绍防治知识，给予患者精神支持和鼓励。

九、疗效判定标准

（1）血友病 A：本病目前无根治方法，只是用因子Ⅷ制剂进行替代治疗，判定治疗效果，根据：①出血症状的改善及消退情况；②血浆因子Ⅷ：C 水平达止血要求，一般达正常的 60%~120%。

（2）血友病 B：原则同血友病 A。

第五节　获得性凝血异常

一、概述

凝血异常所致出血性疾病可分遗传或先天性和获得性两大类。获得性凝血因子质和量的异常、继发性纤溶亢进、病理性循环抗凝物质等所致出血性疾病为获得性凝血异常。常见病因有肝病性凝血因子缺乏、维生素 K 依赖性凝血因子缺乏、自身免疫性疾病、恶性肿瘤、药物反应和弥散性血管内凝血等。

凡血液不循常道，上溢于口鼻诸窍，下出于二阴，或渗于肌肤为主要表现的出血证，均归属中医学"血证"范畴。

二、病因病机

（1）感受外邪：由于外邪侵袭，损伤脉络而引起出血。其中尤以感受温热之邪所致者为多，温热外邪侵入肺胃，耗伤阴津，亦损气血，甚则动血耗血，发为本病。

（2）饮食不节：过食辛辣厚味醇酒，滋生湿热，湿热内蕴，熏灼血络，迫血妄行而引起出血；再之，过食辛辣厚味，损伤脾胃，脾胃虚衰，失其健运统摄之职，以致血溢脉外而发生血证。

（3）情志过极：情志过极则火动于内，气逆于上，迫血妄行而成血证，如忧怒伤肝，肝气横逆犯胃，胃络损伤而引起吐血。

（4）劳倦过度：劳倦过度会导致心、脾、肾气阴损伤。若损伤于气，则气虚不能摄血以致血溢脉外而形成衄血、吐血、便血、紫斑；如损伤于阴，则阴虚火旺，迫血妄行而致衄血、尿血、紫斑。

（5）久病或热病之后：久病或热病使阴津伤耗，以致阴虚火旺，迫血妄行而出血；或使正气亏损，气虚不摄，血溢脉外而致出血；或使血脉瘀阻，血行不畅，血不循经而致出血。

本病病位主要涉及病之气血虚实及脏腑失调所在。凡辨气血虚实者，无论气实血虚或气虚血瘀多为血病于肝，其损在脾，病本于肾。本病起病缓慢者，日久不愈，以正虚为主，兼见标实。常为本虚标实，错杂互见。本病慢性起病者，病势缠绵，治疗只可缓缓图之，或中、西药并用，则效果更好。急性起病者，病势多凶险，若不及时治疗，预后差，病死率较高。

三、辨病

（一）症状及体征

（1）原发疾病：如见于慢性或重症肝病、自身免疫性疾病、恶性肿瘤和弥散性血管内凝血等。

（2）贫血：头昏乏力，胸闷心慌、心悸，面色苍白，腰酸膝软等。

（3）出血：如吐血、咯血、便血、尿血、瘀斑或关节血肿等。

（二）辅助检查

（1）血象：红细胞、血小板计数多减少，血涂片中异形红细胞增多。

（2）出凝血检查：血浆纤维蛋白原及其他凝血因子减少，表现为凝血酶原时间（PT）、凝血酶时间（TT）、活化部分凝血活酶时间（APTT）均延长；如合并弥散性血管内凝血，有 3P 或乙醇胶试验阳性、FDP 阳性。

（3）其他检查：抗凝血酶Ⅲ测定、抗凝物质鉴定试验、凝血酶 – 抗凝血酶复合物测定等。

（三）诊断标准及分期分型标准

（1）病史：有获得性凝血因子质和量的异常、继发性纤溶亢进、病理性循环抗凝物质等原发疾病。

（2）多发性出血倾向如吐血、便血、咯血、尿血或瘀斑等。

（3）出凝血检查异常。

四、类病辨别

（1）原发性纤维蛋白溶解症（原纤溶症）：罕见，是由于某些不明因素使纤溶酶原活化素（血浆活化素及组织活化素）的活力增强，使大量纤溶酶原转化为纤溶酶，进而降解纤维蛋白原，水解因子Ⅴ、Ⅷ、ⅩⅢ等，致凝血因子减少，引起凝血障碍，临床表现为各种部位的出血。原纤溶症常见于严重肝病、肝移植的无肝期等，因为肝脏病变时抗活化素及抗纤溶酶功能降低。原纤溶症也见于药物中毒等其他严重疾病，也有原因不明者。虽然本病出血严重，血液不凝固，但脏器功能障碍不明显，一般不引起肾衰竭或休克等，实验室检查血小板数一般正常或轻度减少，3P试验或乙醇胶试验始终阴性，但优球蛋白溶解时间明显缩短。若治疗得当，用抗纤溶剂疗效较佳，但单用肝素无效。

（2）纤维蛋白原生成不足症：正常血浆纤维蛋白原含量为230~360mg/dl，如低于60~80mg/dl，可发生出血。本症大多由肝病引起，致使纤维蛋白原生成不足。遗传性纤维蛋白原缺乏症很少见。实验室检查特点是：凝血时间明显延长，纤维蛋白原定量测定可完全缺乏，血液不凝固，凝血酶原时间延长，无血小板减少或纤溶亢进。

（3）不伴DIC的肝病：多数凝血因子和纤溶酶原是在肝脏合成，肝脏病变时这些因子可生成不足，但肝病引起的凝血因子缺乏症不伴有纤维蛋白裂解产物增加和Ⅷ因子降低。

（4）血小板减少性紫癜：仅有血小板减少，但无凝血因子缺乏和纤溶现象，故不难鉴别。

（5）与血栓性血小板减少性紫癜（TTP）鉴别：DIC与TTP临床发病都急，都有全身出血、血小板减少和溶血现象，但TTP凝血试验变化不大，低纤维蛋白原血症罕见，FDP正常，纤溶活性减低，可参见TTP一节。

五、中医论治

（一）治疗原则

对于本病的辨证，首选应辨清出血的部位及脏腑病位。其次应辨清证候的虚实，分清实热、阴虚和气虚的不同。治疗应针对各种血证引起原因及损伤脏腑的不同，结合证候的虚实及病情轻重而辨证施治。

本病治疗可归纳为治火、治气、治血三个原则。其一是治火，实火当清热泻火，虚火当滋阴降火；其二是治气，实证当清气降气，虚证当补气益气；三是治血，根据实际情况结合应用凉血止血、收敛止血或活血止血的方药。

（二）分证论治

1.气不摄血证

证候：久病不愈，气短乏力，反复肌衄，纳差食少，头晕目眩，心悸少寐，面色苍白或萎黄，舌淡苔薄，脉细弱。

治法：益气养心，摄血补脾。

方药：归脾汤加减。常用药物：黄芪、党参、白术、当归、龙眼肉、酸枣仁、茯神、远志、大枣、甘草。

加减：可酌情选加仙鹤草、地榆、茜草根、紫草等，以增强止血及化瘀消斑的作用。如肾气不足而见腰膝酸软者，可加菟丝子、山茱萸、续断补益肾气。

2. 阴虚火旺证

证候：皮肤瘀点或衄血，头晕目眩，耳鸣盗汗，五心烦热，腰膝酸软，口干咽燥，或虚烦少寐，形体消瘦，舌红少苔，脉细数。

治法：滋阴降火，宁络止血。

方药：知柏地黄丸加减。常用药物：知母、黄柏、熟地黄、山茱萸、山药、牡丹皮、茯苓、泽泻。

加减：多加用茜草根、侧柏叶、紫草、仙鹤草清热凉血止血。酌加龟板、女贞子、旱莲草、生地黄、地骨皮等养阴清热之品。病久血瘀，肌肤甲错者，加鸡血藤、虎杖祛瘀生新。

3. 血热妄行证

证候：发热，皮肤青紫斑点或斑块，或伴有鼻衄、齿衄、便血、尿血，口渴，便秘，舌红苔黄，脉弦数。

治法：清热解毒，凉血止血。

方药：犀角地黄汤加减。常用药物：水牛角（先煎）、生地黄、牡丹皮、赤芍。

加减：热毒炽盛，发热，出血广泛者，可加生石膏、龙胆草、紫草、茜草根、升麻等；热壅胃肠，气血郁滞，症见腹痛便血者，加白芍、甘草、木香、地榆、槐花缓急止痛，凉血止血。邪热阻滞经络，兼见关节肿痛者，酌加秦艽、木瓜、桑枝、三七等舒经通络；湿热蕴毒身目发黄者加茵陈、小蓟、黄芩。

（三）中医特色治疗

1. 专方专药

为了适应临床危急重症用药需要，现多选用中成药，特别是中药针剂静脉给药，以备急用。例如，祛瘀可选用复方丹参注射液或川芎嗪注射液或血必净注射液；止血可予参三七注射液或紫珠草注射液等静脉滴注；固脱可选用参附注射液或生脉注射液等静脉滴注；清热凉血、开窍醒神可选用醒脑静脉注射液或清开灵注射液等；清热解毒可选用双黄连粉针剂。

2. 名老中医经验

黄春林教授重视抗炎与活血的关系，参考西医研究成果，认为炎症可导致毛细血管扩张，凝血机制启动，常出现凝血功能障碍，甚至出现 DIC 等变症。而中医学理论认为，血得寒则凝而成瘀，血得热亦可成瘀。使用活血抗菌中药可一举两得，既能活血，又能抗菌，如丹参、赤芍、红花等。

六、西医治疗

本病一般治疗同本章第四节内容。

及时补充维生素 K 或所缺乏的凝血因子或补充血小板；继发性纤溶亢进予抗纤溶药物；如为病理性循环抗凝物质所致出血，予中和抗凝物质的药物。

DIC 具体治疗参见本书第二十七章。

七、转归与预后

本病的转归主要与以下三个因素有关。一是引起出血的原因。一般来说，外感易治，内伤难治，新病易治，久病难治。二是出血量的多少。出血量少者病轻，出血量多者病重，甚至形成气随血脱的危急重病。三是与兼症有关。出血患者原发病重、症状急者，一般病转危候。

本病的预后取决于原发病因、药物治疗及邪正盛衰的转化情况。内伤、久病、失治及邪盛正衰等，预后欠佳。

八、预防与调护

对血证患者要注意精神调摄，消除其紧张、恐惧、忧虑等不良情绪。注意休息，病重者应卧床休息。严密观察病情的发展和变化，若出现头昏心慌，汗出，面色苍白，四肢湿冷，脉芤或细数等，应及时救治，以防产生厥脱之证。宜进食清淡，易于消化富有营养的食物，如新鲜蔬菜、水果、瘦肉、蛋等，忌含辛辣香燥、油腻炙煿之品，戒除烟酒。吐血量大或频频吐血者，应暂予禁食，并应积极治疗引起出血的原发疾病。

九、疗效判定标准

获得性凝血异常的疗效标准因原发病不同而异，可参照有关疾病专著及本书第二十七章。

弥散性血管内凝血

一、概述

弥散性血管内凝血（DIC）是许多疾病发展过程中的一种出血性综合征。病理特点为：微循环中发生血小板凝聚和纤维蛋白沉积，形成弥散性微血栓，消耗大量血小板和凝血因子，引起继发性纤维蛋白溶解和循环障碍，而导致出血、休克、器官损害等一系列表现。西医认为，DIC 发生的主要原因有细菌、病毒、原虫等感染，小血管炎、高热、酸中毒，休克等造成血管内皮广泛损伤，胶原暴露而激活因子，启动内源性凝血系统，同时使血小板聚集、黏附变形及释放其内容物，并在受损的血管壁上形成白色血栓，癌肿广泛转移、急性白血病、妊娠并发症、手术及大面积烧伤等病灶，其代谢产物或坏死组织等均有促凝作用。这些物质进入血液循环后可直接激活外源性凝血系统而致大量凝血酶的产生。由于血型不合的输血反应，血管内溶血等红细胞及血小板大量破坏，可释放磷脂类物质，激活内源性或外源性凝血系统而促发 DIC。其他如慢性肝病，由于影响清除血液中促凝物质的作用，亦可发生 DIC。由于长期应用激素阻滞单核巨噬细胞系统的功能，亦可能成为 DIC 的诱因之一。

中医学认为，本病的发生与感受外邪、外伤、久病体虚有关。外邪所致"寒证""热证"与 DIC 关系密切。闪挫跌仆、坠落撞击、烧伤、大手术等外伤因素，均可使脉络破损，组织损伤，使局部气血阻滞，血溢脉外而导致出血则按出血辨证，如《诸病源候论·卷四》云："血之在身，随气而行，常无停积，若因坠落损伤，即血行失度……皆成瘀血。"另外，各种疾病日久必致脏腑虚损，正气不足则无力鼓动气血运行而形成瘀血。温热病、杂病日久使津液亏耗，阴津不足以载血行，亦致血瘀。《医林改错》中载："元气既虚，必不能达脉，血脉无气，必停留而瘀。"《读医随笔》中云："人血亦可粉可淖者也。其淖者，津液为之合和也，津液为火灼竭，则血行愈滞。"可见气虚或阴虚也可使气血运行无力，而导致血证，进而引发 DIC 一系列症状。

二、病因病机

（一）病因

1.起始病因

（1）感受外邪：如风、寒、热、燥、温热、疫毒、疠气，致正气亏虚，邪正交争，邪毒内盛。

（2）饮食不节：嗜食醇酒肥甘厚味，损伤脾胃，以致脾胃运化失司，痰湿内停。

（3）先后天不足：素体亏虚，肾气不足，或素体痰湿内盛，痰毒内蕴或忧思劳倦，后天失养，致脾胃损伤，运化失司，痰湿内停。

（4）情志过极：抑郁、恼怒，或悲哀过度，以致肝失疏泄，气机不畅，气滞血瘀，瘀血内阻。

（5）大病、热病、久病之后：久病不愈或热病、大病之后，耗伤气阴或久病入络，血脉瘀阻或大病骤发，阴阳失调，气血逆乱，以致血液不循常道。

（6）外伤跌扑闪挫、高处坠地、车祸、挤压、捶击等致皮破肉裂，筋伤骨折，气耗血亏、气血逆乱，瘀血内阻。

（7）毒蛇咬伤：被蛇及其他毒虫咬伤、毒入营血，瘀毒内盛。

2.继发病因

（1）原发疾病之后，无论继发于外感或内伤或不内外因，终致气滞血瘀、气血逆乱、脏腑亏损，阴阳失调。

（2）宿疾血瘀：本病关键为气滞血瘀，因瘀毒内阻，损伤脉络，瘀血化热，以致血溢脉外。

（二）病机

1.发病

因本病病因多端，病机复杂，故发病轻重缓急及病情进展快慢多不一致。因感受疫毒、疠气、跌仆外伤及因毒蛇咬伤等所致者，发病多急骤而凶险，而继发于他病重症或久病不愈者，病情或急骤或较缓慢。

2.病位

本病病位主要在脉络，既有气分及营分受累，又可涉及全身五脏六腑，甚至可病及脑髓，而以瘀血内阻，脉络损伤为病位关键。

3.病性

本病病理性质有虚实之分，急性型多实证，慢性型多为虚证，或见虚实夹杂之证。以正气亏虚为本，而以疫毒、火毒、痰毒、气滞、瘀血为标。

4. 病势

本病发病多急骤，亦可发病稍缓。急性者发病急骤，病情危重，变化急剧、速变，病势凶险；病缓者虽发病稍缓，但病情危重，变化多端。本病为大病、重症，预后多不良。

5. 病机转化

（1）疫毒内盛，正邪交争：若邪毒过盛，人体正气不足以抵御外邪，或正气本虚，不能抗邪外出，正邪交争，正不胜邪，可致正气亏虚，邪毒内盛，邪入营血，扰乱气血，气血逆乱，血液不循常道，溢出脉外或煎熬血液，耗伤阴液，血凝为瘀，瘀血阻滞经络；或内伤脏腑，导致脏腑亏虚，脏腑功能失调或耗气伤阴，亡气亡血，甚者阴阳失调，阴阳离决。

（2）痰毒内蕴，扰乱气机：痰湿内停，痰毒内蕴，留于全身各处，阻碍气机，气机运行失常，气行则血行，气逆则血逆，气血逆乱，瘀血凝滞，血液不循常道，上逆外溢或气机运行不畅，气滞血瘀，瘀血内阻或留于脏腑，可致脏腑功能失调。

（3）瘀血内阻，损伤脉络：疫毒内停，痰毒内蕴，或瘀毒内阻，均可致气机阻碍，气血运行失常，气滞血瘀。瘀阻脉络，行之不畅，脉络损伤。

三、辨病

（一）症状、体征

本病的临床表现包括原发病的临床表现和 DIC 的临床表现两大类。DIC 的临床表现根据 DIC 类型、分期不同而有较大差异。常见的表现有出血、休克、微血管内栓塞及微血管病性溶血。

（1）出血倾向：84%~95% 的 DIC 患者有出血倾向，表现为自发性、多发性、多部位的出血，多见于皮肤、黏膜及穿刺部位或内脏出血、呕血、便血、尿血、阴道出血，甚者颅内出血。

（2）休克：由 30%~80% 的患者发生休克，表现为一过性或持续性血压下降，早期即出现肾、肺、脑等器官功能不全，临床症状可见肢体湿冷、少尿、呼吸困难、发绀及神志改变等。

（3）血管内栓塞：发生率为 40%~70%。栓塞部位广泛，可为浅表栓塞，症见皮肤发绀，进而坏死、脱落，多见于眼睑、四肢、胸背及会阴部，黏膜损伤易发生于口腔、消化道、肛门等部位，呈灶性或斑块样坏死或溃疡形成；也常发于深部器官，多见肾、肺、脑等脏器，表现为急性肾衰竭、呼吸衰竭、意识障碍、颅内高压综合征等。

（4）血管病性溶血：可见于 5% 的患者，表现为进行性贫血，贫血程度与出血量不成比例，也可见皮肤、巩膜黄染。

（二）辅助检查

1. 有关消耗性凝血障碍的检查结果

（1）血小板减少：一般而言，应 $<100 \times 10^9/L$，如计数 $>150 \times 10^9/L$，表示 DIC 的可能不大，检查对原发病已有血小板减少者，参考价值不大。

（2）凝血酶原时间（PT）及活化凝血活酶时间延长：这两项检查操作简单，在 DIC 的早期即可出现延长，阳性率高，但如结果正常，则不能除外 DIC 的诊断。如 PT 及 APTT 的检查结果均延长，对 DIC 诊断有意义。

（3）纤维蛋白原含量测定：血浆中的纤维蛋白应 $<150mg/dl$，对 DIC 的诊断才有意义。对发生 DIC 前原有纤维蛋白原增高者，发生 DIC 后下降可不明显，随访观察可发现有进一步的减少。

（4）其他：如出血时间延长，凝血时间延长，血块退缩不良，对诊断均有一定的参考价值。

2. 有关纤维蛋白单体的检查

（1）血浆硫酸鱼精蛋白副凝固试验（3P 试验）：低浓度的鱼精蛋白可引起纤维蛋白单体的聚合，在 DIC 中，3P 试验阳性，血浆中出现纤维蛋白丝或胶冻状物形成，而正常人则为阴性，抽血时血液如有凝固可有假阴性。

（2）乙醇胶试验：加入 50% 的乙醇溶液能离解纤维蛋白单体及纤维蛋白早期降解产物形成的复合物，然后出现纤维蛋白自行聚合，形成胶冻状凝块或形成蛋白丝。此试验的阳性率低于 3P 试验，但特异性比 3P 高，由于两者的方法均较简便，临床上可将两者同时进行，以增加诊断的可信性。

3. 有关纤维蛋白降解产物的化验

（1）凝血酶时间延长：由纤维蛋白原减少和（或）纤维蛋白降解产物增多引起。测定的结果可受到肝素治疗的影响。

（2）红细胞凝集抑制试验阳性：可用以测出受检血清中的 FDP，在预先已被抗纤维蛋白原致敏的红细胞中加入受检血清，如血清含有与纤维蛋白原具有共同抗原簇的 FDP 增多时，红细胞发生凝集抑制。

（3）葡萄球菌聚集试验阴性：纤维蛋白原和早期纤维蛋白降解产物可使某些凝固酶阴性的金黄色葡萄球菌聚集。如加入受检血清后呈阳性，表示含有纤维蛋白（原）的降解产物。

（4）乳胶凝集试验（Fi 试验）：应用特异的抗纤维蛋白原，D、E 碎片抗体标记的乳胶颗粒。如患者的血浆中含有纤维蛋白降解产物特别是 D、E 碎片，可发生乳胶颗粒凝集。

（5）FDP 酶联免疫吸附试验：应用抗纤维蛋白原抗体与受检标本中的抗原产生免疫反应，再加入辣根过氧化酶标记，产生的颜色与标本中 FDP 的含量成比例。

4. 有关纤溶活性的检测

（1）优球蛋白溶解时间测定：血浆中的优球蛋白含纤溶成分，而不含纤溶酶抑制物。纤溶活性增强，优球蛋白溶解时间缩短。正常人优球蛋白溶解时间 >120 分钟，<70 分钟表示明显缩短。

（2）纤维蛋白平板溶解试验：将被检血浆标本加入纤维蛋白制成的平板上，由于血浆中含有一系列的纤溶成分，孵育后，通过测试平板上纤维蛋白溶解的面积，可以计算出被检血浆中纤溶活性的大小。

5. 有关 DIC 诊断的其他检查

（1）在抗凝物质中可进行抗凝血酶Ⅲ（AT Ⅲ）及蛋白 C 系统中成分的测定。

（2）在纤溶的活性检查中还可测定纤溶酶原抗原的含量及纤溶酶原激活物（tPA）和纤溶酶测定（发色底物法）等。

（3）在纤维蛋白降解产物的检测中，还可测定 D- 二聚体，对 DIC 诊断的特异性更高（国内已有药盒供应，血浆 FPA 含量增高反映凝血系统激活凝血酶的生成，可以鉴别原发性和继发性纤溶，也可用作抗凝治疗中的监测指标。

（4）血浆血小板 β 球蛋白（B-TG）及血小板第 4 因子（PF4）的测定：增高表示血小板被激活及其释放反应亢进。血小板代谢产物如血栓烷（$Tx\beta_2$）及丙二醛（MDA）的测定，有助于了解体内血小板的活化，均有助于 DIC 的发病机理的研究。以上一些化验，在一般临床工作中较少做。

（5）血涂片红细胞形态学的检查：DIC 发生微血管性溶血时，血涂片中可有红细胞的碎裂及变形，如盔甲细胞等，超过 2% 时有诊断参考价值。

四、类病辨别

（1）原发性纤维蛋白溶解症（原纤溶症）：罕见，是由于某些不明因素使纤溶酶原活化素（血浆活化素及组织活化素）的活力增强，使大量纤溶酶原转化为纤溶酶，进而降解纤维蛋白原、水解因子等，致凝血因子减少，引起凝血障碍，临床表现为各种部位酶功能降低。原纤溶症也见于药物中毒等其他严重疾病，也有原因不明者。虽然原纤溶症出血严重，但脏器功能障碍不明显，一般不引起肾衰竭或休克等。若治疗得当，用抗纤溶剂疗效较佳，但单用肝素无效。

（2）纤维蛋白原生成不足症：正常血浆纤维蛋白原含量为 230~360mg/dl，如 <60mg/dl，可发生出血。本症大多为肝病引起，致使纤维蛋白原生成不足。

遗传性纤维蛋白原缺乏症很少见。实验室检查特点是凝血时间明显延长，纤维蛋白原定量测定可完全缺如，血液不凝固，凝血酶原时间延长，无血小板减少或纤溶亢进。

（3）不伴 DIC 的肝病：多数凝血因子和纤溶酶原是在肝内合成，肝脏有病时这些因子可生成不足，但肝病引起的凝血因子缺乏症不伴有纤维蛋白裂解产物增加和

Ⅴ因子降低。

（4）血小板减少性紫癜：仅有血小板减少，但无凝血因子缺乏和纤溶现象，故不难鉴别。

（5）与血栓性血小板减少性紫癜（TTP）鉴别：DIC与TTP临床发病都急，都有全身出血、血小板减少和溶血现象，但TTP凝血试验变化不大，低纤维蛋白原血症罕见，FDP正常，纤溶活性减低。

五、中医论治

（一）治疗原则

本病的治疗应以祛邪补虚为原则，活血化瘀法是针对本病病机的基本治法，应贯穿于整个疾病的始终，以体现"治病必求于本"的法则。古代医家积累了丰富的活血化瘀的经验，论述较多："故凡血证，总以祛瘀为要""且既有血瘀之证，医者按证治之""宜行血不宜止血""血有蓄而结者，宜破之逐之。血有虚而滞者，宜补之活之"。本病根据病理机制可分为血瘀热毒、血瘀气虚、血瘀阴虚及血瘀阳虚四型来辨证治疗。

（二）分证论治

1. 血瘀热毒证

证候：壮热不退，心烦口渴，或神昏谵语，肌肤呈大片紫斑，其或吐血、衄血、便血等，小便短赤，大便秘结，舌绛或紫暗，有斑，苔黄，脉弦数。

治法：化瘀凉血，清热解毒。

方药：桃红四物汤合清瘟败毒饮加减。常用药物：桃仁、红花、当归、川芎、赤芍、生地黄、黄连、黄芩、栀子、生石膏、知母、牡丹皮、白茅根、水牛角、仙鹤草。

加减：大便秘结，腹部胀满，舌生芒刺，脉实者，加大黄、芒硝，以泻热通腑；高热神昏者加紫雪丹或安宫牛黄丸，以清热开窍。

2. 血瘀气虚证

证候：气短乏力，心悸懒言，纳呆食少，皮肤斑色淡，或伴有鼻衄、齿衄、呕血等，舌质淡，色暗，脉缓而弱。

治法：活血化瘀，补气摄血。

方药：桃红四物汤合归降汤加减。常用药物：桃仁、红花、当归、川芎、赤芍、黄芪、党参、白术、茯苓、仙鹤草、旱莲草、广木香、茜草。

加减：心悸不眠者加远志、酸枣仁以养心安神。

3. 血瘀阴虚证

证候：低热，五心烦热，心悸失眠，盗汗，头晕耳鸣，两目干涩，皮肤瘀斑，或有鼻衄、咯血等，舌质红，有瘀点或瘀斑，苔少，脉弦细数。

治法：活血化瘀，滋阴养血，凉血止血。

方药：桃红四物汤合杞菊地黄汤加减。常用药物：桃仁、红花、当归、川芎、赤芍、生地黄、白茅根、女贞子、玄参、旱莲草、仙鹤草。

加减：伴低热者加银柴胡、鳖甲、地骨皮以养阴清热。

4. 血瘀阳虚证

证候：疲倦乏力，畏寒喜暖，四肢不温，气短自汗，语声低微，皮肤瘀斑或伴有鼻衄、便血等，舌质紫暗，或有斑，脉沉细无力或脉微欲绝。

治法：活血化瘀，回阳益气。

方药：桃红四物汤合参附汤加减。常用药物：桃仁、红花、当归、川芎、赤芍、生地黄、人参、制附片、仙鹤草、白茅根、旱莲草、茜草。

加减：神志不清者可用苏合香丸以开窍醒神。

以上各型，出血严重者，可用大剂止血药，如藕节、地榆、大小蓟、紫草等。

（三）中医特色治疗

1. 专方专药

（1）丹参注射液：治疗流行性脑脊髓膜炎（简称DIC流脑）早期。用法：丹参注射液每毫升含生药2g，12岁以上16ml，12岁以下8ml，加入5％葡萄糖液100ml静脉注射，或40ml静脉注射，每日1~3次。

（2）川芎嗪注射液：常用40~120mg，加入5％~10％葡萄糖溶液250~500ml中，静脉注射，每日1~2次。

（3）血府逐瘀注射液：常用50ml，加入5％~10％葡萄糖溶液250ml中，于2小时内静脉注射完毕，每日3~4次。

（4）红花泽兰注射液：常用20％红花泽兰注射液10~20ml，加入10％葡萄糖溶液100ml中，静脉注射，每日1~2次。

（5）参麦注射液：每次10~20ml，加入50％葡萄糖溶液20~30ml，缓慢静脉注射，每隔15~60分钟，重复注射一次，连续使用3~5次。血压回升稳定后，以30~60ml加入10％葡萄糖液或5％葡萄糖盐水500ml中静脉注射。用于DIC导致的休克者。

2. 名老中医经验

天津市第一中心医院运用活血化法则治疗急性DIC 22例，分为三型：热盛血瘀型，予清热化瘀，以清瘟败毒饮合血府逐汤加减；血虚型，予养血化瘀，以当归补血汤合血府逐瘀汤加减；气虚血瘀型，予益气化瘀，以独参汤或升压汤（党参30g，黄精30g，甘草15g）合血府逐瘀汤加减。结果治愈16例，好转1例，无效5例。血府逐瘀汤加减治疗本症的依据是：气行血行，气滞血瘀。瘀血不去，血不循经，而致出血。方中着重理气、活血，用以治出血之本。据现代研究，血府逐瘀汤的作用，可能与增强网状内皮细胞系统功能有关，促凝血物质和纤维蛋白降解产物等抗凝物质及时被清除，而全部或部分地消灭形成本症的触发因素，在此基础上使病情逐渐逆转而治愈。中药丹参经实验证明有激活纤溶系统，促进纤维蛋白溶解的作用，临床上也发现有一定的抗凝作用，配合肝素等药物治疗 DIC 有一定疗效。

3. 其他治疗

（1）针刺疗法：对呕吐拒药者，可针刺足三里、中脘、内关，强刺激，针用泻法。

（2）灸法：艾灸穴取气海、关元、足三里、膻中，采用直接灸或悬灸，每穴灸 4~5 壮 20 分钟。用于 DIC 引起的休克者。

（3）中成药：凉血口服液（水牛角、赤芍、生地黄、牡丹皮等），每毫升含生药 2g，每次 30ml。每日 3~4 次，疗程 4~5 天内，治疗各种感染引起的 DIC。

六、西医治疗

（1）对病因及原发病的治疗：原发病的治疗是 DIC 治疗的一项根本措施，例如，积极控制感染，清除子宫内容物如死胎、胎盘等，抗肿瘤治疗。对原发病不能控制往往是治疗失败的主要原因。

（2）支持疗法：与 DIC 同时存在的缺氧、血容量不足、低血压、休克等可影响治疗结果，应当尽力加以纠正，提高疗效。

（3）肝素：在 DIC 治疗中对肝素用法的意见尚未统一，一般认为，DIC 的治疗应首先针对病因，如病因可以迅速去除，可不一定用肝素，或仅选择性使用。对 DIC 疑似的病例，或仅有化验阳性时，应严格掌握指征。对有栓塞症状为主，确认 DIC 的病例，则应争取早用，防止病情发展加重。肝素的治疗一般采用中等量，每 4~6 小时静脉注射 50mg；也可静脉滴注，每小时 10mg 左右，24 小时的剂量为 200~300mg。肝素用量尤其是开始时不宜过大，根据治疗反应加以调整。凝血时间应控制在 20~30 分钟，APTT 维持在正常值的 1~21/2 倍。小分子肝素的抗凝作用较稳定，有人认为优于肝素。最近有人采用小剂量肝素，每 12 小时皮下注射一次，每次 2500U。小剂量肝素治疗的优点是无出血并发症，不需要实验室监测。肝素治疗有效时，血浆纤维蛋白原的含量，于治疗后 1~3 天恢复，FDP 降低，肝素过量时，可静脉输入鱼精蛋白中和及输新鲜血。

（4）抗血小板药物：常用的是双嘧达莫，成人剂量为每日 400~800mg，分 3 次口服，或 100~200mg 置于 100ml 葡萄糖液中静脉滴注，每 4~6 小时重复一次，也可用阿司匹林，每日 1.2~1.5g，分 3 次口服或两者合用，适用于轻型病例或高度怀疑而诊断尚未确定者。此外，低分子右旋糖酐每次 500ml 静脉滴注可降低血黏度，抑制血小板聚集，也可与双嘧达莫合用。

（5）抗纤溶药物：一般在继发性纤溶作为主要的出血因素时用，常用药包括 6-氨基己酸、对羧基苄酸、止血环酸或抑肽酶，好转后减量。

（6）补充血小板或凝血因子：如凝血因子过低，可输血、血浆或给纤维蛋白原制剂。每克可提高血浓度 25~50mg％，止血作用要把纤维蛋白原提高到 100mg/dl 以上，如血小板减少，可输浓缩血小板。

（7）AT Ⅳ浓缩剂的应用：有人在静脉滴注肝素时，同时静脉滴注 AT Ⅳ以提高疗效，作法用量为静脉滴注 1500U/d（相当于血浆内 1500ml 中的含量）。

在 DIC 中，发病机理最主要的变化是由于凝血酶及纤溶酶两方面引起的后果，两者的作用在体内产生了许多凝血和纤溶活性的物质。两者的作用又可因不同的病因、病情的缓急轻重而异，也可在疾病的不同时相中产生不同的变化，要经过一系列的化验检查加以发现。在凝血酶的作用方面，首先是使纤维蛋白原分解出蛋白肽 A，形成纤维蛋白单体，单体相互聚合成纤维蛋白，并在因子Ⅷ的交联作用下形成血栓，但纤维蛋白（原）也可与纤维蛋白裂解产物（FDP）形成可溶性复合物，凝血酶还可激活因子Ⅴ、Ⅷ、ⅩⅢ、蛋白 C 系统和血小板，刺激多种活性介质物质的产生如血小板激活因子（PAF）、前列环素、VW 因子等，凝血酶还可通过血管内皮细胞影响纤溶系统，因此体内凝血酶活性的改变会引起体内有关生化凝血活性物质的各种变化。其综合的结果是纤维蛋白原，因子Ⅱ、Ⅴ、Ⅷ、ⅩⅢ，蛋白 C，以及血小板等因大量消耗而减少，血小板的功能异常，纤溶酶原是在各种激活因子，也在组织纤溶酶原激活因子的作用下被激活转变成溶酶。纤溶酶作用于纤维蛋白（原）形成 FDP/fdp，FDP 可以抑制纤维蛋白的形成与聚合，抑制血小板激活，可以使凝血因子分解及灭活，使纤维蛋白，因子Ⅴ、Ⅷ、Ⅸ的含量减少。从以上两者作用的结果看，在发生 DIC 时，体内凝血及纤溶的变化是极复杂的。

此外，在 DIC 中抗凝物质减少包括抗凝血酶Ⅲ、蛋白 C 系统的成分、组织途径抑制因子等。

七、转归与预后

DIC 出血广泛，脏器损害严重，短时间内出现阴阳衰竭，难以逆转。亚急性和慢性 DIC 出血较轻，病势较缓，预后较好，原发病因较易去除的，或可治愈；原发病因难以去除者，如肿瘤、急性创伤等，气血阴阳俱衰，多致出血难止，气血难复，终则阴阳离决，预后多不佳。

八、预防与调护

引起 DIC 的病因较多，可诱发 DIC 的原发病，几乎可涉及全身各系统疾病，而 DIC 一旦发生则临床治疗较为复杂，病情危急，抢救成功率较低，因此，重要的是预防 DIC 的发生、去除病因（如控制感染、防治休克）、积极治疗原发病（如病理产科的早期处理、恶性肿瘤的早期发现和早期治疗等）是预防。对败血症及感染性休克患者，可运用适量肝素预防 DIC 的发生；各种休克患者应设法改善微循环，纠正休克；预防和及时处理产科意外，如胎盘早期剥离、羊水栓塞、宫内死胎等，并及早结束妊娠；有羊水栓塞时，应早期应用肝素治疗；大手术患者，尽量减少组织损伤；避免输入库存过久的血液。

九、疗效判定标准

（1）痊愈

1）出血、休克、脏器功能不全等 DIC 表现消失。

2）低血压、瘀斑等体征消失。

3）血小板计数、纤维蛋白原含量及其他凝血象和 EDP 等检测结果全部恢复正常。

（2）显效：在以上三项指标中有两项符合要求。

（3）进步：以上三项指标中，有一项符合要求。

（4）无效：患者经治疗后，DIC 症状和实验室指标无好转，或病情恶化死亡者（《弥散性血管内凝血》1985 年版，上海科学技术出版社）。

参考文献

邓成珊，周霭祥. 1997. 当代中西医结合血液病学 [M]. 北京：中国医药科技出版社.

邓中甲. 2009. 方剂学 [M]. 北京：中国中医药出版社.

方祝元，严冬. 2011. 中医临床必备知识表解手册 [M]. 长沙：湖南科学技术出版社.

高学敏. 2010. 中药学 [M]. 北京：中国中医药出版社.

耿德章. 2002. 中国老年医学 [M]. 北京：人民卫生出版社.

黄礼明，马武开. 2010. 白血病的中医药诊治 [M]. 北京：科学出版社.

黄世林，张素芬，王晓波. 2007. 现代中医白血病治疗学 [M]. 北京：人民卫生出版社.

黄振翘，梁冰，陈信义，等. 2005. 实用中医血液病学 [M]. 上海：上海科学技术出版社.

梁冰，葛志红. 2000. 血液科专病中医临床诊治 [M]. 北京：人民卫生出版社.

刘汴生，张思雄. 2001. 实用临床老年病学 [M]. 北京：中国中医药出版社.

刘峰，麻柔. 1998. 中西医临床血液病学 [M]. 北京：中国医药科技出版社.

陆再英，钟南山. 2008. 内科学 [M]. 北京：人民卫生出版社.

孙伟正，刘丽波，孙凤. 2000. 中医血液病学 [M]. 北京：中国医药科技出版社.

王吉耀. 2011. 内科学 [M]. 北京：人民卫生出版社.

王永炎. 1997. 中医内科学 [M]. 上海：上海科学技术出版社.

徐振晔. 2007. 中医治疗恶性肿瘤 [M]. 北京：人民卫生出版社.

叶任高，陆再英. 2004. 内科学 [M]. 北京：人民卫生出版社.

张琪. 1998. 张琪临床经验辑要 [M]. 北京：中国医药科技出版社.

张之南，沈悌. 2007. 血液病诊断及疗效标准 [M]. 北京：科学出版社.

赵绍琴. 2001. 赵绍琴临床经验辑要 [M]. 北京：中国医药科技出版社.

中国医学科学院药物研究所. 1982. 中药志 [M]. 北京：人民卫生出版社.

周仲瑛. 2003. 中医内科学 [M]. 北京：中国中医药出版社.